Sonia Emilia Rainbow

Frauenheilkraft

Sonia Emilia Rainbow

FRAUEN HEILKRAFT

Das vergessene Wissen
um die Urkraft der Gebärmutter

Ansata

Die in diesem Buch vorgestellten Informationen und Empfehlungen sind nach bestem Wissen und Gewissen geprüft. Dennoch übernehmen die Autorin und der Verlag keinerlei Haftung für Schäden irgendwelcher Art, die sich direkt oder indirekt aus dem Gebrauch der hier beschriebenen Anwendungen ergeben. Bitte nehmen Sie im Zweifelsfall bzw. bei ernsthaften Beschwerden immer professionelle Diagnose und Therapie durch ärztliche oder naturheilkundliche Hilfe in Anspruch.

FSC
www.fsc.org
MIX
Papier | Fördert gute Waldnutzung
FSC® C014496

Penguin Random House Verlagsgruppe FSC® N001967

Siebte Auflage 2024

in der Penguin Random House Verlagsgruppe GmbH,
Neumarkter Straße 28, 81673 München
produktsicherheit@penguinrandomhouse.de
(Vorstehende Angaben sind zugleich Pflichtinformationen nach GPSR)

Redaktion: Sabine Zürn
Umschlaggestaltung: Guter Punkt GmbH & Co. KG, München
unter Verwendung eines Motivs von Malgorzata Elibol
Satz: Satzwerk Huber, Germering
Druck und Bindung: GGP Media GmbH, Pößneck
Printed in Germany
ISBN 978-3-7787- 7554-7

www.Integral-Lotos-Ansata.de
www.facebook.com/Integral.Lotos.Ansata

INHALT

Für meine Enkeltöchter
Pia Sophia Alva Zoe
und meine Wahlenkeltochter
Nimue Lenya

VORWORT

Liebe Leserinnen und Leser,
Sie halten ein sehr wichtiges Buch in Ihren Händen – ein Buch über die Bedeutung der Gebärmutter mit dem uralten Wissen der Schamaninnen.

Leider beschreiten die meisten Frauen heutzutage den schulmedizinisch »männlichen Weg«: Ihnen wird gesagt, sie bräuchten doch nicht zu bluten, sie könnten Hormone nehmen, um keine Menstruation mehr zu bekommen oder nur selten oder zumindest nur ganz wenig. Das sei doch viel angenehmer. Da Frauen in ihrem Beruf tagein, tagaus gefordert sind und die Arbeit nicht an den Zyklus angepasst werden kann, nehmen viele von ihnen dieses Angebot an und haben später eventuell Beschwerden oder Probleme, schwanger zu werden.

Andererseits gibt es Initiativen, die die speziellen Eigenschaften und die weibliche Kraft der Frauen fördern. Ich denke an einige Schulen, wo die Biologinnen oder Turnlehrerinnen bei der Menarche ein »rotes Fest« für das Mädchen und ihre Klassenkameradinnen feiern. Vor einigen Jahren war ich eingeladen zu einer Jahresgruppe für pubertierende Mädchen, die mir als Gynäkologin Fragen stellen konnten. Sie hatten schon Abende über die Menstruation, Verhütung, Selbstverteidigung und einiges mehr. Am Ende des Jahres verbrachten die Mädchen bei ihrer Visionssuche einen ganzen Tag und eine Nacht im Freien. Danach wurden sie von ihren Familien als Frauen willkommen geheißen. Sie haben eine ganz andere Beziehung zu ihrem Körper.

Durch die Teachings der Autorin Sonia Emilia Rainbow über die Mondzeit und die Gebärmutter habe ich noch mehr über die Bedeutung der weiblichen Geschlechtsorgane begriffen, obwohl ich vorher schon zwanzig Jahre lang als Gynäkologin gearbeitet hatte.

Sonia Emilia hat durch ihre zahlreichen Begegnungen mit indigenen Schamaninnen aus verschiedenen Ländern enorm viel

»altes« Wissen gesammelt. Es ist ihr eine besondere Herzensangelegenheit, dieses Wissen den Frauen in ihren Seminaren auf ihre unvergleichlich präzise und geradlinige Art zu vermitteln. In Europa wurden die »weisen Frauen« schon im Mittelalter ausgelöscht, und die Frauen kamen jahrhundertelang nicht mehr in ihre Kraft. Durch das alte Wissen, das in diesem Buch vermittelt wird, werden alle Frauen an ihre weibliche Weisheit erinnert, und ihre persönliche »Frauenpower« wird aktiviert.

Gerne erinnere ich mich daran, wie Sonia Emilia eine Frau behandelte, die immer wieder unter sehr starken Schmerzen während der Menstruation litt. Nur Schmerzmittel konnten ihr während dieser Tage helfen. Sonia gestaltete für sie eine Heilzeremonie. Achtsam nahm sie ein rohes Ei in ihre Hände, ließ es sanft massierend über den Bauch der Frau gleiten, über ihre Gebärmutter, ihre Eierstöcke. Die Frau lag völlig entspannt auf einer weichen Decke, und die ganze Gruppe begleitete die Zeremonie mit Gesängen.

Einige Monate später traf ich die Frau wieder. Sie erzählte, dass sie zum ersten Mal in ihrer Mondzeit keine Schmerzmittel gebraucht habe, obwohl sie vorher schon die vielfältigsten Therapien ausprobiert hatte. Ich war sehr beeindruckt!

Noch unvorstellbarer und beeindruckender war für mich die Heilzeremonie für eine 21-jährige krebskranke Frau. Die sehr dünne blasse Frau war zu einem Seminar von Sonia Emilia gekommen, nachdem die Schulmediziner sie aufgegeben und ihr gesagt hatten, sie habe noch drei Wochen zu leben. In ihrer kurzen noch verbleibenden Lebenszeit wollte sie einfach schöne Dinge erleben, so wie dieses Seminar inmitten eines bezaubernden Waldes.

Sonia nahm die junge Frau in die Mitte des Medizinrades, wo sie sich auf ein Medizintuch legte, und sang für sie ihre Heilgesänge. Wir konnten spüren, dass da etwas ganz Magisches geschah, und nahmen diesen heiligen Moment wahr, der sich über den Seminarraum ausbreitete. Die Gesänge von Sonia Emilia berühren das Herz und sind äußerst effektiv. Ich hatte einmal das Vergnügen, von ihr besungen zu werden, und jede meiner Zellen begann zu schwingen. Ich war zutiefst berührt und fühlte mich weit und mit allem verbunden, so wie es auch in diesem Moment im ganzen Raum zu spüren war. Die Intensität der Gesänge ist bei jedem Menschen anders: Die junge Frau wollte starke, intensive Gesänge, die immer lauter wurden und etwas herauslockten, den Körper stärkten. Es war wie ein Tanz mit dem Körper und ein Kampf mit der Krankheit. Immer wieder wurden die Gesänge von ihren Assistentinnen verstärkt, untermalt und integriert.

Am nächsten Tag erschien die Frau mit rosigem Teint, es war offensichtlich, dass es ihr besser ging. Nach einigen Monaten waren die Metastasen verschwunden, und ein Jahr später war sie gesund. Natürlich lassen sich nicht alle schweren Erkrankungen so einfach heilen, und Sonia verspricht das auch nicht.

Sonia Emilia Rainbow beschreitet seit ihrem 18. Lebensjahr einen sehr strikten schamanischen Pfad, der nicht für jede Frau so leicht zu gehen ist, und ihr Wissen und ihre Methoden sind sehr effektiv. Ich habe durch sie schon enorme Erfolge und Heilungsfortschritte bei psychischen und physischen Beschwerden gesehen, und bei allen Seminarteilnehmerinnen kann man schon innerhalb eines Wochenendes einen persönlichen Entwicklungsschritt erkennen.

Als Frau eine neue Beziehung zur eigenen Gebärmutter – der Hüterin des Wissens – aufzubauen, ist wie die Freundschaft zu einer weisen Frau, zu einer liebevollen Freundin. Und dies wird in diesem Buch auf einzigartige Weise gezeigt. Sonia Emilia Rainbow lässt uns eine Hochzeit mit unserer Urweiblichkeit feiern und beschreibt Rituale, die uns helfen, diese zu vervollkommnen.

Gerade in der heutigen Zeit braucht die Welt selbstbewusste Frauen, die den Weg in ihre Kraft finden und beschreiten, die innovativ sind und neben ihrer Kreativität auch ihre Weiblichkeit leben, damit die männlich dominierte Welt einen weiblichen Gegenpol bekommt.

Lassen Sie sich mitnehmen, und tauchen Sie mit diesem Buch ein in Ihre persönliche weibliche Kraft, in Ihr Wissen und Ihre Kreativität oder lernen Sie als männlicher Leser die Frauen in ihrer Kraft besser kennen und lieben.

Dr. Beatrix Urbanek, Frauenärztin, Homöopathin, Osteopathin

1. MEINE PERSÖNLICHE GESCHICHTE: WIE ALLES BEGANN

Im Alter von 37 Jahren verbrachte ich einige Tage mit meinen Kindern in Kroatien am Meer. Dem waren so manche Gespräche mit meinem damaligen Partner vorausgegangen. Wir steckten in einer tiefen Beziehungskrise. Dabei waren unsere grundsätzlichen Vorstellungen von einem gemeinsamen Leben gar nicht so verschieden. Aber meine Berufung als Schamanin erforderte Präsenz und mehr Hingabe, als mein Partner akzeptieren wollte. So hatte ein kleiner Beziehungskrieg begonnen, der immer größer wurde, meist still und manchmal doch auch laut. So wie es seit eh und je zwischen Mann und Frau geschieht. Tagtäglich. Offen und versteckt.

Die Absicht hinter unseren unzähligen Gesprächen war grundsätzlich eine verbindende, und doch entwickelten sich daraus immer wieder rechthaberische Diskussionen. Denn von Geburt an werden wir darauf konditioniert, wie und was ein Mann oder eine Frau zu sein hat. Dann kam der Tag, an dem mein damaliger Partner zwei zukunftsweisende Sätze sagte. Der erste lautete: »Wenn ich keine Frau zu Hause habe, die kocht und wäscht und aufräumt, dann kann ich gleich allein wohnen und Single sein.« Der zweite: »Du musst dich entscheiden zwischen mir und dem Schamanismus.«

Ich war sprachlos, fühlte mich ohnmächtig und sah keinen anderen Ausweg mehr, als die Flucht anzutreten. Ich musste ein paar Tage allein sein. Am Meer, in der Sonne und Wärme, wollte ich mir die Zeit schenken, um Ruhe zu finden und nachzudenken.

Eine erschütternde Diagnose

Dann erschütterte ein weiteres Ereignis mein Leben: Kaum hatte ich die ersten Tage am Meer verbracht und etwas Ruhe gefunden, bekam ich heftigste Gebärmutterblutungen. Schon immer war mein Zyklus unregelmäßig gewesen, wozu auch meine häufigen Reisen ihren Teil beitrugen, und ich dachte mir erst einmal nichts dabei. Aber es wurde nicht besser, das Blut begann regelrecht aus mir herauszuströmen. Da spürte ich, dass etwas nicht in Ordnung war, dass das Gleichgewicht gestört war.

Nach drei bis vier Tagen ließen die Blutungen nach, und so reisten wir nach Österreich zurück. Ich war unruhig und suchte meine Gynäkologin auf, um mir Rat zu holen. Wenige Tage nach der Untersuchung kam ihr Anruf: Sie bat mich, in ihre Praxis zu kommen, und wollte am Telefon nicht über das Ergebnis der Untersuchungen sprechen. Mich durchfuhr es wie ein Blitz, und ich wusste sofort Bescheid. Die Diagnose: Gebärmutterhalskrebs im Frühstadium. Die Ärztin empfahl mir die sofortige Entfernung des Karzinoms.

In diesem Moment, als diese ungeheuerliche, schicksalsträchtige, ja schon fast zum Tod verurteilende Aussage kam, erhob sich in mir die Schamanin, die weise Medizinfrau, die Schicksalsweberin. Und ich nahm die Diagnose in diesem Gespräch erstaunlich gelassen auf. Sie schmetterte mich nicht nieder, im Gegenteil: Sie richtete mich auf. Konzentration und Klarheit fokussierten sich in mir.

Und ich hörte mich selbst zur Ärztin sagen: »Ich wurde von indigenen Heilerinnen über die Kraft der Gebärmutter unterrichtet. Ich kenne ihre Pflanzen, ihre Lieder und Gebete. Ich weiß um den Geist und die Seele der Gebärmutter. Und ich möchte gern erst einmal auf meine Art und Weise versuchen, diesen Konflikt in mir in Heilung zu bringen.«

Wenn ich heute diese Zeilen schreibe, bewundere ich die schöne, junge, starke und mutige Frau in mir, die ich war. Damals konnte ich es allzu oft nicht so sehen. Mich plagten Schuldgefühle ob dieser Erkrankung, ob des Scheiterns meiner Beziehung, ob der Konsequenz, mit der ich den Medizinweg ging und meinen Kindern keine »gewöhnliche« Mutter war, die sie sich manchmal so sehr gewünscht hätten.

Ich fühlte mich sogar schuldig, eine Frau zu sein. Männer – so dachte ich – haben es viel leichter, auch in der Akzeptanz als Schamane. Oft fühlte ich mich von den westlichen Männern, die ebenfalls einen Medizinweg gingen, bekämpft, nicht erwünscht, als Konkurrentin betrachtet, die es klein zu halten galt. Ich fühlte mich weniger wert, nur weil ich eine Frau war. Und ich fühlte mich schuldig, nicht mit allen in Harmonie leben zu können, einander die Hände reichend, unterstützend, fürsorglich und liebevoll. Denn das würde sich doch für eine Schamanin gehören, flüsterte mir mein Gewissen ein.

Einmal startete ich mit einem befreundeten Kollegen, der gerade beim selben Lehrer lernte, ein Experiment. Wir schrieben exakt das gleiche Seminar aus. Gleicher Text, gleicher Preis, unterschiedliche Orte. Unsere Biografien unterschieden sich nur im Persönlichen, nicht im schamanischen Können und in der Erfahrung. Wir schickten die Einladungen an Personen, die nicht zu unserem Freundeskreis zählten, und verteilten Flyer. Das Resultat war ernüchternd: 80 Prozent der Anmeldungen kamen zu ihm, 20 Prozent zu mir. Unsere Nachfragen ergaben, dass einem Mann mehr Vertrauen entgegengebracht wurde, nicht nur im Schamanismus, sondern auch in vielen anderen Bereichen.

Das war vor 20 Jahren, und die Zeiten haben sich etwas geändert. Bedenkt man aber, dass Frauen in Deutschland und Österreich erst seit hundert Jahren das Wahlrecht haben und heute immer noch um 40 Prozent weniger verdienen als Männer im selben Beruf, dann wissen wir, dass die Akzeptanz der Frau in unserer Gesellschaft und die Heilung der weiblichen Energie noch Zeit brauchen.

Kraftvoll in die Selbstheilung

Und dennoch war da diese enorme Kraft in mir, als ich die Diagnose erhielt, von der man glaubt, sie treffe immer nur die anderen. Ich spürte, wie sich eine uralte, sehende und heilende Kraft in mir aufrichtete. Und mir wurde bewusst, dass es nun darum ging, all die Teachings und Erfahrungen, die ich in den vergangenen Jahren erhalten hatte, umzusetzen. Ich wusste, dass in der Gebärmutter die Kraft der Frauen sitzt. Sie ist ein heiliges Organ, in dem Schöpfung geschieht. Hier inkarniert ein spirituelles Wesen, um menschliche Gestalt anzunehmen. Für unseren Verstand ist all das schwer zu erfassen.

Ich wusste, dass jede Erkrankung der Gebärmutter auf einen Konflikt der weiblichen Energie hinweist. Sei es unser Verständnis von der Menstruation und der Umgang damit, sei es die Art von Sexualität, die wir leben, sei es die Art und Weise, wie wir gelernt haben, Liebe zu empfangen und zu schenken, seien es die Unterdrückung und Gewalt, die wir selbst, unsere Mütter und Großmütter erfahren haben.

Die Ärztin wusste ein wenig über meine schamanische Ausbildung. Ich bat sie, mich auf meinem Weg der Selbstheilung zu unterstützen, und wir trafen eine Vereinbarung, auf die ich mich gut einlassen konnte: Alle zwei Wochen gab es einen Kontrolltermin. Verschlechterte sich aus medizinischer Sicht die Diagnose, würde ich mich in ihre Hände begeben.

Nach sechs Monaten war das Karzinom verschwunden. Im Krankenhaus sprachen sie von einem Wunder. Meine Ärztin glaubte nicht daran. Etwas kam ihr komisch, sogar verdächtig vor. Deshalb erklärte ich mich bereit, Gewebeproben entnehmen zu lassen. Denn auch ich selbst wollte Bescheid wissen. Das wirklich Unangenehme war, dass ich mindestens dreimal dieselbe Untersuchung von verschiedenen Ärzten durchführen lassen musste, weil einige von ihnen dachten, die Untersuchungen ihrer Kollegen seien fehlerhaft.

Aber zu diesem Zeitpunkt konnte ich die Ärzte gewähren lassen. In mir war endgültig die Kraft der Heilerin erwacht. Ich empfand ein Hochgefühl und hatte sogar etwas Spaß und Freude an den ratlosen Gesichtern der Mediziner. Ich hatte meine eigene Heilung bewirkt. Mit der Gnade einer schöpferischen Kraft, die durch jeden einzelnen Menschen wirkt, mit der Hilfe aller guten spirituellen Energien und Kräfte in den diesseitigen und jenseitigen Welten.

Heilung und Lernjahre

Nach fast einem Jahr intensiver Emotionen, Zeremonien, Rituale und einer ganz speziellen schamanischen Diät nahmen immer mehr Frauen mit Gebärmutterproblemen Kontakt mit mir auf. Sie litten an starken Menstruationsschmerzen oder Endometriose, klagten über Zysten und Myome, Kinderlosigkeit, sexuelle Unlust oder waren sogar schwer krank.

Schon während meiner Zeit der Heilung wurde mir klar, dass dies eine Initiation für mich war. Was sich anfangs wie eine Strafe angefühlt hatte, verbunden mit Schuldgefühlen und der vermeintlichen Gewissheit, auf meinem schamanischen Weg versagt zu haben, erwies sich letztendlich als mein größter Glücksfall.

Nun hatte ich die Möglichkeit, all das in die Praxis umzusetzen, was ich über die Kraft der Gebärmutter und über schamanische Heilung gelernt hatte und wusste. Ich war mein eigener Fall geworden. Und das Erstaunliche geschah: Ich konnte mich von einer medizinisch unheilbaren Krankheit heilen. Ohne Chemotherapie, ohne Bestrahlungen, ohne OP. Immer wieder liest man ja davon, und es klingt fast unglaublich.

Die Monate meiner Heilung waren sozusagen mein Master-Studium. Vor Ausbruch der Krankheit hatte ich bereits fast 18 Jahre lang mein Leben als Lernende mit all meinem Sein und in aller Konsequenz dem Schamanismus gewidmet. Ich durfte den Indianerfrauen in den Prärien und in den heiligen Bergen von South Dakota am Feuer ihren überlieferten Erzählungen über die sanfte Kraft der Frau lauschen. Sie lehrten mich die Sprache der Gebärmutter, Zeremonien, Rituale und Segnungen. Sie unterrichteten mich über die Menstruation, welche sie Mondzeit nennen, über Empfängnis und Geburt und das Feuer der Transformation der Ältesten (Wechseljahre). Sie lehrten mich, dass die Kraft der Heilerin und »Magierin« aus der Gebärmutter erwächst.

Ich saß mit der Ältesten Singing Bird, einer Frau von 80 Jahren, in der Hochwüste von Mexiko. Von ihr erfuhr ich von vergangenen Inkarnationen, vom unendlichen Feld des Bewusst-Seins, welches in ihrer Sprache auch »schwarze Emanation des Adlers« genannt wird. Von Seelenplänen. Von uns als spirituellen Wesen und der Gnade, in dieser Inkarnation auf dem Planeten Erde leben zu dürfen, um wichtige Erfahrungen zu sammeln. Unsere Lebensseele ist immer verbunden und eins mit unserer spirituellen Seele, unserer ewigen Präsenz.

Dann durfte ich im dichten Dschungel des Amazonas, auf der Erde sitzend, umgeben vom Regen und von dem unendlichen Konzert der Frösche und Grillen, die Lieder der Gebärmutter empfangen und erfahren, welche Magie, welche Kraft der Vision, des Träumens und des Heilens ihnen innewohnt.

Ich lernte über Pflanzen und Tiere, die besonders heilende Kräfte an die Gebärmutter senden, diese als ihre Freundin betrachten, sie schützen und fürsorglich achten. Ich lernte über die Kräfte unserer Seele, die Macht unserer Gedanken und die Konditionierungen der Informationen in unseren Zellen.

Ein tiefes Vertrauen in dieses uralte Wissen erfüllte meine Seele und mein Herz, als ich mich zur Selbstheilung entschloss. Ich wollte es wissen und das schier Unmögliche möglich machen. Ich musste es schaffen. Ich konnte es schaffen. Das war die Art der Energie, die damals in mir durchbrach.

Grenzen und Ohnmacht der Medizin

Ich beschäftigte mich aber auch mit dem westlichen medizinischen Heilungssystem und der Angst der Ärzte, eine solch schwerwiegende Diagnose mitzuteilen. Das macht etwas mit ihnen. Auch wenn sie versuchen, sich abzugrenzen, funktionieren diese Diagnosen wie ein beständiger Trigger, und die Mediziner leben immer im Bewusstsein, eines Tages vielleicht selbst betroffen zu sein. Sie denken nicht, dass es immer nur die anderen trifft. Zu nah sind sie all diesen Energien.

Eine Diagnose, wie ich sie erhielt, zieht eine enorme Hektik nach sich. Psychologische Hilfe wird angeboten, die Situation ist unangenehm und peinlich berührend. Mir kam es vor, als wäre mein Todesurteil gesprochen worden, und das Angebot der psychologischen Hilfe war wie eine Begleitung aufs Schafott. So unwiderruflich. Die Medizin möchte dem Prozess Einhalt gebieten: durch die Folter des Körpers, Verbrennungen, die Einschleusung todbringender Stoffe. Diese sollen zwar bestenfalls die Krebszellen töten, leider sind aber auch die gesunden Zellen davon betroffen. Der Körper wird dadurch geschwächt, die Nebenwirkungen sind katastrophal, aber die Überlebenschancen noch gut.

Ich lernte die Ohnmacht und die Geschäftigkeit der Mediziner kennen, ihre Bemühungen, das Beste zu tun, und doch wissend, an die Grenzen ihrer Möglichkeiten zu stoßen. Resignation macht sich breit, und dennoch klammert man sich tapfer an die vermeintliche Sicherheit der Therapie, um ein System aufrechtzuerhalten, das unweigerlich zusammenbricht, je länger man darin arbeitet.

Ich lernte die Ohnmacht von Familie und Freunden kennen. Sie sind unsicher und wissen nicht, wie sie sich verhalten sollen, und sie kommen schlecht mit der großen Angst zurecht, die ihnen aufgebürdet wird. Betroffen erlebte ich, wie sich manche Freunde in dieser Zeit langsam aus meinem Leben schlichen. Sie spiegelten mir meine Enttäuschung in der ihrigen: »Die Sonia hat doch ihre schamanische Ausbildung gemacht und auf so vieles in ihrem Leben verzichtet, um dem Ruf der Heilerin zu folgen, und erkrankt dann an Krebs.« Ratlosigkeit. Schwere Erkrankungen und Tod waren damals und sind auch heute immer noch ein Tabu. Darüber spricht man nicht.

Noch in der Generation meiner Mutter war es gänzlich unmöglich, über solche Sachen zu sprechen. Sie weiß bis heute nicht, woran ihr Vater erkrankt und gestorben ist. War jemand krank, so hat man das vertuscht und ist trotzdem arbeiten gegangen. Behinderte Kinder wurden versteckt. Diese Prägung ist immer noch in unserer Gesellschaft vorhanden, auch wenn schon über viel mehr geredet wird.

Der Phönix erhebt sich

Somit durfte ich in aller Tiefe die Emotionen und Gedanken kennenlernen, die mit und hinter einer schwierigen Diagnose stehen, das traditionelle Gesundheitssystem, die Ängste und Verunsicherungen der Ärzte und Mitarbeiter, der Familie und Freunde. Und mich selbst – das war wohl das größte Geschenk. Ich tauchte tief ein in die Schattenwelten meiner Seele, lernte, die Dunkelwesen zu umarmen und mich mit ihnen dem Licht, dem Positiven, dem Heilenden zuzuwenden, um letztendlich wie Phönix aus der Asche neu zu erstehen.

Dieses Buch widmet sich der Kraft der Gebärmutter – ihren Verletzungen, ihrer Schönheit und Magie. Möge dir, liebe Frau, dies eine gute Unterstützung sein, und dir, lieber Mann, eine wertvolle Bereicherung im Verständnis für das Frausein und die in der Frau wirkenden Kräfte.

2. DIE WEIBLICHE KRAFT KEHRT ZURÜCK

Außerhalb von Raum und Zeit existiert eine Energie, die weiblich ist

Immer wieder erzähle ich gerne einen wunderschönen Mythos der Lakota, den ich vor vielen Jahren in einem Kreis von Frauen hörte, mit denen ich rund um ein Feuer saß. Er gibt die Schöpfungsgeschichte in wenigen, kurzen Sätzen wieder: »Im Anbeginn der Zeit gab es im Universum eine Energie, die weiblich ist und als die Urahnin bezeichnet wurde. Sie gebar aus sich heraus die männliche Energie, den Urahn. Urahnin und Urahn verliebten und vereinten sich, und Sonne und Erde wurden als Kinder geboren. Sonne und Erde verliebten und vereinten sich, und als erstes Kind entstanden die Pflanzen, als zweites Kind die Tiere und als drittes Kind die Menschen.« Dies bildet die Erdenfamilie, die für unsere spirituelle und persönliche Kraft genauso wichtig ist wie die Menschenfamilie, in die wir hineingeboren werden.

Für die indigenen Naturvölker – wie auch für unsere Kulturen vor dem Christentum – ist unser wunderbarer blauer Planet unsere Mutter. Sie schenkt uns das Leben. Gemeinsam mit den Tieren und Pflanzen, unseren älteren Geschwistern, ernährt sie uns, schenkt uns heilende Substanzen, kleidet uns und bietet uns Schutz, denn auch unser Haus besteht aus ihren Gaben.

Dann kam die Zeit, in der die Menschheit begann, sich von der Erde als Mutter abzuwenden und die Natur als feindlich zu betrachten. Zäune und Mauern wurden errichtet. Die großen Weltreligionen wie Christentum, Buddhismus und Islam entstanden. Und mit ihnen begann die Unterdrückung der weiblichen Energie. Damit einher gingen die Ausbeutung unseres Planeten, die Fokussierung auf den Materialismus, unzählige schreckliche, jahrzehntelange Kriege, Sklaverei und die Geringschätzung der Frau, die leider auch heute noch als ein Mensch zweiter Klasse angesehen wird.

Doch in ihren alten Prophezeiungen sprechen die Lakota von einer Zeit, in der Dunkelheit eintritt und nach der die Kraft der Frau und der Erde wieder neu erwacht und zurückkehrt.

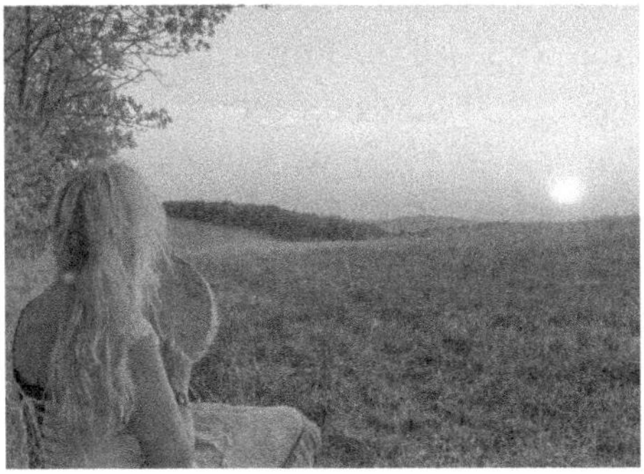

Rückkehr der weiblichen Energie
(siehe Bildteil, Abb. 1)

Zyklen der Maya – die Rückkehr der weiblichen Energie

Seit vielen Jahren bin ich den Maya in Mexiko verbunden. Sie gelten als »Hüter der Zeit«. Über viele Jahrtausende haben die Maya den Himmel beobachtet und dabei festgestellt, dass sich nicht nur die Erde um die Sonne dreht, sondern dass sich das ganze Sonnensystem mit allen Planeten und Sternen dreht.

Und sie haben einen Fixpunkt beobachtet, um den sich alles dreht. Es ist die Sonne der Plejaden. Nach Ansicht der Maya besteht das ganze Universum aus sich drehenden Wirbeln und Kreisen, welche wie ein Uhrwerk funktionieren. Auch unsere Erde bewegt sich in vielen Kreisen. Eine vollständige Umdrehung in all diesen Kreisen – sodass die Erde wieder ihre ursprüngliche Position einnimmt – dauert ca. 52.000 Jahre. Die Maya erzählten mir, dass es während dieses langen Zyklus zu einer tief greifenden Reinigung des menschlichen Bewusstseins sowie des Bewusstseins des Kosmos und der Erde kommt. Der große Zyklus wird in kleinere Zeiteinheiten unterteilt. Die kleinste Einheit umfasst ca. 6500 Jahre.

Die letzten 6500 Jahre bewegte sich die Erde von der Sonne der Plejaden weg. Immer wenn dies geschieht, dominiert die männliche Energie. Nun wird sich die Erde wieder 6500 Jahre zur Plejadensonne hinbewegen. Und damit tritt die weibliche Energie wieder in den Vordergrund des Weltgeschehens. Die Menschen beginnen, die weibliche Kraft wertzuschätzen und zu achten. Was dies alles mit der Heilung der Gebärmutter der Frau zu tun hat, erläutere ich gern. Und muss dafür wieder ein wenig ausholen und von den Geheimnissen und Mysterien des Lebens erzählen.

Der heilige Traum in unserem Herzen

In der Vorstellung der Maya – die heute noch zahlreich in Mittelamerika leben und ihre uralten Traditionen pflegen – sind wir auf diese Erde gekommen, weil ein heiliger Traum in unserem Herzen wohnt. Es ist ein Erbe, das wir in uns tragen, der Grund, weshalb wir geboren sind.

Wir alle sind spirituelle Wesen. Unsere Seele inkarniert auf diesem Planeten, um menschliche Erfahrungen zu machen. Aber warum ist das so? Die Erde ist ein wichtiger Mikrokosmos im Makrokosmos des Universums. Der Kosmos ist unendlich. Unser wunderbarer blauer Planet ist lediglich eine winzige Zelle darin. Mit Sicherheit gibt es unendlich vielfältige und intelligentere Lebensformen in anderen Universen, auf unbekannten Planeten und Sternen.

Im tiefsten Amazonas flüsterte mir während einer nächtlichen Zeremonie eine der alten Heilerinnen zu, dass wir auf diese Erde kommen, um das Träumen zu lernen. Immer wieder begegnete mir die Vorstellung, dass die ganze Schöpfung ein Traum und jeder Einzelne ein Teil dieses heiligen Schöpfungstraumes sei. Jeder Mensch ist eine einzigartige und besondere Manifestation des göttlichen Traumes. Als spirituelle Wesen inkarnieren wir auf der Erde, um das Träumen zu lernen. Denn hier auf diesem Planeten sind alle

Energien und Kräfte vorhanden, die notwendig sind, damit Schöpfung und Leben entsteht. Wir dürfen auf die Erde kommen, damit sich unsere spirituelle Seele entwickeln kann. Aber was bezeichnet man als spirituelle Seele?

Die Seele des Lebens

Im traditionellen Schamanismus wird mit vielen unterschiedlichen Seelenformen gearbeitet. Die spirituelle Seele ist unsere Essenz; sie existiert immer und ewig. Sie durchwandert viele Leben hier auf Erden. Wir sind nicht Kinder dieser Erde, sondern unsere Heimat liegt in einer der vielen unendlichen Strukturen und Dimensionen des Kosmos. Die spirituelle Seele ist immer und überall mit uns verbunden. Sie existiert zeitgleich in der Vergangenheit und in der Zukunft und in anderen Welten, die uns noch nicht zugänglich sind.

Die Lebensseele besteht aus den Energien und Kräften unseres jetzigen Daseins. Spannend ist, dass die Lebensseele bereits drei Monate vor der Zeugung gewebt wird. Von einer höheren Ebene aus gesehen, haben wir uns jede unserer Inkarnationen ausgesucht.

Es geht also hier auf der Erde darum, das Träumen zu lernen. Das Träumen besteht aus weit mehr als den nächtlichen Träumen oder auch dem Alltagstraum. Als menschliche Wesen dürfen wir lernen, wie viel Einfluss unsere Gedanken und Emotionen auf die Wirklichkeit haben, die wir dann in diesem Leben gestalten. Auf dieser höheren Ebene wählen wir auch all die Erfahrungen, Menschen und Orte aus, die unser Leben begleiten. Dies können wir mit unserem begrenzten menschlichen Verstand nicht begreifen: Warum sollte man sich selbst leidvolle und schmerzhafte Erfahrungen auswählen? Und all die Kriege, den sexuellen Missbrauch, die Gewalt an Kindern, Frauen und Männern soll man sich selbst ausgesucht haben? Das klingt für manche wie Hohn oder auch wie ein Abgeben der Verantwortung an andere. Manche könnten es als eine Form von Gleichgültigkeit gegenüber dem Elend und der Not in der Welt auffassen, wenn diese Philosophie falsch verstanden wird.

Warum sind wir auf der Erde? Was ist der Sinn unseres Lebens? Diese Fragen haben die Menschheit schon seit jeher beschäftigt. Das Träumen können wir lernen, indem wir die Schöpfung, das Leben, alles, was ist, in seinen einzelnen Aspekten erfahren. Unsere spirituelle Seele kommt hierher, webt eine Lebensseele, mit der wir all die irdischen Erfahrungen in den körperlichen Welten durchleben, und werden dadurch aus der Einheit gelöst. Darum fühlt sich der Mensch auch manchmal so verloren in der Einsamkeit des Erdendaseins. Unsere Aufgabe – so sehen es die indigenen Schamaninnen – ist es nun, die einzelnen Aspekte des Lebens harmonisch zusammenzufügen.

Das sind die Fundamente der Schöpfung. Wir sind als spirituelle Wesen hier, um unsere Träumerkraft weiterzuentwickeln und zu verfeinern. Dabei erleben wir die unterschiedlichsten Inkarnationen. Wir waren alle Täter und Opfer. Wir haben die wunderbarsten und schrecklichsten Dinge erlebt und die unterschiedlichsten Ängste und Gaben entwickelt. Der Platz in unserem Leben – innerlich wie äußerlich –, an dem wir im Moment stehen, ist die Ernte all dessen, was wir in dieser und in früheren Inkarnationen gesät haben.

Die Prophezeiungen der alten Völker sprechen davon, dass wir heute in einer Wendezeit leben. Immer wenn sich ein langer Sternen- und Planetenzyklus vollendet, geschehen einschneidende Veränderungen auf der Erde und Entwicklungsschritte für die Menschheit. Das menschliche Bewusstsein erhält neue Themen, um wachsen zu dürfen. In den letzten Jahrtausenden durften wir lernen, was es bedeutet, in der Macht zu sein und diese zu missbrauchen. Nun ist es unsere Aufgabe, im Miteinander, im Frieden und in der liebevollen Zuwendung zu allem Lebendigen zu leben. Zu verstehen, dass es viel mehr gibt, als wir wahrnehmen.

Schon als Kinder hören wir, wie die Welt sei, wie sie aussehe. Ein sehr materiell ausgerichtetes Bild der Welt prägt unsere Wahrnehmung: Uns wird vorgegeben, dass nur das existiert, was wissenschaftlich gemessen werden kann. Alles andere beruhe lediglich auf Einbildung und Fantasie.

Bei den indigenen Völkern ist die Wahrnehmung der Welt eine völlig andere. Kinder werden in ihren Erzählungen über das, was sie sehen und hören, nicht zensiert. Wir kennen doch fast alle aus eigener Erfahrung oder von Kindern, dass da etwas ist, das andere nicht sehen und hören können. Auch meine Kinder erzählten von einer Frau, die in der Ecke stand und herüberschaute, von einem Wesen zwischen Mensch und Tier, welches sie immer wieder wahrnahmen, und von einem Jaguar, der sich nachts schützend vor ihre Betten legte.

Meist werden unsere Kinder beschwichtigt mit Sätzen wie »Nein, da ist nichts. Das stellst du dir nur vor. Hab keine Angst«. Manchmal haben die Kinder Angst, manchmal auch nicht. Angst haben sie, weil solche Wahrnehmungen hier bei uns nicht sein dürfen. Am Amazonas hingegen werden solche Erzählungen von Kindern begeistert aufgenommen, und es wird genau hingehört. Man ermuntert die Kinder, das Gesehene genauer zu beschreiben. Es sind Wesenheiten der Anderswelten, die parallel zu unserer alltäglichen Wirklichkeit leben. Egal ob wir daran glauben oder nicht.

So weiß man um das Netz der Kraft in den sichtbaren und unsichtbaren Welten. Und wie wichtig es ist, diese Kräfte zum Wohle aller in Balance und Harmonie zu halten.

In der jetzigen Zeit wenden wir uns wieder der Erde und dem spirituellen Bewusstsein zu. Wir erkennen immer mehr, dass wir so nicht weitermachen können, wenn wir den Lebensraum unseres Planeten erhalten wollen. Die weltweite Ausbeutung von Bodenschätzen, die Verseuchung der Nahrung mit Chemie nimmt uns immer mehr und mehr Lebensgrundlagen. Man bedenke nur das weltweite massive Bienensterben. Selbst in meinem Heimatort in den Bergen Vorarlbergs wurde 2019 traurig festgestellt, dass über 50 Prozent der Bienenvölker innerhalb eines Jahres gestorben sind. Es gibt schon ganze Gegenden ohne Bienen. Wenn die Bienen weg sind, bedeutet dies, dass fast keine Pflanzen mehr wachsen werden. Es gibt schon fahrende Imker, die ihre Bienen an Orte bringen, um den Pflanzen bei der Bestäubung zu helfen. Schuld daran sind Insektizide, die immer noch zu über 90 Prozent in der Landwirtschaft selbstverständlich angewendet werden. Man produziert immer noch nach den schädlichen konventionellen Anbaumethoden, die nach dem Zweiten Weltkrieg gefeiert wurden. Obwohl man weiß, dass wir damit die Natur und ihr Ökosystem zerstören. So irreal ist die Welt, in der wir leben. So kurzsichtig. Für 30 bis 40 Jahre können wir ja vielleicht so noch überleben, dann sollen sich doch die Nachkommen darum kümmern, unsere Fehler wiedergutzumachen. Wenn es nicht schon zu spät ist.

Die Unterdrückung der Frauenkraft

Die Lakota-Frauen meinen, dass sich die Menschen von der weiblichen Energie als einer heiligen Energie abgewendet und vergessen haben, dass die Erde ein Lebewesen ist, welches atmet, einen Herzschlag hat, fühlt und unsere Mutter ist, die uns gebärt, nährt und eine Heimat gibt. Mit dem Einzug der Religionen wurden die Frauen bekämpft und verloren systematisch ihre Wertschätzung. Sie wurden als unreine Wesen betrachtet, mit wenig Intelligenz, als Menschen zweiter Klasse, deren Aufgabe es ist, dem Mann untertan zu sein und Kinder zu gebären. Hexenverfolgungen hat es wahrscheinlich immer schon gegeben, sie fanden aber ihre bedenkliche Blütezeit in der frühen Neuzeit. Hiervon sind und waren über 80 Prozent Frauen betroffen.

Mit Sicherheit muss ich all die Schrecken, denen die weibliche Energie und Kraft ausgesetzt war, nicht weiter erläutern, haben doch alle eine Ahnung davon. Und wenn wir den Blick ein wenig in die Welt schweifen lassen, dann können wir auch erkennen, wie viele Frauen in der heutigen Zeit immer noch in erbärmlichster Unterdrückung leben und respektlos behandelt werden.

Die Frauen heute tragen den Schmerz der Frauen, die vor ihnen lebten, in sich. Denn über viele Generationen hinweg haben unsere Ahninnen die Unterdrückung der weiblichen Kraft erlebt. Dunkle Jahrhunderte liegen hinter uns. Europa ist der Kontinent, in dem erwiesenermaßen die meisten Kriege stattgefunden haben. Und die letzten liegen noch nicht allzu lange zurück. Meine Mutter wurde zu Beginn des Zweiten Weltkriegs geboren. Meine Großmütter haben zwei Kriege miterlebt. Die wunderbaren Frauen vor uns mussten Angst, Schmerz, Hunger, Traurigkeit und Verlust erfahren. Und gleichzeitig war ihr Handlungsvermögen eingeschränkt, da sie als Frauen vielen Entscheidungen einfach ausgeliefert waren.

Das Wahlrecht für Frauen wurde in Österreich 1918, in Deutschland 1919 und in der Schweiz erst 1971 eingeführt. Aber eine echte Gleichstellung der Frau ist immer noch nicht erreicht.

3. DAS TRADITIONELLE WISSEN IN DER HEILUNG

Schamanismus ist das älteste bekannte Heilsystem. Die schamanische Heilkunst entstand aus der Erfahrung, dass jede Krankheit ein Spiegel für die Disharmonie zwischen Mensch, Natur und Kosmos ist.

Der Schamanismus nutzt den Erfahrungsschatz vieler Generationen, um die Heilkräfte der Elemente, der Natur und des Kosmos wahrzunehmen, zu verstehen, zu lenken und anzuwenden. Im schamanischen Weltbild ist alles belebt und beseelt.

In der schamanischen Arbeit wird grundsätzlich mit dem Spirit und der Seele dieser Kräfte gearbeitet. Mit Spirits sind jene unsichtbaren Schöpferintelligenzen gemeint, die jeder Pflanze, jedem Tier, den Steinen, den Elementen, den kosmischen Welten, ja auch den Atomen innewohnen. Schamaninnen wissen um diesen Geist in allen Dingen. Sie wissen, dass alles miteinander verbunden ist, sich gegenseitig unterstützt und auch Wechselwirkungen hat. Die Schamanin ist eine Wanderin zwischen den Welten. Die Spirits sind ihre Verbündeten und Helferinnen. Die Schamanin kann mit deren Hilfe in andere Wirklichkeiten reisen, von dort Botschaften erhalten und heilende Kräfte der spirituellen Ebenen in die körperliche/materielle Welt transportieren.

Für Schamaninnen ist der Raum zwischen Menschen, zwischen Dingen, aber auch der leere Raum innerhalb der Dinge kein durchsichtiges Nichts, keine Leere. Dieser Raum ist belebt von Energie. Und hinter jeder Energie steht eine Wesenheit, eine Seele, auch wenn wir diese nicht sehen können. Wir wissen, dass physische Materie nicht fest ist, sondern sich aus Atomen zusammensetzt, die ihrerseits ja auch nicht aus fester Masse bestehen, sondern aus Elektronen, die um den Atomkern kreisen. Besonders spannend ist, dass jedes Atom 99,9 Prozent Hohlraum – also Leere – hat. Das ist messbar. Doch was in dieser Leere ist und wie diese wirkt, das haben wir noch nicht herausgefunden.

Der Raum im Inneren und dazwischen – dies ist der vermeintlich leere Raum zwischen dir und mir – kann erfahren werden. Hier können Schamaninnen wahrnehmen, was andere nicht zu sehen vermögen. Es ist eine Erweiterung des Bewusstseins auf nicht physische Welten und Dimensionen. Die Aufgabe der Schamanin ist es, die Welt der Geister, der inneren und äußeren Räume, mit der körperlichen, der psychischen und der mentalen Welt in Einklang zu bringen.

Im schamanischen Sinne gibt es weder Gut noch Böse. Alles ist neutral. Nur wenn irgendwo ein Defizit oder ein Überschuss an Energie herrscht oder wenn etwas einen Platz eingenommen hat, wo es nicht hingehört, muss es wieder in ein harmonisches Gleichgewicht gebracht werden. Im schamanischen Heilprozess lernen wir Quellen der Kraft kennen, die helfen, Gleichgewichtsstörungen der Seele aufzulösen und Unstimmigkeiten des Körpers zu bereinigen. Die Balance von Körper, Geist und Seele aktiviert die Selbstheilungskräfte des Organismus.

Das schamanische Verständnis von Heilung

Die Hauptaufgabe einer Schamanin ist es immer, die spirituellen Voraussetzungen für die Genesung des Klienten zu schaffen. Die Schamanin arbeitet nie in erster Linie körperlich und auch nicht psychologisch, sondern spirituell.

Die Schamanin stellt sich in der Heilarbeit als Vermittlerin spiritueller und energetischer Heilkräfte zur Verfügung. Sie bittet ihre Spirits um Hilfe für ihre Klienten. Nicht sie selbst ist die Heilende, sondern höhere Kräfte, die durch ihre Vermittlung in den Körper der Patientin einfließen können und die Selbstheilung aktivieren.

Die Pflanzen als älteste Kinder der Erde geben uns Nahrung, Kleidung, Schutz und Heilung. Sie sind wichtige Lehrer einer Schamanin. Jahrelange spezielle Pflanzendisziplinen sind vor allem im traditionellen Medizinweg ein Pfad, um von ihnen zu lernen.

Übertragen von spirituellen Kräften

In der schamanischen Sicht gibt es vielfältige Möglichkeiten, die spirituellen Kräfte zu übertragen, um die Selbstheilungskräfte der Klienten zu unterstützen und zu aktivieren, wie ich an folgendem Beispiel darstellen möchte: Die Schamanin erhält die Information, dass eine bestimmte Pflanze den Prozess des Klienten unterstützt. Die Heilkraft dieser Pflanze kann nun auf drei Arten übertragen werden.

- Die Schamanin unternimmt eine Reise in die nicht alltägliche Wirklichkeit und besucht das spirituelle Energiefeld der Pflanze. Mithilfe ihrer Spirits transportiert sie deren reinigende und heilende Kräfte aus der spirituellen Wirklichkeit – auch »Nagual« genannt – in die alltägliche Wirklichkeit – den »Tonal«. Zurück von dieser Reise wird sie die Kraft der Pflanze einblasen, einrasseln, eintrommeln, über die Hände einleiten, über einen Gesang einschwingen.
- Die Schamanin nimmt die Pflanze ein, als Tee oder ein Blatt kauend, um die Information der Pflanze über die Schleimhäute aufzunehmen und dann deren reinigende und heilende Wirkung auf den Patienten zu übertragen.
- Die Pflanze wird vom Patienten selbst eingenommen.

Es kann durchaus sein, dass die jeweilige Pflanze keinerlei Wirkstoffe enthält, die positiv auf die Krankheit des Klienten einwirken würden. Die Pflanze wurde dann gewählt, weil sie einer der Pflanzengeister ist, mit deren spiritueller Energie die Schamanin persönlich gut zusammenarbeitet. In meinem Fall sind dies zum Beispiel die Mistel und der Frauenmantel. Ich bezeichne diese Pflanzen als meine persönlichen Verbündeten. Die Kraft in diesen Pflanzen liegt nicht darin, dass sie krankheitsspezifische Stoffe enthalten, sondern sie sind Träger der heilenden Kräfte meiner Verbindung in die Anderswelten. Welche Vorgangsweise ich wähle, teilen mir ihre Spirits mit.

Die Kommunikation mit den Spirits ist eine nonverbale. Ihre Sprache zu lernen, ist möglich und erfordert Geduld und Zeit. Nicht alle unserer inneren Bilder und Eingebungen sind die Sprache der Spirits. Die Unterscheidung, ob es nun eine tatsächliche Kommunikation, eine Projektion, Wunschvorstellung, Konditionierung oder was auch immer ist, kommt mit der Praxis. Ich kommuniziere mit ihnen über inneres Sehen, Hören und Sprechen, manchmal auch Fühlen. Zeitweise überlasse ich ihnen auch meinen Körper, und sie wirken dann durch mich.

Heilen von spirituellen Feldern

Als kollektives Bewusstsein wird das Feld bezeichnet, in dem die Gedanken und Emotionen all der Menschen, die jemals leben, lebten und noch geboren werden, gespeichert sind. Dem angeschlossen sind auch das kollektive Unterbewusstsein, Gefühle und Gedanken, die wir zwar nicht bewusst erleben und aktivieren, die uns aber im Hintergrund beeinflussen. Es ist das Feld, in dem auch die Elementale entstehen, auf die wir noch zurückkommen werden.

Nach schamanischer Vorstellung hat jeder Mensch auf der körperlichen, der psychischen und der mentalen Ebene verschiedene Kräfte und Energien, die auch Verbindungstore in die spirituellen Welten sind. So besitzt jeder Mensch beispielsweise ein Krafttier. Das Krafttier repräsentiert eine Energiefrequenz, die heilend, stärkend und unterstützend unser Leben begleitet. Vernachlässigen wir unseren Körper, unsere Psyche oder unseren Geist durch Drogen- und Medikamentenmissbrauch, Fehlernährung, mangelnde Bewegung, Phlegma und Sich-gehen-Lassen oder durch negative Gefühle, wird sich unser Krafttier nicht mehr bei uns wohlfühlen und unser Energiefeld verlassen. Es entsteht ein Defizit, ein leerer Raum, welcher mit einer Energie besetzt wird, die dort nicht hingehört. Schwäche, Erkrankungen und Beschwerden entstehen. Auch andere spirituelle Energien und Kräfteausrichtungen verlassen uns, wenn wir nicht gut auf uns selbst achten.

Schwere Schicksalsschläge, Liebeskummer, Traumen und Stress können im schamanischen Heilkonzept zur Flucht von Seelenanteilen führen. Wir kennen dieses Phänomen aus der Psychologie als partielle Dissoziation. Hier entsteht dann im Seelenfeld ein Vakuum, welches durch eine Energie aufgefüllt wird, die dort fehl am Platz ist. Eine Schamanin kann mithilfe ihrer Krafttiere und Verbündeten die verlorenen Kräfte und Energien wieder an ihren ursprünglichen Platz zurückführen.

Hilfe zur Selbstheilung

Eine Schamanin wird niemals eine fachspezifische ärztliche Betreuung ersetzen. Aber Schamanismus kann helfen, einen Selbstheilungsprozess in Gang zu setzen, der sich auf einer spirituellen Ebene abspielt und sich dann in den psychischen und körperlichen Energiefeldern der Patientin manifestiert. Schamanische Heilarbeit erfordert sicherlich, die Grenzen unseres westlichen Denkens zu überwinden und zu überschreiten. Die Effektivität der schamanischen Arbeit spricht jedoch für sich.

Die Schulmedizin weiß immer noch zu wenig über Heilpflanzen und Naturheilkunde. Doch die Homöopathie konnte sich in den letzten Jahren immer mehr durchsetzen, und es gibt viele Ärzte, die diese in ihr Behandlungskonzept einbinden, gerade bei Kindern. Doch wie wirkt Homöopathie? In den Kügelchen und Tropfen, welche ja auch lediglich Trägersubstanzen sind, ist nichts von der ursprünglichen Pflanze nachweisbar. Je höher eine Potenz der homöopathischen Mittel ist, desto wirksamer ist sie. So wird zum Beispiel bei der Hochpotenz C 200 die ursprüngliche Extraktion der Pflanze 200-mal um das 100-Fache verdünnt.

Gegner der Homöopathie vertreten die Ansicht, dass die Wirkung von Naturheilmitteln auf einem Placebo-Effekt basiere. Doch es gibt bereits viele Studien, die die Wirksamkeit homöopathischer Mittel auch bei hohen Verdünnungen nachweisen. Beispielsweise konnten sich Kaulquappen, denen die Schilddrüsen entfernt wurden, mithilfe homöopathischer Mittel zu Fröschen verwandeln, was ohne Behandlung nicht möglich gewesen wäre.

Beim Menschen mag es sich da ein wenig anders verhalten. Denn hier kommen der Gedanke und die Emotion, also die Absicht und der Glaube, hinzu. So erbrachten Studien mit Placebos verblüffende Ergebnisse: Eine Probandengruppe erhielt für ihre Beschwerden ein Medikament, einer anderen Gruppe wurde lediglich ein Placebo verabreicht oder sogar eine Operation vorgetäuscht. Die Gruppe der Placebo-Anwender hatte teilweise eine höhere Heilungsquote als die Gruppe, die »richtig« behandelt wurde.

Und das, meine Lieben, ist schon schamanische Arbeit: nämlich die Ausrichtung auf die Heilung und der Glaube daran, der ja bekanntlich auch Berge versetzen kann. Schon durch das Lesen des Informationstextes über eine Pflanze auf einem homöopathischen Präparat oder das Bewusstsein, eine bestimmte Pflanze einzunehmen, gehen wir in Verbindung mit der Seele der Pflanze. Hinzu kommen Dankbarkeit, Freude und Hoffnung, dass das Leiden gelindert wird.

Für mich persönlich gibt es nicht entweder Schulmedizin oder Naturheiltherapie. Gerade in der heutigen Zeit ist es wichtig, dass wir mit all unserem Wissen und unseren Ressourcen zusammenkommen und einen gemeinsamen Weg finden, der sich von der Ausbeutung von Natur, Tier und Mensch entfernt. Dies gilt für die Schulmedizin und die Komplementärmedizin gleichermaßen, in der ebenfalls Tierversuche durchgeführt werden.

Welches Glück haben wir, eine sehr gute medizinische Versorgung genießen zu können. Im Bereich der Chirurgie kann eine Schamanin wenig bis gar nichts ausrichten. Eine gute Schamanin kennt ihre Möglichkeiten und ihre Grenzen. Wenn sie mit ihrer schamanischen Arbeit nicht helfen kann, wird sie ihren Klienten immer raten, sich ärztlich beraten und therapieren zu lassen.

Wie gesegnet sind wir, all dieses Wissen und fähige Ärztinnen und Ärzte zu haben. Mediziner durchlaufen ein hartes, intensives Studium, haben wenig Verdienst in den Anfangsjahren, aber Überstunden en masse. Und sie vertreten das, was sie gelernt haben.

Dass unser Bildungssystem unglaublich veraltet und schon lange nicht mehr zeitgemäß ist, wissen ohnehin die meisten von uns. Jedoch bin ich Optimistin. Ich glaube an das Beste im Menschen, kenne und sehe auch viele Veränderungen in diesem Bereich zum Wohle aller. An jedem meiner Seminare nehmen auch Schulmediziner teil, um mehr über das alte Wissen der Heilung zu erfahren und zu lernen. Vor allem die jüngere Generation ist hier gut vertreten. Aber auch ältere Teilnehmer möchten neue Inspirationen erhalten und ihre Möglichkeiten erweitern. Für mich ist dies ebenfalls wunderbar, da ich um Rat und Unterstützung fragen darf und der Erfahrungsaustausch sehr spannend und informativ ist.

Die Zusammenarbeit zwischen Schulmedizin und Naturheilkunde erachte ich als wichtig und zukunftsweisend für unser Überleben als Menschen hier auf der Erde.

4. DIE GEBÄRMUTTER – DAS ORGAN DER SCHÖPFUNG

Die Gebärmutter ist das Organ, in dem Schöpfung geschieht. In ihr wächst aus einer winzigen befruchteten Eizelle Leben heran. Die indigenen Heilerinnen gehen davon aus, dass jedes Organ beseelt ist. Sie wissen sogar, dass jede einzelne Körperzelle beseelt ist. Die Körperzelle konnte auch von der modernen Wissenschaft noch nicht bis in ihre kleinsten Bestandteile erforscht werden. Heute wissen wir, dass jede einzelne Zelle ein eigenständiges und intelligentes Lebewesen ist. In jeder Körperzelle befinden sich weitere Lebewesen wie Geißeltierchen, Wimperntierchen, Blumentierchen, Trompetentierchen etc. Auch diese haben eine Seele. Im traditionellen Schamanismus nimmt man an, dass in diesen Lebewesen wiederum Lebewesen wohnen. Das kann man sich bis ins Unendliche denken – genauso wie das Universum. Unser Vorstellungsvermögen und unser Denken sind einfach zu begrenzt für eine umfassende Vorstellung von der Schöpfung und des Lebens.

Die Seele der Gebärmutter, die auch gerne als »Hüterin der Gebärmutter« bezeichnet wird, hat ihre eigene konstruktive Intelligenz, die verbunden ist mit unserer wahrnehmbaren Intelligenz, aber auch losgelöst von ihr ist. Heilerinnen sehen in diesem Organ die Mutter aller Organe und aller Körperzellen. Ihre Energie ist die einer Mutter. Als solche ist sie schützend, nährend, zugewandt, fürsorglich, tröstend, aufmerksam, sanft und liebevoll.

Während der Menstruation, die ein Reinigungsprozess des Körpers ist, nimmt die Gebärmutter auch Energien der Umgebung in sich auf. Das bedeutet, dass die Gebärmutter die Energien und Kräfte aller Menschen aufnimmt, die der Reinigung und Heilung bedürfen – vom Partner, von den Kindern und Eltern sowie von allen, die mit der Frau verbunden sind. Sie durchforscht mit ihren Antennen die Körper, Emotionen und Gedanken der Menschen um uns herum, untersucht aber auch Räume und Plätze nach energetischen Informationen, die der Heilung bedürfen, und lässt diese in sich hineinströmen, um zerstörerische Energien durch ihre Magie und Kraft zu reinigen. Für uns ist das kaum vorstellbar, für die indigenen Menschen war und ist dies Fakt, Realität und selbstverständlich.

Materie entsteht aus Energie

Heutzutage wissen wir, dass wir alle reine Energie sind. Energien sind unsichtbare Kräfte, die sich durchaus auch materialisieren können. Je nachdem, wie der Energiestrom organisiert und koordiniert ist, entsteht daraus eine pflanzliche, tierische oder menschliche Zelle. Unser Energiekörper (Aura) umgibt unseren grobstofflichen Körper in einem Abstand von einem halben Meter bis zu vier Metern. Seherische Menschen nehmen die Aura wie ein leuchtendes Oval mit vielen Farben wahr. Die Aura besteht aus verschiedenen Schichten. Eine davon wird »Abdruck der Matrix« genannt. Das ist der Teil des Energiekörpers, in dem unter anderem unsere vergangenen Inkarnationen gespeichert sind, alles, was wir je erlebt, erfahren und gelernt oder auch nicht gelernt haben. In dieser Matrix sind auch die Erfahrungen unserer Eltern und Großeltern erhalten – das Erbe, das wir in uns tragen. Es sind Seelenkräfte, die auf unser heutiges Leben einwirken und es dadurch beeinflussen. Wir können diese Kraft manchmal in uns spüren, wenn wir Ängste haben, für die es keine Ursachen in diesem Leben gibt.

Meine Enkeltochter hatte im Alter von vier bis sechs Jahren immer wieder vor dem Einschlafen Angst, dass das Haus in der Nacht brennen könnte. Manchmal wachte sie weinend auf aus einem Traum, in dem sie vor einem brennenden Gebäude stand. In ihrem jungen Leben hatte es für sie nie eine traumatische Erfahrung mit Feuer gegeben. Auch ihre Eltern, meine Tochter und mein Schwiegersohn, hatten diesbezüglich keine schlechten Erfahrungen gemacht. Aber meine Oma, die Urgroßmutter meiner Enkelin, musste zweimal in ihrem Leben mit ansehen, wie das Haus ihrer Familie vollständig niederbrannte. Selbst ich ertappe mich manchmal dabei, dass ich instinktiv nach einem Fluchtweg für den eventuellen Ausbruch eines Feuers suche, wenn ich mich in einer oberen Etage eines mehrstöckigen Gebäudes befinde.

Auch unsere eigenen vergangenen Leben können in bestimmten Situationen unsere Gefühle und Handlungen stark beeinflussen. So ist mir immer wieder bei vielen Frauen aufgefallen, dass sie keine Berührung um den Hals herum ertragen. Manchmal sind sogar ein Rollkragenpullover oder ein Schal zu viel. Sie empfinden Erstickungsängste. In Rückführungen erleben diese Menschen oft, wie sie in einem früheren Leben erwürgt wurden.

In meiner Arbeit begegnet mir häufig die Angst von Frauen, in ihre Kraft zu kommen. Natürlich wünscht sich jede Frau, gesund und stark zu sein, erfolgreich ihr Leben und ihre Aufgaben zu bewältigen. Doch für manche ist es nicht so einfach, die eigene Kraft anzuerkennen und die Macht, die damit verbunden ist, anzunehmen.

Die eigene Kraft anzuerkennen bedeutet, sich aus ungesunden Abhängigkeiten zu lösen. Es bedeutet frei, wild und eigenbestimmt zu leben. Doch was geschieht, wenn eine Frau es wagt, aus alten, eingefahrenen Strukturen auszubrechen und das Leben so zu gestalten, wie es ihr richtig erscheint? Dieser Schritt wird oft begleitet von der ganz tief sitzenden Angst, nicht liebenswert zu sein.

Über viele Jahrhunderte und Jahrtausende wurde Frauen vermittelt, dass sie nicht so viel Kraft und Intelligenz wie Männer hätten. Entsprechend gering waren Anerkennung und Wertschätzung. Eine Frau konnte ihren Wert nur über den Mann definieren. Hatte sie einen Mann an ihrer Seite, genoss sie Schutz und Anerkennung. Je nachdem, welche Rolle ihr Mann in der Gesellschaft innehatte, stärkte dies auch den Wert der Frau.

Wir leben in einer Zeit, in der Reinigung und Heilung geschehen können, da wir wieder Zugang haben zu dem alten Wissen, das bis heute nichts von seiner Gültigkeit verloren hat. Gerade in Zeiten großer Unsicherheiten lässt es uns Stabilität und Richtung finden.

Manchmal höre ich in einem Gespräch oder lese in Briefen: »Wir leben aber heute in einer anderen Zeit. Da wirken andere Kräfte als in den Generationen vor uns.« Ja, natürlich. Alles ist in einem stetigen Wandel und in Veränderung. Dennoch gibt es gewisse Gesetzmäßigkeiten, Rhythmen und Kreisläufe in der Natur und im Leben, die sich nicht verändern. So kommen zuerst die Wolken und dann der Regen und nicht umgekehrt. Frühling, Sommer, Herbst und Winter bilden den Jahreskreis. Wir werden als Babys geboren und sterben meist als Älteste.

Die Kenntnisse um die Kräfte und Energien, die in der Gebärmutter wirken, sind kostbar. Die Kraft der Gebärmutter ist eingebettet in den Kreislauf des Lebens und der Natur, und diese können sich nicht großartig verändern. Sie bleiben dieselben. Lediglich unser Zugang und unser Bewusstsein über das Werk und die Möglichkeiten der Gebärmutter beeinflusst, ob wir diese Kraft blockieren oder fördern und unterstützen.

»Bis noch vor einigen Jahren lebte ich in einer sehr männlichen Energie, wodurch ich mein Innerstes zutiefst verleugnete. Während meiner Mondzeit litt ich unter heftigen Migräneanfällen, Übelkeit bis hin zum Erbrechen. Starke Menstruationsschmerzen und Blutungen waren während jedes Zyklus' ein Teil meines Lebens. Ich hasste mich, meinen Körper, mein Frausein und meine Blutungen. Durch die Begegnung mit Sonia Emilia durfte ich Schritt für Schritt lernen, meine Einzigartigkeit zu leben und mein Innerstes zu erforschen. Während ich anfing, mit dem Spirit der Gebärmutter zu arbeiten, erkannte ich die ihm zugrunde liegende universelle/göttliche weibliche Schöpferkraft. Es fühlte sich für mich an, als würde ich aus einem lebenslangen, mitunter inkarnationsübergreifenden Dämmerschlaf erwachen, in dem mich überlieferte Verhaltensweisen, anerzogene Prägungen und religiöse Überzeugungen zumeist unbewusst wie auch bewusst festhielten.

Durch das Mitgefühl, das Verständnis, die Weisheit, das Vertrauen und den Respekt, den mir Sonia Emilia entgegenbrachte, fasste ich Vertrauen zu dem ungeahnten Potenzial, das in mir schlummerte. Ich lernte langsam, mich als spirituelles Wesen, verbunden mit der göttlichen Kraft meiner Gebärmutter, anzuerkennen.« ANNELIES, 55, KINESIOLOGIN

Die Mutter aller Zellen

Seit fast 40 Jahren beschäftige ich mich intensiv mit der Gebärmutter und ihren Möglichkeiten. Ich erzähle euch von meinen eigenen Erfahrungen und von den Teachings, die ich erleben durfte. Unzählige Male habe ich indigene Frauen in Süd- und Mittelamerika besucht sowie in Nordamerika. Ich bin auf tagelangen Bootsfahrten durch undurchdringlichen Dschungel gereist – lediglich das Wasser war unser Weg. Ich bin auf die höchsten Berge in den Anden gestiegen, tagsüber war es warm bis heiß, in der Nacht fielen die Temperaturen auf unglaubliche Minusgrade. Ich habe den Dschungel von Yucatán besucht und die Steppen Nordamerikas, um den Frauen zu lauschen. Und ich habe ein völlig neues Verständnis von der Kraft der Frau gewonnen.

Ich erfuhr von allen indigenen Frauen, unabhängig zu welchem Stamm sie gehörten, dass die Gebärmutter das heiligste Organ im menschlichen Körper ist. Denn in ihm entsteht Leben: Ein befruchtetes Ei baut sich in der Gebärmutterwand ein Nestchen, um darin einen Menschen heranreifen zu lassen.

Bevor wir geboren werden, sind wir alle spirituelle Wesen. Es ist unser Seelenplan, der uns die Möglichkeit schenkt, in dieser Inkarnation auf dem blauen Planeten zu leben. Um in die elektromagnetische Frequenz der Erde eintreten zu können – kommend aus anderen Welten und Dimensionen –, schenkte uns die Schöpfung die Gebärmutter. Es ist ein großes Mysterium, das hier am Wirken ist. Wenn wir dies bewusst verinnerlichen, können wir die Bedeutung der Gebärmutter erahnen.

Die Gebärmutter, die Mutter des Gebärens, webt sich schützend und nährend um den neu entstehenden Embryo, der aus einem mikroskopisch winzig kleinen Ei und einem einzelnen Samen wächst.

Die Gebärmutter als »Mutter« ist aber nicht nur für den Prozess des Empfangens und Gebärens verantwortlich, vielmehr ist sie die Mutter aller Zellen im Körper, die Mutter aller Energien, die Mutter der Kraft. Sie ist auch die Mutter deiner Lebensseele und begleitet dich auf all deinen Wegen. Deine Gebärmutter schenkt dir ununterbrochen Kraft, Mut und Vertrauen, flüstert in deinen Träumen, singt über deine seelischen und körperlichen Wunden hinweg, schwingt sanfte Heilung in deine Zellen ein. Sie träumt mit und für dich deine zukünftigen Visionen und »Missionen« für diese Welt, reist mit dir in die Vergangenheit zu deinen vergangenen Inkarnationen, um Erlösung und Frieden in die Vergangenheit zu senden.

Schon in der Gebärmutter der Großmutter wuchs die Eizelle, aus der du entstammst. In ihr enthalten sind die Information deiner Oma der als ersten prägenden Kraft für dein Leben. All ihre Gedanken und Emotionen sind auch in dieser kleinen Eizelle gespeichert. In Träumen und Meditationen und anderen Formen der Vertiefungen verbindet die Gebärmutter dich mit dem alten Wissen und der Weisheit, welche du schon in den vergangenen Inkarnationen lebtest. Sie erinnert dich an den heiligen Traum in deinem Herzen, an dein Erbe, welches du mit in dieses Leben bringst, an deine Seelenaufgaben. Sie führt dich durch die Herausforderungen und Möglichkeiten dieses Lebens und steht dir bei deinem Wachstum mütterlich und gütig zur Seite.

Für die indigenen Völker, die noch tief ihre Naturverbundenheit leben, ist die Gebärmutter viel mehr als nur ein Organ. Sie ist eine selbstständige Präsenz. Man kann sie sich als ein eigenes Wesen vorstellen, mit eigener Intelligenz und Seele, das auch unabhängig von der Frau funktionieren und agieren kann. Sie ist von unzähligen Nervenzellen durchzogen und verfügt dadurch über eine hohe Sensibilität. Betrachtet man visionäre Kunstwerke und Bilder indigener Frauen aus verschiedenen Kulturkreisen, so fällt auf, dass sie die Gebärmutter manchmal mit vielen Augen darstellen.

Im traditionellen schamanischen Kontext erfüllt die Gebärmutter in unserem Leben mehrere Funktionen. Die primäre dient der Fortpflanzung – man sehe mir diesen trockenen Ausdruck bitte nach. Die zweite dient dem Sehen, dem Träumen und dem Heilen. Die Gebärmutter wird aufgrund der Tatsache, dass in ihr Leben entsteht, als eine Wesenheit gesehen, die in direkter Verbindung mit den Schöpferkräften steht. Mit und in ihr sind wir der göttlichen Präsenz sehr nahe.

Diese besondere Kraft und Bedeutung der Gebärmutter war und ist immer noch in den meisten indigenen Kulturen ausschlaggebend dafür, dass sie matriarchalisch organisiert sind. Das Weibliche wird als die höchste Energie verehrt. Die Frau ist heilig. Denn die Gebärmutter wohnt in ihrem Körper. Die Frau kann Leben schenken und Leben nehmen. Mit der Gebärmutter steht sie im direkten Kontakt zu den höchsten schöpferischen Kräften des Universums und der Erde.

Männer und Frauen nehmen die Welt und das, was geschieht, unterschiedlich wahr. Männer denken geradlinig, strukturiert, manchmal auch schubladisierend. Das bedeutet, sie denken über *eine* Sache nach. Und sind in ihrem Denken und Fühlen nur auf diese eine Angelegenheit ausgerichtet. Frauen nehmen die Welt über die Gebärmutter rund und auf mehreren Ebenen gleichzeitig wahr. Sie denken an *mehrere* Dinge gleichzeitig und sehen mehrere Ebenen gleichzeitig. Manches können sie klar benennen. Manches ist verschleiert, aber dennoch da. Und alles verwebt sich miteinander.

Ich konnte kochen, nebenbei die Buchhaltung machen, telefonieren und noch meine Kinder im Auge behalten. Und in all dem die spirituellen Wesenheiten um uns herum wahrnehmen. Das ist die Art und Weise der Gebärmutter, mit der wir alles gleichzeitig wahrnehmen, sehen und verstehen.

Sind die Energien der Gebärmutter in Balance, dann ist die Frau körperlich, psychisch, mental und auch spirituell gesund. Sind die Energien nicht in Balance, liegen Verletzungen der Gebärmutter – körperlich wie energetisch – vor. Dann verliert die Frau ihre Mitte, ihre Kraft, ihr Vertrauen. Aus diesem Grund ist es für Frauen gut und wichtig, von den Ältesten und Weisen die heilende Kraft und Magie der Gebärmutter zu erfahren. Und die Verbindung mit ihrer eigenen Kraft und Weiblichkeit wieder in ihrer vollen Stärke zu erlangen. Dann kann Heilung geschehen in all dem, was Frausein auf dieser Erde zu dieser Zeit bedeutet.

Aufbau und Funktion der Gebärmutter

Die Gebärmutter ist medizinisch gesehen ein Hohlorgan, das die Form eines Hirschkopfes hat. In der westlichen Welt wird die Form der Gebärmutter mit einer umgedrehten Birne verglichen. Früher wurde dieses Organ bei uns auch »Bärmutter« genannt. Weitere Bezeichnungen, die mir persönlich gut gefallen, sind »Wiege«, »kleines Öfchen«, »Schoß«, »Schatzkästlein«. Wir finden in alten Schriften wunderbare Bezeichnungen und Umschreibungen und können erahnen, wie viel Wertschätzung die Gebärmutter als Lebensspenderin seit jeher genoss.

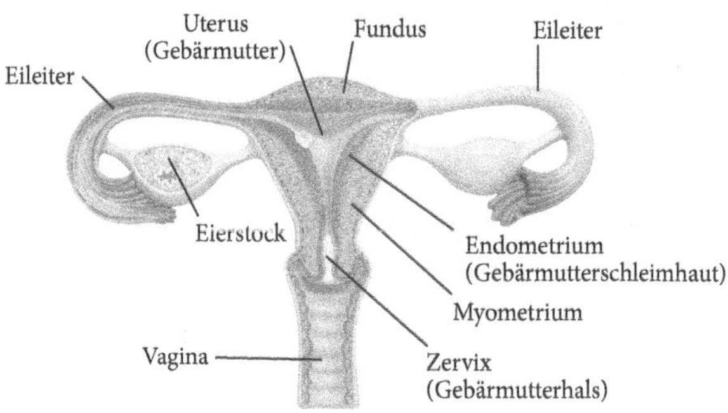

Gebärmutter

Das änderte sich mit der Entwicklung und Verbreitung der großen patriarchalen Religionen wie Christentum, Islam und auch Buddhismus. Die weibliche Kraft wurde mehr und mehr gebrochen, verleugnet und geschwächt. Dies endete nicht nur darin, dass Frauen kein freies Entscheidungsrecht mehr hatten, sondern dass ihnen recht schnell und großzügig die Gebärmutter entfernt wurde.

Bei der Gebärmutter unterscheidet man drei Teile. Die Zervix, der Gebärmutterhals, ist 4 bis 5 cm lang und ragt in das Scheidengewölbe (Vagina), es folgt der eigentliche Gebärmutterkörper (Corpus). Nach oben endet der Gebärmutterkörper mit der Gebärmutterkuppe (Fundus). Diese ist bei jeder Frau während einer Schwangerschaft tastbar.

Der Uterus ist ein muskelstarkes Hohlorgan, das geschützt in der Mitte des kleinen Beckens liegt und zwischen 7 bis 12 cm lang und 5 cm breit ist. Er wiegt zwischen 50 und 120 Gramm. Der Gebärmutterhals wandert während des Zyklus und befindet sich beim Eisprung in der Mitte der Scheide. Der Gebärmuttermund wird dann weicher und öffnet sich ein wenig, um den Samen aufnehmen zu können. Während der restlichen Zeit befindet sich die Zervix meist ganz hinten, Richtung Kreuzbein. Bei nicht schwangeren Frauen ist der Uterus nur bei stark gefüllter Blase oder bei Vergrößerungen leicht zu tasten.

Die genaue Lage des Uterus ist von den umliegenden Organen abhängig und von deren Bändern. Wenn man die Gebärmutter von der Seite betrachtet, dann ist sie nach vorn Richtung Blase oder nach hinten Richtung Enddarm geneigt. Die Gebärmutter ist innen mit einer Schleimhaut (Endometrium) ausgekleidet. Diese bereitet sich monatlich vor, um einem befruchteten Ei ein Nestchen zu bilden und ein Kind auszutragen.

Horizontal gehen die Eileiter (Tuben) vom Fundus nach rechts und links. Sie sind etwa 1 bis 4 cm lang und mit einem Durchmesser von 2 bis 3 mm sehr dünn. Am Ende der Eileiter befindet sich ein Trichter mit 1 bis 2 cm langen »Fransen« (Fimbrien), die die Eizelle beim Eisprung (Ovulation) aufnehmen. Die Eileiter bestehen aus Muskeln, damit sie ein befruchtetes Ei weitertransportieren können. Dieses nistet sich etwa sieben Tage nach der Befruchtung in der Gebärmutter ein.

Die Eierstöcke (Ovarien) liegen paarig rechts und links im Unterbauch im Bereich einer kleinen Grube zwischen großen Gefäßen und Nerven. Sie sind etwa pflaumengroß und produzieren Eizellen und Hormone. Jeden Monat reifen bei einer geschlechtsreifen Frau mehrere Eier mit ihren Hüllen (Follikel) heran. Eines der Follikel reift unter Hormoneinfluss bis zu einer Größe von 22 bis 26 mm, um dann bei der Ovulation ausgestoßen zu werden. Diese große Hülle, in der das Ei mit Flüssigkeit, Nährstoffen und Sauerstoff versorgt wurde, fällt dann wieder zusammen, und das können die Frauen spüren. Manche Frauen spüren den Eisprung abwechselnd, einmal links und im nächsten Monat rechts. Bei manchen Frauen findet die Ovulation immer auf einer Seite statt.

Das Ei wird am Ende des Eileiters durch Spermien befruchtet. Falls es nicht zu einer Schwangerschaft kommt, wird die Eizelle innerhalb von sechs bis zwölf Stunden abgebaut. Die Schleimhaut der Gebärmutter blutet während der Menstruation ab, um sich im nächsten Monat erneut aufzubauen.

Der Uterus ist an kreuzförmigen Bändern befestigt. Dieser Bandapparat reicht von den Geschlechtsorganen horizontal von rechts nach links bis zum Becken und ist unten dichter und fester, damit die Gebärmutter bei einer Schwangerschaft wachsen kann, aber auch nach unten gehalten wird. Von vorn verlaufen die Bänder vom Schambein über Blase, Gebärmutter und Enddarm bis zum Kreuzbein. Falls nach einem Sturz, nach einer Erkrankung oder durch ein vergrößertes Organ ein Band stärker angespannt wird, kann sich der Uterus nach rechts oder links neigen oder sich verdrehen, wenn ein quer verlaufendes Band angespannt wird. Dies kann auch als eine von mehreren Ursachen zu stärkeren Regelschmerzen führen.

Vom Fundus verlaufen die Mutterbänder durch den Leistenkanal zum Schambein. Sie halten während der Schwangerschaft die immer schwerer und größer werdende Gebärmutter in einer stabilen Position. Durch die Belastung der Bänder kann es zu Dehnungsschmerzen auf beiden Seiten der Gebärmutter kommen, die werdende Mütter als Ziehen oder Stechen spüren. Auch die Eierstöcke sind mit zwei Bändern befestigt. Eines geht zum Uterus und eines hinauf zum Zwerchfell. In beiden verlaufen auch die Blutversorgungen. So hat die Natur für eine extragute Sauerstoffversorgung gesorgt, damit die Follikel gut heranreifen können.

Alle Teile der weiblichen Geschlechtsorgane werden sehr gut mit Blut versorgt. Die Gebärmutter hat stark geschlängelte Arterien auf den Seiten, damit der Uterus auch in einer Schwangerschaft gut genährt wird.

Energetischer Aufbau

Die Energien in der Gebärmutter bewegen sich spiralförmig, die einerseits rechtsdrehend und andererseits linksdrehend sind. Wir kennen diese Bewegung auch aus der DNS. Das indigene Volk der Guajiras nimmt an, dass über die Spiralenergie Tore in andere Dimensionen und Welten entstehen. Die Gebärmutter einer Frau ist immer mit ihren Ahnen und Ahninnen verbunden, mit eigenen vorangegangenen Inkarnationen, mit den Dimensionen, aus denen wir spirituelle Wesen kommen, mit der Seele und Präsenz von Mutter Erde, und steht in einem fortwährenden Dialog mit den schöpferischen Kräften alles Lebens.

Um die Gebärmutter einer Frau wieder in ihre Kraft zu bringen, wird mit der Spirale gearbeitet. Und um die Kraft der Gebärmutter aus dem natürlichen Gleichgewicht zu bringen, wurde die Spirale als Verhütungsmittel entdeckt. Es wird gesagt, dass die Kupferionen die Beweglichkeit der Spermien einschränken und das Einnisten verhindern, dennoch ist es sehr interessant, dass der Kupferdraht spiralförmig gebogen ist. So können wir davon ausgehen, dass nicht nur das Verhindern der Schwangerschaft, sondern auch die Abtrennung der Gebärmutter von den Anderswelten ein willkommener Nebeneffekt in unserer Kultur ist, in der immer noch moderne Formen der Hexenverfolgung geschehen.

Die Gebärmutter ist reich an Nervenbahnen, die teilweise sehr fein verzweigte Netze bilden. Die alten Frauen das Amazonas betrachten die Gebärmutter als ein Gehirn, welches nicht vom Verstand, sondern von der Intuition und der Kraft des Träumens und des Sehens geleitet wird. Die Energie der Spirale aktiviert die unterschiedlichen Bereiche dieses Gehirns. Die Nervengeflechte werden auch gerne mit einem Spinnennetz verglichen. Die Spinne war für meine Lakota-Lehrerinnen das Krafttier schlechthin für die

Gebärmutter. Sie ist die Schicksalsweberin. In der Gebärmutter träumen wir unsere Gegenwart und die Zukunft und heilen die Vergangenheit.

Fehlende Gebärmutter

Immer wieder erreichen mich verzweifelte Anfragen, was denn nun sei, wenn die Frau keine Gebärmutter mehr habe. Hat sie dann überhaupt noch eine Chance, in ihr Gleichgewicht, in ihre vollkommene Kraft als Frau zu kommen? Oder muss sie sich nun ihr Leben lang mit einem Handicap abfinden?

Wisst ihr, zuerst ist die Energie und dann die Materie. Entsteht im Körper eines Menschen eine Krankheit oder eine emotionale oder mentale Disharmonie, so kann jemand, der »sieht«, dies als Erstes im Energiekörper wahrnehmen. Es ist auch die Ebene, wie Schamaninnen arbeiten. Sie weben, verändern und formen die Energie um in ein heilendes Muster. Dieses webt sich in die Energie der Körperzellen, und die Materie verändert sich.

Die Gebärmutterentfernung gehört zu den häufigsten gynäkologischen Eingriffen. Zwischen 1960 und 2000 wurde die sogenannte Hysterektomie sehr schnell und auch prophylaktisch verordnet. Es gibt Untersuchungen, dass in Deutschland jede sechste Frau ohne Gebärmutter lebt. Natürlich gibt es Indikationen, bei denen wir sehr dankbar sein dürfen, in Ländern zu leben, in denen wir eine so gute medizinische Versorgung haben und chirurgisch auf einem sehr hohen Standard sind. Nicht notwendig sind meines Erachtens allerdings die Hysterektomien, die vorschnell aufgrund eines harmlosen Befundes durchgeführt werden, um eine mögliche krankhafte Entwicklung zu verhindern.

Der Energiekörper ist stärker als der materielle Körper. Nicht in der Dichte, aber in der Kraft. Er lässt sich nicht herausschneiden. Er bleibt ein Teil der Frau. Wir kennen das Phänomen der Phantomschmerzen in amputierten Gliedmaßen. Bis zu 80 Prozent – das stelle man sich vor! – der Patienten klagen über Schmerzen, die sie nicht am Stumpf, sondern außerhalb des Körpers empfinden. Es ist, als ob das Bein oder der Arm immer noch da wären. So kann es zum Beispiel vorkommen, dass Betroffene das Gefühl haben, ihnen steige jemand auf die Zehen, wenn man seinen Fuß unter das amputierte Bein stellt oder es streift. Eine schnelle Bewegung auf Höhe des amputierten Arms wird häufig als unangenehm empfunden.

Amputierte Personen können sich auch vorstellen, dass sie die fehlenden Gliedmaßen bewegen, und dies spüren sie so, als wären sie unversehrt. Es ist also eine Tatsache, dass sie als Energiekörper immer noch vorhanden und mit dem Körper verbunden sind. Und diese Energie wirkt – auch bei einer Hysterektomie. Ich empfehle deshalb, sich noch intensiver mit den Themen in diesem Buch zu beschäftigen. Gerade wenn man das Gefühl hat, nicht im Gleichgewicht, nicht in der eigenen Mitte zu sein, ist jede einzelne Übung eine wertvolle Unterstützung.

Auf der körperlichen Ebene fehlt allerdings ein Organ, das eine wichtige statische Rolle spielt. Die Gebärmutter ist mit der Harnblase und dem Darm locker über das Bauchfell verbunden, und nach einer Hysterektomie können Harn- sowie Stuhlprobleme auftreten. Regelmäßige Beckenbodenübungen können diese Beschwerden lindern.

Selbsthilfe nach Gebärmutterentfernung

Eine Hysterektomie ist eine große Operation. Nimm dir genügend Zeit für deine Erholung. Trage so oft wie möglich ein Ei mit dir und bitte um Unterstützung bei der Heilung.

Meditiere mit der Hüterin der Gebärmutter und dem Mondtier.

Nachtkerze und Schafgarbe helfen, den Hormonhaushalt im Körper zu regulieren. Diese können als Tee sowie in Kapselform eingenommen werden. Für die Anwendung folge den Hinweisen auf dem Produkt.

Trinke täglich zwei Tassen Frauenmanteltee. Dafür 1 TL Kräuter mit ¼ l heißem Wasser übergießen und 13 Minuten ziehen lassen.

Zwei bis vier Kakaobohnen täglich helfen, deinen Emotionskörper zu reinigen und dein aufgewühltes Herz zu beruhigen. Sie versorgen dich zudem mit allen wichtigen Stoffen, die dein Körper zur Genesung benötigt.

Male eine rechtsdrehende Spirale mit Henna auf deinen Bauch. Henna ist eine Heilpflanze, die beruhigend, entzündungshemmend, wundheilend, schmerzlindernd, leber- und herzstärkend wirkt. Sie ist eine Schutzpflanze, die Frauen vor dem Aufnehmen von negativen Energien schützt. Die Spirale wirkt sich heilend auf das große Energieloch aus, das durch die Operation entsteht. Henna, fachgerecht angewendet, hält für einige Tage auf dem Bauch. Erneuere die Spirale so oft, bist du das Gefühl hast, dass du nun wieder in deiner Mitte und Kraft angekommen bist.

Führe das Abschiedsritual für die Gebärmutter als Körperorgan durch.

Ritual nach der Gebärmutterentfernung

Informiere den operierenden Arzt darüber, dass du die Gebärmutter mit nach Hause nehmen möchtest. Da du mit ca. einer Woche Krankenhausaufenthalt rechnen musst, kannst du die Gebärmutter jemandem aus deiner Familie mitgeben. Wenn dies nicht möglich ist, dann kannst du zumindest um etwas Gewebe bitten. Dies kann dann in ein Gefrierfach gegeben werden, bis du für das Ritual bereit bist. Umhülle dafür das Plastik, in dem dir deine Gebärmutter überreicht wird, mit einem roten Tuch. Dieses schützt den Spirit deiner Gebärmutter – genauso wie den der Lebensmittel.

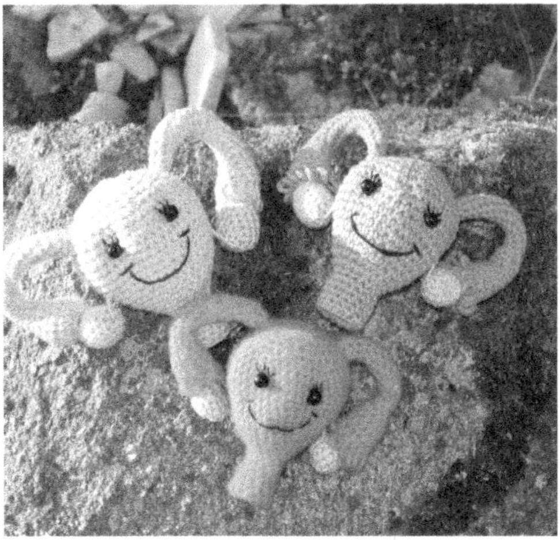

Gehäkelte Gebärmutter *(siehe Bildteil, Abb. 2)*

Sollte deine Gebärmutter schon entfernt worden sein, so kannst du für das Ritual auch ein Symbol verwenden oder eine Gebärmutter häkeln oder malen und in das Ritual einbinden. Wunderbar und hilfreich ist es, wenn du Frauen aus deiner Familie und enge Freundinnen bittest, dich bei dem Ritual zu unterstützen.

Ich empfehle zwei Möglichkeiten für die Durchführung der Zeremonie: Die erste ist ein offenes Feuer in der Natur, in dem du die Gebärmutter verbrennst. Die zweite ist, die Gebärmutter zu vergraben und auf ihr einen Baum deiner Wahl zu pflanzen.

Herrichten der Feuerstelle: Reinige eine eventuell vorhandene Feuerstelle von den Resten und der Asche vorangegangener Feuer. Errichte einen Kreis aus Steinen um die Feuerstelle herum. Male mit Mehl eine linksdrehende Spirale auf den Boden. Diese Bewegung hilft, dein Energieloch im Bauch zu schließen. Räuchere die Feuerstelle mit Salbei in kreisenden Bewegungen, dann lege auf der Feuerstelle ein doppeltes Gitter mit Holzscheiten aus. Gib die Gebärmutter in die Mitte und umkleide sie mit Spänen, die leicht brennbar sind. Das Holz richte pyramidenförmig um sie herum auf. Bevor du das Feuer anzündest, sprich ein Gebet und bitte um Transformation des Schmerzes in dir. Gedenke dabei der Frauen in deiner Familie, deiner Mutter, Großmütter und weiter zurück in der Ahnenlinie. Bitte um die Erlösung und Heilung ihrer Wunden. Ist ein Kinderwunsch in dir, so lasse ihn bewusst los. Akzeptiere die Situation. Wenn du Tränen spürst, weine sie.

Entfache das Feuer. Bedanke dich bei deiner Gebärmutter für die Dienste, die sie dir erwiesen hat, für ihre große Aufgabe als Lebensweberin. Für ihre kreative und schöpferische Kraft, die du von ihr erhalten hast. Würdige auch ihre Schmerzen und ihre Not. Versichere ihr, dass du sowieso immer mit ihr über die Hüterin verbunden bist. Denke an all die positiven Erfahrungen, die dir die Gebärmutter geschenkt hat, und wisse, diese sind als Energie und Kraft für immer in dir und mit dir verbunden.

Lege so lange Holz nach, bis das Gewebe vollständig verkohlt und alles Holz zur Asche heruntergebrannt ist. Lasse alles abkühlen, gib die Asche mit eventuell verkohlten Resten in einen Eimer und übergib diese einem Bach oder Fluss. Du kannst es aber auch vergraben und ein Heilkraut, einen Strauch, einen Baum oder Blumen nach deiner Wahl darüberpflanzen.

Wenn du die Gebärmutter lieber vergraben möchtest, so bereite ein Loch in der Erde vor. Streu die Spirale mit Mais, gib die Gebärmutter oder das entsprechende Symbol hinein, sprich das Gebet und führe die nächsten Schritte wie beim Feuerritual durch. Lass auch deine eigene schöpferische Kreativität walten. Bereite deiner Gebärmutter ein würdiges Abschiedsfest, immer wissend, es ist nur der Körper, ihre Magie, Weisheit und Kraft bleiben.

Selbsthilfe bei unerklärlichen Schmerzen im Unterbauch

Wenn der Arzt keine Ursachen findet, so kann die Betrachtung von Lebenssituation, Beruf, Partnerschaft und Sexualität Hinweise geben, was der Körper ausdrücken möchte. Dabei kann eine Pflanzendisziplin mit Mistel eine wertvolle Verbündete sein.

Entspannungsübungen und sanfte Bewegungen wie Yoga, Shiatsu, Osteopathie und insbesondere Watsu erweisen sich in diesen Situationen oft als hilfreich. Auch Moorbäder, Misteltropfen und Umschläge aus zermahlenen Kakaobohnen lindern Schmerzen. Einige Kakaobohnen täglich (oder Rohkakao) sowie Passionsblumen (Passiflora), Johanniskraut und Vitamin B beruhigen die Nerven. Es kann auch ein Tabakblatt auf den Gebärmutterbereich gebunden werden.

Bei chronischen Schmerzen vergrößern sich die Schmerzareale im Gehirn ständig. Hier kann es helfen, sich in einer Meditation vorzustellen, wie diese Areale kleiner werden, wodurch der Schmerz geringer wird und verschwindet.

Es sollte ein Gleichgewicht zwischen Sympathikus und Parasympathikus bestehen, welches Teil des vegetativen Nervensystems ist. Der Sympathikus stellt den Organismus auf Aktivität ein, der Parasympathikus auf Ruhe- und Regenerationsphasen. Wenn man ständig unter Schmerzen leidet, hat man einen höheren Sympathikustonus. Mit allem, was beruhigt, wird der Parasympathikus angesprochen.

Externe Gebärmutterräume für Mann und Frau

Bei den Lakota gibt es eine Sage über die Entstehung der Schwitzhütte: Es gab eine Zeit, da die Männer traurig waren. Damals galt jede Frau als heilig, denn sie hat die Gnade, sich einmal im Monat vollkommen zu reinigen und die Welt und ihr Leben durch die Gebärmutter wahrzunehmen. Sie kann das Netz der Kraft, in dem wir uns bewegen, mit all den sichtbaren und unsichtbaren Energien, die auf uns einwirken, erkennen und verstehen. Die ältesten Frauen saßen um das Feuer und hielten Rat. Und sie schenkten den Männern das Ritual der Schwitzhütte.

Diese besteht aus einem runden, kreisförmigen Weidengeflecht und symbolisiert die Gebärmutter der Erde. Der Aufbau einer traditionellen Schwitzhütte unterliegt bestimmten Gebeten und spiralförmigen Bewegungsabläufen. Auch die Abdeckung der Schwitzhütte mit Decken verläuft spiralförmig. An einer Feuerstelle, die mit in den Ritualplatz eingebunden ist, werden Steine erhitzt.

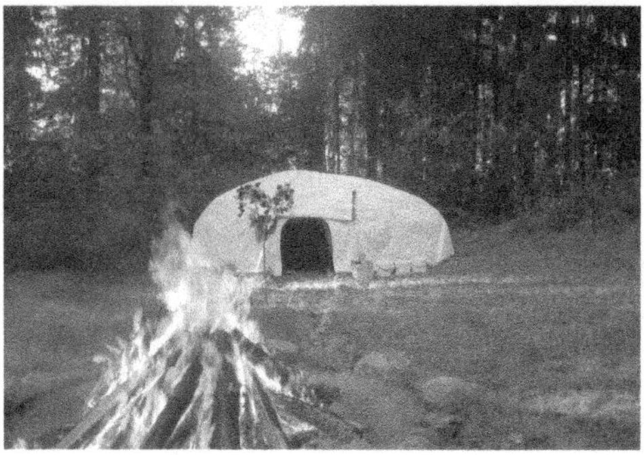

Schwitzhütte *(siehe Bildteil, Abb. 3)*

Steine sind die erste materielle Form von Energie, sie sind uralt und werden als unsere Ahninnen und Ahnen angesehen. Es ist ihre spezielle Gabe, Informationen zu speichern. Sie leben seit Millionen von Jahren, und viel Weisheit wohnt in ihnen. Feuer ist eine materielle Form von Licht. Die Steine nehmen diese Lichtenergie auf. Sind sie glühend rot, werden sie in die Schwitzhütte gebracht. Wie in einer Gebärmutter ist es dort dunkel, eng und warm bis heiß. Alle sitzen direkt auf der Erde, auf dem Gras. Hier verbindet sich unser Herzschlag mit dem von Mutter Erde. Hier spüren wir, dass wir Kinder dieser Erde sind.

Die Schwitzhütte ist ein hervorragender Ort, um mit unserer spirituellen Seele in Verbindung zu kommen. Der Aufenthalt in der Schwitzhütte war ursprünglich ein reines Männerritual. Doch als die indigenen Völker durch die brutale und gnadenlose Eroberung ihres Landes durch die europäischen Siedler immer mehr ihre

Verbundenheit mit den Rhythmen der Natur verloren, entschlossen sie sich, auch für Frauen Schwitzhütten zu errichten, um der Gebärmutter zu helfen, in ihrer Balance zu bleiben. Die Durchführung von Schwitzhüttenritualen zur Erhaltung der Gebärmutterenergie muss gelernt sein. Für blutende Frauen gibt es einen eigenen Ablauf, um speziell den Reinigungsprozess zu unterstützen.

Schwitzhütten-Heilrituale sind für Frauen wie für Männer sehr kraftvoll. Das Schwitzhüttenritual ist eine Erfahrung, die fast ausschließlich im Kreis anderer Menschen stattfindet. Denn jemand muss das Feuer hüten bzw. das Wasser aufgießen. Somit ist es eine wundervolle Gemeinschafts-Gebärmuttererfahrung.

»Vor ca. 14 Jahren stellte meine Frauenärztin bei einer Kontrolluntersuchung eine Zellveränderung in meiner Gebärmutter fest. Zudem war der PAP-Wert sehr schlecht. Es war eine Vorstufe von Krebs. Des Weiteren hatte ich auch die Humanen Papillomviren. Das Einzige, was mir meine Frauenärztin damals riet, war eine Impfung gegen diese Papillomviren, eine Stärkung des Immunsystems und engmaschige Kontrolluntersuchungen bei ihr (alle drei Monate). Momentan könne man da nichts anderes machen, und man müsse abwarten, was passiert. Es könne sein, dass sich mein Körper von selbst heilt, wenn ich mein Immunsystem stärke, oder es würde komplett in die andere Richtung kippen. Die Impfung lehnte ich definitiv ab! Ich setzte die Pille ab und versuchte, mein Immunsystem zu stärken. Ich suchte damals einen Heilpraktiker und Homöopathen auf, der mir eine Zusammenstellung von Globuli gab, die mich gut unterstützten. Zumindest waren nach drei Monaten die Papillomviren nicht mehr sichtbar. Jedoch hatte ich immer noch die Zellveränderung und den schlechten PAP-Wert. Zwei Jahre lang versuchte ich, mein Immunsystem zu stärken.

Ich habe dann an einer Schwitzhüttenzeremonie teilgenommen und ging genau mit diesem Thema hinein. Zwei Wochen nach diesem Ritual hatte ich eine Kontrolluntersuchung bei meiner Frauenärztin und siehe da, die Zellveränderung hatte sich ins Positive verwandelt und mein PAP-Wert war wieder in Ordnung – bis heute!

Natürlich kann jeder sagen, das war Zufall. Für mich war es ganz klar diese Schwitzhüttenzeremonie. Denn zwei Jahre lang ist nichts geschehen. Erst seit dieser Zeremonie hat sich was verändert. Seither bin ich auf dem schamanischen Weg.«

BETTINA, 36, POLIZISTIN

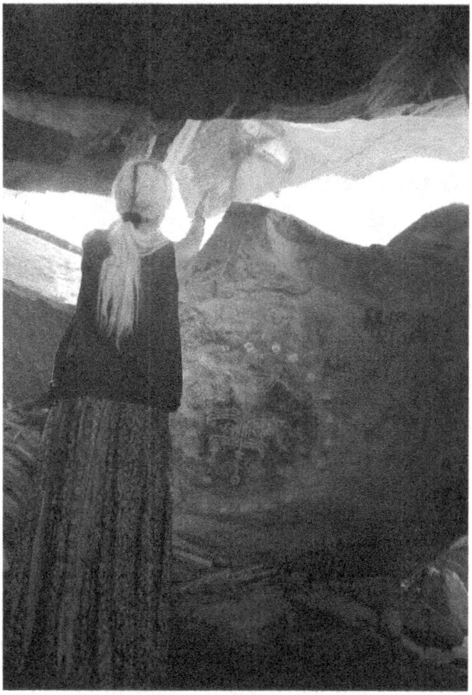

Höhle *(siehe Bildteil, Abb. 4)*

Die Höhle – ein Gebärmutterraum für Männer

Mir wurde mehrfach berichtet, dass sich Einsiedler, Schamanen, Priester oder Mönche in Höhlen zurückzogen und wussten, dass diese eine direkte Verbindung zur Gebärmutter der Erde hatten. Sie zogen sich in den Bauch von Mutter Erde zurück. Je nach Kultur wurde diese Verbindung unterschiedlich zelebriert, doch ich fand folgende Übereinstimmungen: Ein Mann machte sich auf, um eine Höhle zu suchen, die zu seiner persönlichen Höhle wurde. In einem Ritual nahm er Kontakt mit dem Spirit, dem Geist der Höhle, auf und fragte, ob er sich hier einen Gebärmutterraum einrichten dürfe. Mein Lehrer Juan Epipayu behauptete, dass viele Höhlenbilder darauf zurückzuführen sind. So wie in einer Schwitzhütte über den Aufbau und Rituale das Klima und die Energie einer Gebärmutter erzeugt werden, so geschieht dies auch in der Höhle mit Ritualen und Zeremonien, die spiralförmig ausgerichtet sind. Warme Höhlen oder Höhlen mit der Möglichkeit, ein Feuer zu entzünden, wurden bevorzugt. Dies ist keine Bedingung für den Gebärmutterraum – ist es in der Gebärmutter doch auch dunkel –, aber vorteilhaft.

5. DIE MONDZEIT

Die Lakota nennen die Tage der Menstruation »Mondzeit«. Als die Frauen noch mit den Rhythmen der Natur verbunden waren, dauerte der Menstruationszyklus ähnlich lange wie ein Mondzyklus mit 29,5 Tagen.

Der natürliche Zyklus

Bei einem natürlichen Zyklus der Frau erfolgt der Eisprung bei Vollmond und die Menstruation bei Neumond. In vielen indigenen Kulturen wird dies als »weißer Mondzyklus« bezeichnet. Der zunehmende Mond vereint die Kräfte der Erde und des Kosmos mit der Fruchtbarkeit der Frau, die bei Vollmond die größte Kraft entfaltet, und die Gebärmutter wird empfangsbereit für ein befruchtetes Ei.

Bei abnehmendem Mond ziehen sich die Kräfte der Frau wieder zurück in das Innere und bereiten den Körper auf eine tiefe Reinigung vor, um dann zu Neumond zu bluten und die Gebärmutter, den Körper und das ganze Energiesystem zu erneuern und darauf vorzubereiten, eine Seele zu empfangen, die einen menschlichen Körper annehmen möchte.

Es gibt auch Frauen, die diesen Zyklus genau umgekehrt erleben. Es wird gesagt, dass Heilerinnen, Schamaninnen, Zauberinnen und Magierinnen ihren Eisprung bei Neumond haben und die Blutung bei Vollmond. Denn ihre primäre Aufgabe ist es nicht, Kinder zu empfangen, sondern die Magie und Kraft der Gebärmutter in den Dienst der Heilung und des Träumens zu stellen. Darauf kommen wir später noch zurück.

Jeden Monat baut die Gebärmutter eine Schleimhaut auf, die reichhaltig mit Nährstoffen versorgt ist. Sie richtet ein Nest ein für eine befruchtete Eizelle. Erfolgt der Eisprung der Frau, so macht sich eine Eizelle auf den Weg – bereit, in sich eine Samenzelle aufzunehmen. Wird jedoch vom Körper unter anderem über die Hormonausschüttung kein Signal für eine Empfängnis ausgesendet, beginnt die Gebärmutter, die Schleimhaut wieder abzubauen. Bei der Menstruation wird die Gebärmutterschleimhaut ausgestoßen, um wieder neu aufgebaut zu werden. Ein Ei überlebt maximal sechs bis zwölf Stunden. Wenn es nicht befruchtet wird, dann stirbt es ab und wird vom Körper verdaut. Es ist das Resultat eines sehr intelligenten und schöpferischen Vorganges, von dem wir meistens nicht wirklich etwas mitbekommen.

Menstruation als tiefer Reinigungsprozess

Alle indigenen Heilerinnen, mit denen ich Zeit verbringen durfte, egal ob bei den Ojibwa von den Lakota, den Shibipa am Amazonas, den Guajira im Norden von Kolumbien oder den Maya in Mexiko, sind sich darüber einig, dass die Natur durch die Menstruation den Körper einer tiefen und gründlichen Reinigung unterzieht. Sie ist aber auch eine Reinigung auf emotionaler, gedanklicher und spiritueller Ebene.

Fast jede Frau kann während der Mondzeit auf der emotionalen Ebene eine Veränderung spüren. Für manche beginnt diese sogar einige Tage vor der Blutung. Medizinisch spricht man vom »prämenstruellen Syndrom«. Und ja – die Medizin forscht immer noch, was die Ursache dafür sein könnte. Möge dieses Buch ein wenig Aufklärung schenken.

Ich wurde dahingehend unterrichtet, dass auf der körperlichen Ebene mit dem Menstruationsblut auch Giftstoffe, die wir über die Nahrung und die Umwelt aufnehmen, ausgeschwemmt werden. Genauso wie Bakterien und Viren, die unserem Körper nicht zuträglich sind. Die Kraft dieser Reinigung soll so stark sein, dass sie auch Krankheiten aus dem Körper zieht, und Zellen, die nicht mehr in ihrer gesunden, schöpferischen Struktur schwingen, wieder in ihre ursprüngliche Form bringen.

Achterbahn der Emotionen

Emotional spüren Frauen mitunter sehr starke Veränderungen. Manche sind während dieser Zeit – aber auch schon Tage vor der Blutung – sehr sensibel. Man mag verletzlicher sein und manchmal auch gereizter auf die Umwelt reagieren, da einem manches zu viel wird.

Frauen fühlen viel offener, weiter und weicher. Was um uns herum im persönlichen Umfeld oder in der Welt geschieht, berührt uns tiefer, macht trauriger und nachdenklicher als an anderen Tagen. Negative und destruktive Emotionen wie Eifersucht, Neid, Angst, Wut oder mangelndes Selbstwertgefühl kann die Frau intensiver spüren.

Die Intensität mancher Emotionen lenkt unser Bewusstsein und unsere Aufmerksamkeit auf das, was geheilt werden möchte. Gerade wenn wir hinschauen, wahrnehmen und uns selbst beobachten, kann Reinigung und Heilung von negativen Emotionen erfolgen.

Die Macht der Gedanken und Gefühle

Emotionale Verunreinigungen durch negative Gefühle sind schwerer und belastender für den Körper als Gifte über Nahrung oder Umwelt, meint Maria, eine hoch angesehene Schamanin aus Peru. Neben der emotionalen Ebene werden wir auch auf der mentalen Ebene gereinigt – der der Gedanken. Unter den traditionellen Heilerinnen herrscht Einigkeit darüber, dass diese am schwierigsten zu reinigen ist.

Der Gedankenkörper ist eine Energie, die eine Art Seelenpräsenz hat, eine Bewusstheit, die sich selbstständig macht. Achte doch bitte einmal darauf, wie oft du am Tage bewusst denkst und wie oft Gedankengänge und Gedankenspiralen »von selbst« entstehen. Wir haben den Gedankenkörper nicht unter Kontrolle, er kontrolliert uns.

Dasselbe geschieht auch auf der emotionalen Ebene. Die Emotionen agieren von sich aus, und manche Menschen fühlen sich ihnen regelrecht ausgeliefert. Emotionen haben eine unglaubliche Macht über uns und beeinflussen unser Befinden und unsere Gedanken. Man kann sich auf nichts anderes mehr fokussieren. Selbst wenn wir alle Kraft zusammennehmen, um uns auszurichten, uns zu zentrieren und zu beruhigen, bestimmen diese Emotionen jeden Augenblick, und es scheint schier unmöglich, diese wieder unter Kontrolle zu bringen.

Ob zuerst der Gedanke da ist oder die Emotion, darüber gibt es unterschiedliche Meinungen. Man weiß aber, dass Emotion und Gedanken untrennbar miteinander verbunden sind. Der Gedanke ist eine Absicht, eine Intention, die ausgesendet wird. Dadurch entsteht eine Energie, die sich aus unserem Gehirn in die Welt hinausbewegt – und zwar schneller als die Lichtgeschwindigkeit. Nach dem Resonanzgesetz verbindet sich diese Energie mit ähnlich schwingenden Energiefeldern: Wenn wir einen Gedanken haben, verbindet sich dieser mit denselben oder ähnlichen Gedanken anderer Menschen. Wenn wir eine Emotion fühlen, verbindet sich diese mit denselben oder ähnlichen Emotionen anderer Menschen.

Indigene Weisheitshüterinnen gehen davon aus, dass es um die Erde herum bis weit in den Kosmos hinein unterschiedliche Schwingungsfelder gibt. Eines davon ist das Emotionsfeld, ein anderes das Gedankenfeld. Diese beiden Felder sind miteinander verwoben und nicht getrennt. Sie umhüllen unseren Planeten als eine von vielen Energieschichten. Hier – so wurde mir erzählt – sind alle Emotionen der Menschen gespeichert. Nicht nur von denen, die jetzt leben, sondern auch von all denen, die vor uns waren. Manche gehen sogar weiter und berichten, dass dort auch die Emotionen derer gespeichert sind, die nach uns kommen werden.

Energie und Schwingung sind lebendig. Und alles, was ist und lebt, hat eine Seele, eine Intelligenz. Jede Einzelne unserer Emotionen hat eine Seele, ein eigenes Bewusstsein. Und jede dieser Seelen ist eine Persönlichkeit von uns. Wir können dies zum Beispiel gut erkennen, wenn wir an die verschiedenen Rollen denken, die wir spielen. Wir fühlen und verhalten uns jeweils anders als Kind, Freundin, Geliebte, Partnerin, Lehrerin, Arbeitskollegin, Großmutter oder Älteste. Wir fühlen und verhalten uns auch jeweils anders in den unterschiedlichsten Situationen. Manchmal spüren wir mehr das innere, bedürftige Kind, das braucht und wünscht und hofft und fordert, dann spüren wir wieder die zentrierte Frau, die wild und frei und unabhängig ist. In uns wohnt die lustvolle, sensitive Geliebte, die fürsorgliche und nährende Mutter, die beste Freundin, die sich nicht gut genug, nicht schön genug fühlende, nicht beachtete und nicht gesehene Frau, die eifersüchtige und neidische Frau, manchmal auch die ärgerliche, wütende, zornige Furie. Und wir schlüpfen im Laufe unseres Lebens in viele weitere Rollen.

In der Tat sind wir alle multiple Persönlichkeiten, die jeweils eine in den Vordergrund stellen und aus ihr heraus agieren. Wir senden also über unsere Gedanken und Emotion eine Energie aus. Je öfter diese Energie gesendet wird, je mehr Menschen sich an einer bestimmten Schwingung beteiligen, desto mehr verdichtet sich diese Energie, bis hin zur festen Form: Schwingung – Energie – Materie.

Elementale und ihr Wirken

Im traditionellen Schamanismus spricht man davon, dass wir Menschen dadurch Elementale erzeugen. Das sind Wesenheiten, die im Christentum und in anderen Religionen als Geister und Dämonen bezeichnet werden. Sie wurden durch unsere Gedanken und Emotionen erschaffen.

Bildlich lässt sich das so sehen: Es gibt die Geister des Zornes, der Wut, des Hasses, der Eifersucht usw., genauso wie die Geister der Liebe, des Mitgefühls, der Geduld, der Fürsorge, des Vertrauens, des Mutes, des Humors usw. Neben den positiven, guten, konstruktiven Elementalfeldern existieren die destruktiven und negativen Felder.

Wenn wir betrachten, wie sich die Menschheit bzw. die Rolle der Frau in den letzten Jahrtausenden entwickelt hat, so wird deutlich, dass wir Menschen sehr bestrebt und fleißig darin waren, negative Elementale heranzuzüchten. So viel Krieg und Unterdrückung, so viel Ausbeutung von Mensch und Natur! Ich vergleiche das Weltgeschehen gern mit streitenden Kindern im Sandkasten: »Das ist meins! Ich habe recht! Du bist dumm!« Sie schlagen aufeinander ein, ohne Rücksicht auf Verluste.

Jeder destruktive Gedanke und jede destruktive Emotion füttert diese negativen Elementale. Und diese sind oft hungrig. Manchmal schlummern sie, manchmal schlafen sie auch für längere Zeit. Aber sie sind immer da – und jeder Mensch ist mehr oder weniger mit ihnen verbunden. Regt sich der Hunger dieser von uns Menschen erschaffenen Geistwesen, dann werden die Elementale aktiv. Sie gehen dabei intelligent und konstruktiv vor und erschaffen Situationen, Begegnungen und auch inneres Erleben, aus denen Dramen entstehen, an denen sich die Elementale satt essen können. Dann sind sie wieder für einige Zeit ruhig.

Die Elementale sind also von uns Menschen erschaffene Geister und Dämonen. Letztendlich ist jedoch auch dies ein Teil des schöpferischen Aspektes, ein Teil der Kraft, die manche Gott nennen, andere Göttin. »Wakan Tanka« nennen die Lakota diese Kraft. Im schamanischen Kontext hörte ich immer wieder den Begriff »Großes Geheimnis«. Und weil die Elementale ein Teil des göttlichen Aspektes sind, wohnt auch in ihnen das, was wir den göttlichen Funken nennen. Auf der Erde leben wir in einer Polarität. Es gibt immer zwei Seiten einer Sache.

Jede negative Kraft hat eine positive Ausrichtung

Wir können die Fähigkeit entwickeln, diesen Elementalen mit Mitgefühl und Liebe zu begegnen. Wir können erkennen, dass negative Emotionen und Gedanken einen Teil unseres Menschseins ausmachen. Und dass wir hier auf der Erde sind, um uns zu entwickeln und zu wachsen. Wir können beginnen, diese Elementale zu sehen und sie liebevoll zu umarmen. Wenn man davon spricht, Schattenseiten zu umarmen, dann ist genau das gemeint.

Dabei geschieht etwas ganz Erstaunliches: Sobald wir ruhig und mit der Kraft des Herzens diesen unangenehmen und lästigen Gedanken und Emotionen begegnen, verändern sich diese. Der göttliche Funken in ihnen wird berührt. Er beginnt, sich zu entzünden, zu wachsen, zu leuchten und zu strahlen. Und die positive Kraft entwickelt sich. So entsteht aus Angst Vertrauen, aus Hass Liebe, aus Eifersucht Selbstvertrauen, aus Neid Wohlwollen und aus Wut und Zorn kann Kreativität erwachsen.

Immer wenn wir in uns Gedankenkonstrukte oder emotionale Konditionierungen erkennen, sehen, reinigen, erlösen, heilen, dann reinigt, erlöst und heilt das auch die Elementale. Einerseits trennt es langsam unsere Verbindung mit diesen Feldern, andererseits erlöst es die Elementale in sich. Diese sind von Natur aus nicht böse, und sie warten nach Ansicht der alten Heilerinnen schon lange auf den ersehnten Frieden. Frauen haben einen klaren Vorteil: Sie werden während und durch die Mondzeit bei der Reinigung von negativen und konstruktiven Emotionen und Gedanken unterstützt.

Die Gebärmütter der Frauen dieser Welt sind miteinander verbunden. Was du in dir erlöst und in den Frieden bringst, wirkt sich auch auf andere Frauen aus. Manchmal können Frauen während der Mondzeit den kollektiven Schmerz der Frauen erleben. Sei dir dessen bewusst, dass deine Gebärmutter gerade an der Reinigung für all die Frauen mitarbeitet, die nicht die Möglichkeit dazu haben oder hatten. Die immer noch in ihrer Not als Frau leben. Und denen das Verständnis für die Mondzeit fehlt. Wenn Frauen sich innerlich dagegen auflehnen, wird die Kraft der Reinigung und Erlösung blockiert.

»Mit der Zeit merkte ich, dass sich während meiner Mondzeit mein ganzer Energiekörper rund um mein Becken ausdehnte und damit sehr viel weicher, empfänglicher und auch sensibler auf das Umfeld reagierte, vor allem auf die Frauen, die sich in meinem Umfeld befanden. So bekam ich einmal im Kreis vieler Frauen heftigste Menstruationsschmerzen, die mir fast den Atem nahmen. Schweißausbrüche und Krämpfe überrollten mich mit einer Heftigkeit, als

befände ich mich gerade in den Presswehen. Und da verstand ich: In diesem Moment waren es nicht meine eigenen Schmerzen, diese fühlten sich anders an und waren mittlerweile kaum noch zu spüren. Diese Schmerzen aber, die ich spürte, waren die der vielen Frauen, mit denen meine Gebärmutter auf zellulärer Ebene in Resonanz ging. Dieses Erlebnis war sehr tief greifend und band mich gleichsam mehr in den großen Kreislauf des Werdens und Gehens ein.«

SIGRID, 37, PÄDAGOGIN

Das Frauenwissen der Lakota-Schwestern Beaver Woman und Two Star Woman

Während meiner 16-jährigen Ausbildung zur Schamanin brachte mich mein damaliger Lehrer Juan Epipayu mit zwei Indianerschwestern zusammen, um mehr über die Kraft der Frau zu lernen. Beaver Woman und Two Star Woman waren vom Stamm der Lakota/Ojibwa und lebten in Rosebud und Pine Ridge, zwei Reservaten in den US-Staaten South Dakota und Minnesota.

Reservate sind Gebiete, die eine Regierung der indigenen Bevölkerung zugeteilt hat. Dabei handelt es sich ausnahmslos um Regionen, in denen der Boden nicht wirklich etwas zum Leben hergibt. Pine Ridge war sogar teilweise vermint, weil das Militär dort ein Bombenabwurftestgelände errichtet hatte.

Rosebud und Pine Ridge grenzen aneinander, und ihre Fläche erstreckte sich ursprünglich weit über die heutigen Grenzen hinaus. Dann wurde im Zuge des Plans, das indigene Volk in taugliche Amerikaner umzuerziehen, das ihnen versprochene Land auch an weiße Siedler verteilt. Diese rodeten das Präriegras, um riesige Weizenfelder anzulegen. Für die Erde dort hatte das fatale Folgen. Die Wurzeln des Präriegrases hatten bislang den Boden vor Erosion bewahrt; die Halme fingen den Staub auf. Aufgrund des massiven Eingriffs in das Ökosystem kam es zu Trockenheit, Dürren und Staubstürmen, die die Ernten vernichteten. Die Siedler zogen wieder ab, die Erosion blieb bestehen.

Pine Ridge und Rosebud gelten als die ärmsten Gegenden der USA. Die Arbeitslosigkeit liegt bei über 85 Prozent, und genauso hoch ist die Alkohol- und Drogenrate. Die indigene Bevölkerung erhält Lebensmittelmarken. Mit diesen können sie im Stammesladen einkaufen. Anstelle von frischer Milch und Eiern gibt es Pulverprodukte, Gemüse und Obst sind fast nur in Dosen erhältlich. Alkohol und Zigaretten sind günstig. Natürlich sind es auch hier wieder die Frauen, die das meiste Leid tragen und die Verantwortung für das Überleben von Kindern und Familie übernehmen.

Die Ureinwohner wurden nicht nur um ihr Land und ihre Rechte gebracht. Von Mitte des 18. Jahrhunderts bis in die 1980er-Jahre hinein wurden ihnen sogar die Kinder gewaltsam geraubt, um sie in christlichen Missionsschulen umzuerziehen. Ohne vorherige Ankündigung entführten Militär und Polizei die Kinder. Die Schulen ähnelten Straflagern, und schwere Misshandlungen waren an der Tagesordnung. Die Kinder durften die eigene Sprache nicht mehr sprechen, mussten ihre langen Haare abschneiden und hatten keinen Kontakt zu ihren Familien. Die letzten Missionsschulen wurden erst vor wenigen Jahren geschlossen.

Die Spiritualität der Indigenen war lange Zeit verboten. Erst seit Ende der 1970er-Jahre dürfen wieder Sonnentänze und Schwitzhütten durchgeführt werden. Häufig überflogen Hubschrauber die Reservate und beschossen die Teilnehmer von Zeremonien. Unendliches Leid geschah – und geschieht immer noch –, von dem die Öffentlichkeit kaum etwas wahrnimmt.

Nur wenige Indigene leben noch ihre ursprüngliche Spiritualität. Two Star Woman und Beaver Woman schätzen, dass nur ca. zehn Prozent der indigenen Bevölkerung dem »roten Weg« folgen. Das ist die Bezeichnung für ein Leben im Einklang mit der Natur und der Schöpfung, mit der Familie und den Ahnen. Der »rote Weg« beinhaltet sieben wichtige Werte: Mitgefühl, Geduld und Selbstkontrolle, Weisheit, Tapferkeit, Bescheidenheit, Großzügigkeit und Respekt gegenüber der Schöpfung.

Die beiden Schwestern gehören zur Generation der gestohlenen Kinder. Sie kamen aber erst in einem späteren Alter in die

Missionsschule, weil die Eltern ihre Kinder lange Zeit verstecken konnten. Durch die Traumatisierung der christlichen Missionierung wuchs in ihnen der Wunsch, ihrem Volk zu helfen. Die Lakota-Schwestern wurden von ihrer Mutter und den Großmüttern im weiblichen Weg der Kraft unterrichtet und in das Mysterium der Gebärmutter eingeweiht. So entwickelten beide den Plan, Sozialarbeit zu studieren und im Zuge dieser Tätigkeit den Frauen ihre Spiritualität wieder zurückzugeben. Viele Jahre reisten sie gemeinsam durch die verschiedensten Reservate, gründeten Frauenkreise, führten Schwitzhütten und andere heilige Zeremonien mit den Frauen durch.

Als Juan Mitte der 1980er-Jahre die beiden Schwestern darum bat, mich zu unterrichten, war ich in den ersten Jahren meiner schamanischen Lehrzeit. Und das war alles andere als eine romantische Zeit. Denn Weiße waren zu diesem Zeitpunkt absolut ungern gesehen. Two Star Woman und Beaver Woman erlebten erhebliche Schwierigkeiten, als sie mich als weiße Frau an ihren Zeremonien teilnehmen ließen.

Zeit für Rückzug

Die Lakota-Schwestern erzählten, dass sich in ihrer Kultur die Frauen während ihrer Mondzeit immer von Familie und Arbeit zurückzogen. Dafür gab es eigene Tipis oder Hütten, die an einem besonders schönen Platz erstellt wurden. In der Mondhütte trafen alle blutenden Frauen ein, um gemeinsam die Zeit mit Gesängen, Gebeten und Handarbeiten zu verbringen. In Redekreisen tauschten sie ihre Erfahrungen aus. Frauen, die nicht mehr bluteten und sich in oder nach den Wechseljahren befanden, gaben als Älteste und Weisheitshüterinnen den jüngeren Frauen Teachings. Die Frauen waren während ihrer Mondzeit von sämtlichen Alltagspflichten entbunden. Die Fürsorge um Kinder und Familie, das Zubereiten von Mahlzeiten und Aufräumen wurde während dieser Zeit von anderen Familienmitgliedern übernommen.

Verbindung mit der Schöpferkraft

Während der Mondzeit reinigt die Gebärmutter sich und den ganzen Körper. Sie bereitet den Körper der Frau auf einen erneuten möglichen Schöpfungsprozess vor. Wenn eine Frau blutet, ist sie ganz besonders mit den Schöpferkräften verbunden. Die Lakota-Frauen sagen, die Frau sei dann ganz nahe bei Gott. Auch Gebete sollen in dieser Zeit eine hundertfach stärkere Wirkung haben. Die vielen Nervenzellen im Uterus habe unter anderem auch die Funktion, das »Sehen« zu entwickeln. Es ist ein Sehen in innere Welten, ein Sehen in andere Welten. Mit jeder Menstruation werden die Frauen dadurch auf ihre Rolle als Seherin, Heilerin und Träumerin vorbereitet.

Bei indigenen Völkern sind spirituelle Lehrerinnen und Heilerinnen höher geachtet als männliche Lehrer. Sie wissen, dass Heilung und Weisheit aus der Gebärmutter kommen. Das menschliche Leben und das Bewusstsein haben sich viele Monde lang in diesem Organ entwickelt. Eine Frau kommt ganz in ihre spirituelle und persönliche Kraft, wenn sie die Mondzeit abgeschlossen hat. In unserer Kultur ist es für Frauen oft schwer, das Ende ihrer Menstruation zu akzeptieren. In schamanischen Kulturen wird dies als Beginn der wahren Kraft der Frau gesehen. Eine weibliche Schamanin in ihrer Ältestenkraft – die immer mit den Wechseljahren einhergeht –, wird nicht als tattrige Greisin abgestempelt, sondern als Weisheitshüterin mit direkter Verbindung zu den spirituellen Welten und Kräften geehrt. Denn nun ist die Gebärmutter nicht mehr mit der Fortpflanzung beschäftigt, sondern sie kann ihre ganze Seherinnenkraft entfalten.

Um diese Gabe bestmöglich zu entwickeln, empfehlen die indigenen Frauen, sich während der Mondzeit dem Gebet und dem inneren Sehen zu widmen. Handarbeiten wie Weben, Stricken, Nähen, Häkeln, Sticken, Schmuck anfertigen, Malen oder Schreiben sind uralte Tätigkeiten und Techniken, um sich in einen anderen Bewusstseinszustand zu versetzen. Die gleichmäßige und regelmäßige Ausführung der Bewegungen bewirkt eine Trance. Die Zeit beginnt, sich zu verändern, dehnt sich aus oder zieht sich zusammen. Und wenn die Frau beginnt, die Gedanken zu bündeln und auf eine Absicht auszurichten, entsteht die Fähigkeit, die Welt auf anderen Ebenen und sie so wahrzunehmen, wie sie wirklich ist. Meine Lakota-Freundin Marilyn Black Elk, die Tochter von Wallace Black Elk, ermutigt die Frauen, sich in ihren Teachings während des Zuhörens dem Handarbeiten zu widmen. Sie sagt, dass dadurch spirituelle Lehren besser aufgenommen werden können.

Energien und ihre Gesetzmäßigkeiten in der Mondzeit

Ich arbeite nun schon seit 22 Jahren unentwegt am Verständnis für dieses alte Wissen. Dennoch kommt es immer noch zu absolutem Unverständnis und zu heißen Diskussionen, wenn es um die Einschränkung der alltäglichen Tätigkeiten während der Mondzeit geht. Dahinter steckt ganz klar die christlich geprägte Haltung, dass die Frau weniger wert ist als der Mann und wegen ihrer Menstruation als unrein gilt.

Der Körper der Frau benötigt viel Energie und Kraft für die Mondzeit. Wie bereits erwähnt, nimmt der weibliche Körper in dieser Zeit negative Energien aus dem Umfeld in sich auf, um diese zu reinigen. Das ist einer der wichtigsten Gründe, warum die Frau sich an einen geschützten Platz zurückziehen sollte. In der heutigen Zeit, in der wir durch den Alltag rasen und unendlich vielen Menschen begegnen, die tiefste Seelenwunden in sich tragen, hat die Gebärmutter viel mehr zu tun als in Zeiten, in denen das Leben langsamer und ruhiger verlief. Deshalb wäre gerade heute der Rückzug vom gesellschaftlichen Leben während dieser Zeit besonders wichtig.

Nun haben wir aber auch nicht unendlich viel Energie zur Verfügung. Die konstruktive Intelligenz der Gebärmutter versorgt sich für den Reinigungsprozess mit Lebensenergie. Um diesen Prozess zu unterstützen, wurden bei indigenen Völkern Mondhütten an

Kraftplätzen aufgestellt, zum Beispiel an Quellen, die Eisen oder Schwefel enthalten, unter Bäumen wie Birke, Linde und Pappel, am besten im Wald. Und es gibt einen Obstbaum, der schon seit jeher mit der Frauenkraft eng verbunden und verwoben ist: der Apfelbaum. Leider sind die ganz alten Sorten schon fast ausgestorben. Der Göttin sei Dank gibt es immer mehr Menschen, die sich bemühen, wieder alte Obst- und Gemüsesorten zu züchten.

Viele kennen die Geschichte von Avalon, der Insel der Göttinnen, Zauberinnen, Heilerinnen und Magierinnen. Dieser Ort liegt in Glastonbury in Südengland. Ich bin regelmäßig allein und mit Gruppen dort, und wir können immer noch die Energie dieses ehemals heiligen Ortes spüren. Avalon war vor der Christianisierung eines der wichtigsten spirituellen Zentren im mittel- und nordeuropäischen Raum. Die Namen der Göttinnen sind ein Ausdruck für die Energie, die dort herrscht. Die alten Götter und Göttinnen können nicht verloren gehen. Ihr Abdruck existiert heute genauso wie vor Tausenden von Jahren. Nur haben wir die Verbindung zu ihnen größtenteils verloren.

Der Name »Avalon« stammt von der indogermanischen Wortwurzel »aballo« und bedeutet »Apfel« – genauer gesagt »Insel der Äpfel«. Mithilfe der Äpfel konnte man in die Anderswelten reisen, zum Beispiel ins Reich der Feen. Äpfel haben auch eine starke Reinigungskraft. Im Englischen kennt man den Spruch: »One apple a day keeps the doctor away.« In Nordengland ist immer noch das tägliche Morgenritual gebräuchlich, den Körper zur Stärkung mit einem Apfel abzureiben. Dies als kleiner Tipp, um deine Reinigung zu unterstützen.

Braucht die Gebärmutter zusätzliche Energie von außen für ihre unermüdliche Reinigung, so zieht sie Lebenskräfte aus Pflanzen, Tieren, Steinen sowie anderen Menschen ab. Deshalb solltest du während deiner Menstruation auch kein Essen zubereiten. Auch in unserer Kultur haben sich noch Reste dieses Wissens erhalten. Ich bin damit groß geworden, dass mir die Frauen meiner Familie empfahlen, gewisse Dinge während der Mondzeit nicht zu tun. Ich erinnere mich, dass keine Mayonnaise gerührt werden sollte, weil diese nicht ihre cremige Festigkeit erhalten würde. Auch sollte die Frau davon absehen, Marmelade oder andere Konserven einzumachen, die damals noch in Gläsern im Keller gelagert wurden. In unserem Keller stand ein großes Sauerkrautfass. Barfuß wurde das Kraut immer und immer wieder eingestampft. Als wir dann von Mädchen zu jungen Frauen heranwuchsen, legte meine Tante viel Wert darauf, dass wir dies nicht während unserer Blutungstage machten. Auch durfte in dieser Zeit kein Brennholz gestapelt werden. Kräuter pflücken war ebenso tabu, bis auf solche, die für die Gebärmutter unterstützend und förderlich sind. Manche der Leserinnen kennen vielleicht ähnliche Geschichten aus ihrer Gegend. Dass die Frau das alles nicht tun sollte, weil sie »unrein« ist, ist ein christliches Erbe. Doch das sind Gesetzmäßigkeiten der Natur, die nicht veränderbar sind, und wenn wir sie wieder kennenlernen und achten, dann können wir die Schöpfung und das Leben mit seinen Rhythmen optimal unterstützen.

Die Lakota empfehlen, in diesem Zeitraum keine rituellen Gegenstände, die für Zeremonien verwendet werden, zu verwenden. Es ist absolut tabu, während der Menstruation spirituelle Instrumente, Räucherschalen oder Stäbe von Männern zu berühren. Deshalb ist es sinnvoll, eigene Gegenstände für die Mondzeit anzufertigen.

Frauen können untereinander gut mit den Energien der Mondzeit umgehen. Sie ist ihnen vertraut, und eine Mondfrau wird eine andere Frau nicht irritieren, die nicht in diesem Prozess ist. Anders verhält es sich mit Männern. Frauen nehmen einerseits die Krankheiten, Schmerzen und negativen Energien der Männer auf, benötigen jedoch auch gleichzeitig ihre Lebensenergie und können somit Männer während dieser Zeit in ihrer Kraft schwächen.

In meinen Seminaren ist bei dieser Aussage immer wieder ein Stöhnen und Aufschreien zu hören. Manche Teilnehmerinnen weinen, werden wütend und traurig. Das ist die kollektive Erinnerung an die Unterdrückung der Frau und die Abwertung ihrer Kraft. Doch bedeutet meine Aussage, die auf den Lehren der Naturvölker beruht, keine Abwertung der weiblichen Energie. Es ist weder gut noch böse. Es ist eine Tatsache, und wenn wir darum wissen, gelingt es den Frauen, behutsamer mit ihrer Kraft und deren Möglichkeiten umzugehen.

Deshalb erleben bei den Lakota und bei manchen Amazonasstämmen die Frauen ihre Blutung abgesondert von den Männern und ziehen sich zusammen mit anderen Frauen ganz in ihr Frausein zurück.

Ebenso wird dringend geraten, in dieser Zeit keinen sexuellen Verkehr einzugehen. In der Gebärmutter liegt die Magie der Schöpfung – eine Macht, die während der Blutung besonders stark ist. Gleichzeitig nimmt die Gebärmutter die Verletzungen des Mannes in sich auf. Für Mann und Frau ist es schwierig, diese Kraft auszubalancieren. Nur wenige Älteste halten eine Vereinigung während der Mondzeit für möglich, falls beide ein umfassendes Verständnis für die Kräfte von Mann und Frau und ein Bewusstsein für die ihnen innewohnenden Rhythmen haben. Und wenn sich beide in absoluter Liebe verbunden und eigenständige und stabile Persönlichkeiten sind. Dann kann die Frau den Mann auf eine Zeremonie der Vereinigung einladen, indem sie ihn an der Macht und Magie der Mondzeit teilhaben lässt. Er ist dann für Momente fähig, die Welt aus den Augen der Gebärmutter zu sehen. Aber es ist ein langer Weg bis dorthin, jenseits von romantischen Vereinigungsvorstellungen. Ich werde im Kapitel über Sexualität näher auf dieses Thema eingehen.

Während der Mondzeit sind Räucherungen mit Salbei, Zeder oder Süßgras besonders wohltuend. Diese Pflanzen haben stark reinigende Kräfte und wirken auch antibiotisch. Jede Pflanze, die über reinigende und entzündungshemmende Wirkungen verfügt, wirkt genau in dieser Kraft auch auf den Energiekörper ein.

Ich erinnere mich nur zu gut an Fragen verschiedener Teilnehmerinnen, die meinten, Salbei sei in großen Mengen gesundheitsschädigend, und mich deshalb fragten, wie das nun mit dem täglichen Räuchern sei. Diese Fragen beruhten auf einer Studie, die in den 1990er-Jahren durch das Netz ging. Dabei erhielten Ratten (!) über einen längeren Zeitraum große Dosen von Salbei, worauf sich Krebszellen bildeten. Natürlich können Heilpflanzen bei missbräuchlichem Umgang eine unerwünschte Wirkung entfalten. Das ist mit allem so. Die wohl gewählte Dosis entscheidet über Sinn und Unsinn. Unsinn ist es mit Sicherheit, dass tägliches Räuchern gesundheitsschädigend sei. Ganz im Gegenteil. So wie wir uns gern täglich duschen, sollten auch der Ort und das Heim, in dem wir leben, einer regelmäßigen Reinigung unterzogen werden. Denn alles, was wir tun, denken, fühlen, sagen, hat eine Energie, die sich dort ausbreitet, wo wir sind. Selbst die Bücher in unseren Regalen, die Stimmen, die aus dem Fernseher kommen, die Musik, die wir hören, die Bilder, die wir aufhängen, geben unentwegt Informationen in den Raum ab. Deshalb sollten wir darauf achten, unseren Lebensraum immer wieder von negativen Einflüssen zu reinigen und zu neutralisieren.

Es entlockte mir ein Lächeln, als ich vor ca. zwei Jahren von einer Studie im Internet las, wonach Forschungen ergeben hätten, das Räuchern mit Salbei töte Bakterien und Viren im Raum ab. Wie ich schon erwähnt habe: Alles, was sich materiell so auswirkt, webt sich in genau dieser Weise in die Energie jeder einzelnen Körperzelle ein. Die Veränderung in einem Raum während und nach einer Räucherung ist auch für unsensible Personen deutlich am Körper spürbar. Alles wird plötzlich leichter, friedlicher. Man fühlt sich mehr im Hier und Jetzt.

Während der Mondzeit sollten die Haare nicht geschnitten werden. Haare sind Antennen, mit denen wir Informationen aufnehmen. Haare steigern die Lebenskraft, und sie helfen uns, spirituelle Energien besser aufzunehmen und zu verstehen. Viele Naturvölker lassen ihre Haare wachsen. Sie sagen, das Haar höre auf zu wachsen, sobald es die richtige Länge erreicht habe. Und diese sei für jeden Einzelnen individuell unterschiedlich. Das Haar produziert eine Menge Mineral- und Vitalstoffe für den Körper. Auch unsere Gehirnzellen sollen mit langen Haaren effizienter funktionieren und mehr Leistung und Klarheit hervorbringen.

Zusätzlich nimmt das Haar viel Sonnenenergie auf und hilft, Vitamin D zu produzieren sowie die pure Lichtenergie. In vielen Kulturen weiß man darum, dass wir aus Licht bestehen. Wir sind reine

Lichtenergie. Je nachdem, wie diese Energie angeordnet und koordiniert wird, entsteht feste Materie. Doch eigentlich ist nichts fest, alles sind Energieströme. Licht gibt es in den unterschiedlichsten Formen: Sonnenlicht, Feuer, Sterne, Mond, das Licht der Pflanzen und der Natur.

Im Dschungel kommt kaum Sonnenlicht durch. Trotzdem leuchten das Grün und die Farben der Blüten und Früchte dermaßen intensiv, dass es manchmal fast blendet. Im Sommer kann man nach einem Regen auch bei uns das intensive Licht der Natur wahrnehmen. Dieses Licht fließt unaufhörlich durch uns hindurch, und unser Lichtkörper nährt sich daran. Ohne Licht, ohne Feuer, ohne Mond und ohne Sterne würden wir verkümmern und sterben.

Man kennt in allen alten Kulturen weltweit das Phänomen, dass Menschen weder Nahrung noch Flüssigkeit zu sich nehmen. Sie leben zumeist in Indien, aber es gibt sie auch in Sibirien, am Amazonas, in den Anden oder in Wüstengebieten. Es braucht sehr viel persönliche und spirituelle Reife, um alles, was der Körper benötigt, ausschließlich durch Lichtnahrung aufzunehmen. Die Wahrheit dahinter ist, dass Licht das Einzige ist, was der Körper wirklich braucht. Nur haben wir die Fähigkeit verloren, Lichtenergie aufzunehmen, und das ist der Grund, warum wir Pflanzen und Tiere essen. Diese haben die Gabe, Licht richtig aufzunehmen. Sie organisieren es für uns vor. Durch die Massentierhaltung und herkömmliche landwirtschaftliche Produktionsverfahren verlieren jedoch auch Pflanzen und Tiere zunehmend diese Fähigkeiten. Deshalb ist es wichtig, auf die Wahl der Lebensmittel zu achten und sich für biologische Produkte zu entscheiden.

Aber warum können wir das Licht nicht mehr in der für uns geeigneten Form aufnehmen? Weil wir durch unsere Lebensweise und unsere Gedanken und Emotionen verschmutzt sind. In jeder Körperzelle gibt es bakterienähnliche Lebewesen, die Mitochondrien. Sie werden auch als Energiekraftwerke der Zellen bezeichnet. Ihre Aufgabe war und ist es, das Licht aufzunehmen. Sind die Zellen verschmutzt, werden sie von den Mitochondrien gereinigt. Bei einer starken Belastung der Zellen sind die Mitochondrien so mit dem Reinigungsprozess beschäftigt, dass zu wenig Licht aufgenommen wird. Deshalb sind wir auf Tiere und Pflanzen zum Überleben angewiesen.

Die Mitochondrien in den Haarzellen lieben Sonnenlicht. Die DNS der Mitochondrien bildet sogenannte Hohlraumresonatoren für Lichtwellen. Unsere Zellen benötigen Licht für alle biochemischen Abläufe. Das hat die westliche Wissenschaft erforscht. Die indigenen Völker wissen darüber schon lange Bescheid.

Das Schneiden der Haare war schon immer ein Symbol für Unterdrückung und Erniedrigung. Beispiele dafür sind Sklaven mit kahl geschorenen Köpfen oder Frauen, deren Haare abgeschnitten wurden als Zeichen der Demütigung. Ich las darüber, dass für die Frauen in China die Ponyfrisur eingeführt wurde, um die weibliche Kraft zu schmälern.

Die Haare sollten während der Mondzeit nicht geschnitten werden, weil sie unseren Körper mit lebenswichtigen Stoffen versorgen. Werden sie geschnitten, benötigt der Körper zusätzliche Energie und Vitalstoffe, um sie wieder wachsen zu lassen. Wie wir nun wissen, sollten wir gerade während dieser Zeit alles vermeiden, was uns in einen Mangel führt.

Ich stelle euch eine Liste vor, die Frances Two Star Woman und Henrietta Beaver Women in den 1980er-Jahren auf ihren Reisen durch die Vereinigten Staaten und Kanada verteilten, um Frauen wieder in ihre Kraft und Spiritualität zurückzubringen:

Eine Frau sollte während ihrer Mondzeit tun:

- *Die Wohnung mit Salbei oder Zeder oder Süßgras reinigen.*
- *Allein schlafen, getrennt von den Männern des Haushaltes. Die Ausnahme sind Stillbabys. Durch das Trinken der Muttermilch ist das Baby natürlich vor negativen Einflüssen oder Auswirkungen jeglicher Art geschützt.*
- *Eine eigene Schlafstätte in einem separaten Bereich einrichten, in den sie sich zurückziehen kann.*
- *Die Mondzeit zum Singen, Beten und Handarbeiten nutzen.*

- *In Gewässern baden, die eisen- oder schwefelhaltig sind, oder in Bädern mit Frauenkräutern zur Stärkung.*
- *Eine ruhige Zeit verbringen, die auch der Reflexion und der Meditation dient.*
- *Spezielle Mondfrauen-Talismane und Gegenstände anfertigen. Die Frau sollte nicht kochen und kein Essen servieren.*
- *Sie sollte in keinem Gewässer schwimmen, außer den empfohlenen, keine heiligen Berge oder Beerdigungsplätze betreten oder Wüsten und Täler, in denen spirituelle Zeremonien abgehalten werden, es sei denn, es handelt sich um Mondfrauen-Zeremonienplätze. Auch religiöse Zeremonien sind tabu – außer ihre eigenen.*
- *Sie sollte keine heiligen Gegenstände benutzen, die außerhalb der Mondzeit verwendet werden, und auch keine Kräuter sammeln, es sei denn die Mondfrauenkräuter.*
- *Von Sex, Alkohol und psychoaktiven Substanzen sollte sie in dieser Zeit Abstand nehmen.*

Wenn man diese Zeilen liest, so hört sich das etwas altertümlich an. Wenn man sich aber mehr und mehr mit der Kraft der Gebärmutter beschäftigt, erkennt man die Weisheit darin. Hier geht es nicht um Ausgrenzung, so wie es vielleicht einige Frauen empfinden mögen. Es geht vielmehr um Mysterien und Geheimnisse der Gebärmutterkraft und um die Gnade, dass uns Frauen dieses Wissen wieder zugänglich wird.

Heute leben wir in einer Zeit, in der die Frauen einen ausgefüllten Alltag zu bewältigen haben. Neben Familie und Haushalt wollen oder müssen die meisten einer Arbeit nachgehen, um mitzuverdienen oder um überleben zu können. Und alleinstehende Frauen mit Kindern sind zu wahren Meisterinnen in der Organisation und Koordination der Tagesabläufe geworden.

Natürlich wird es kaum einer Frau möglich sein, sich in der Mondzeit von all den Alltagsverpflichtungen zurückzuziehen. Aber sie kann sich vielleicht doch etwas Freiraum verschaffen, etwa in der Freizeit. Wie gut, wenn sie vom Partner/von der Partnerin, Eltern oder Freunden unterstützt wird. Wenn es keine Möglichkeit gibt, dass für einen gekocht wird, so kann man Vorgekochtes aufwärmen oder sich Essen liefern lassen. Schön, wenn es eine Entlastung für Hausarbeiten gibt. Ansonsten kann man das eine oder andere auch ruhig mal liegen lassen. Sich Zeit für eine tägliche Meditation zu nehmen, in der mit der Gebärmutter Kontakt aufgenommen wird, dauert vielleicht zehn bis 15 Minuten. Auch das tägliche Räuchern wird mit Gewissheit als angenehm empfunden. Wer Probleme mit dem Räuchern hat, verwendet duftende Aromaöle. Gesellschaftliche Anlässe wie Familienessen, Konzerte oder abendliches Ausgehen müssen in dieser Zeit nicht unbedingt sein.

Versuche, dir so viel Freiraum wie möglich zu verschaffen. Du wirst spüren, wie gut es dir tut. Du wirst spüren, wie sehr sich dein Körper nach der Ruhe gesehnt hat. Wie entspannend es ist, sich einfach nur der Reinigung und Blutung hinzugeben.

Warum kommt es zu Menstruationsbeschwerden? Selbst junge Mädchen haben schon schwere Bauchkrämpfe. Die westliche Medizin spricht von zu vielen Botenstoffen wie etwa Prostaglandin, das die Unterleibskrämpfe hervorruft. Es wandert über die Blutbahn auch in andere Organe und kann dort Beschwerden verursachen, zum Beispiel Übelkeit, Kopfschmerzen oder Durchfall.

Die indigenen Weisheitshüterinnen sprechen davon, dass diese Schmerzen entstehen, wenn wir unserem Körper keinen Rückzug gönnen. Über die Schmerzen spricht der Körper mit uns. Weil wir ihn nicht hören, zwingt er uns in die Ruhe. Leider greifen dann die meisten auf Schmerzmittel zurück, die zwar die Symptome lindern mögen, den Körper aber noch mehr belasten. Es kommt zu sogenannten Energiekonflikten. Und daraus können letztendlich Krankheiten entstehen.

Deshalb ist der bewusste Rückzug während der Menstruation und der bewusste Umgang mit den Kräften und Energien, die in dieser Zeit vorhanden sind, eine der besten Gesundheitsprophylaxen für die Frau, auch ganz im Sinne der naturheilkundlichen Therapie.

»Ich beschäftige mich nun seit geraumer Zeit mit der Heilung meiner Weiblichkeit. Ich begann, die Tage der Mondzeit als heilig anzusehen, mit der Zeit sie auch als solche zu verstehen und ganz und gar in diese Energie einzutauchen. Je mehr ich mich dem widmete, desto weniger Schmerzen und Krämpfe spürte ich während der Menstruation.« SIGRID, 37, PÄDAGOGIN

Hilfe bei Menstruationsbeschwerden

- Nimm dir so viel freie Zeit und Ruhe wie möglich.
- Eine Wärmeflasche hilft gegen Schmerzen.
- Dieser Tee kann Wunder wirken: Schafgarbe, Frauenmantel, Brennnessel, Gänsefingerkraut, Salbei und Weidenrinde im gleichen Verhältnis mischen, mit heißem Wasser aufgießen und ziehen lassen.
- Räuchere dich mehrmals am Tag.
- Errichte einen Frauenaltar.
- Widme dich kreativem Handwerk. Webe, häkle, male oder stricke all deine positiven Wünsche und Gedanken. Dies sind Instrumente der Magie und Macht, und deine Intuition und Inspiration kann in diesen Tagen besonders groß sein.
- Vermeide Hausarbeiten und Kochen, soweit es geht.
- Verbinde dich mit der Hüterin der Gebärmutter und bitte sie um Unterstützung bei der Reinigung.
- Verbinde dich mit deinem Mondtier und lausche den Botschaften.
- Erinnere dich, dass bei jeder Mondzeit die Träumerinnen- und Seherinnenkraft der Gebärmutter aktiviert und trainiert wird, und verbringe deine Zeit mit Meditation und Gebet.
- Vermeide sexuelle Aktivitäten während dieser Zeit.
- Trage ein unbehandeltes Hühnerei so oft wie möglich in der Hand bei dir, um den Reinigungsprozess zu unterstützen.

- Nachtkerze, magnesiumhaltige Ernährung, sanfte Bewegungen des Beckens wie Tanzen und Yoga unterstützen die Durchblutung.

*

Selbsthilfe bei starken Blutungen

- Starke Blutungen können durch Myome ausgelöst werden, während der Wechseljahre oder bei unregelmäßigen Zyklen auftreten. Bei langem Zyklus baut sich die Schleimhaut stärker auf und ist dann für stärkere Blutungen verantwortlich. Über die Verbindung mit der Hüterin der Gebärmutter und dem Aufmalen der Spirale auf dem Bauch kannst du einen regelmäßigen Zyklus bekommen.
- Mistel und Salbei im Verhältnis 3:1 mischen, über mehrere Wochen täglich ein bis zwei Tassen trinken, das kann Wunder wirken. Beachte bitte, dass die Mistel kalt über Nacht angesetzt wird. Manche Frauen sprechen auch gut auf Mönchspfeffer an.
- Traubensilberkerzen vor der Geburt oder Yamswurzel in den Wechseljahren, prophylaktisch eingenommen, können starke Blutungen verhindern. Über die Einnahme und Dosis solltest du dich vorab mit einer Ärztin beraten.
- Bei starken Blutungen während der Mondzeit sollten eine Woche vor Beginn der Menstruation zwei Tassen Schafgarbentee getrunken werden. Während der Blutung beruhigt Hirtentäscheltee.
- Wenn du Eisenmangel hast, kannst du leichter und stärker bluten. Es gibt Frauen, die nach Eiseninfusionen eine Veränderung der Blutung wahrnehmen.
- Sollte eine Kürettage medizinisch notwendig sein, so empfehle ich anschließend Brennnessel als Tee, im Salat

und auch als Pflanzendisziplin für sechs Wochen, um die Gebärmutter wiederaufzubauen. Die schamanische Pflanzendisziplin ist eine besonders effektive und nachhaltige Form der Gebärmutterreinigung. Über einen längeren Zeitraum hinweg wird auf Sexualität und Alkohol verzichtet. Gleichzeitig verbindet sich die Frau täglich mit einer Pflanze auf der geistigen Ebene und bittet um Unterstützung und Segen. Je nach Pflanze wird diese auch innerlich eingenommen. Das Thema wird im Kapitel »Schamanische Pflanzendisziplin« ausführlich beschrieben.

»Ich war bei einem Gebärmutterseminar bei Sonia. Dies hat meinen Zugang zu meinem Körper, zu meiner Weiblichkeit und besonders zu meiner Gebärmutter verändert. Meine Menstruation dauerte zu lange, ich hatte starke Schmerzen und zudem Knoten in beiden Brüsten. In diesem Seminar verstand ich, welches Geschenk die Gebärmutter und die Mondzeit sind. Seitdem habe ich jede Blutung begrüßt, mich über die Reinigung gefreut, mir den Rückzug gegönnt. Es sind alle Knoten in meiner Brust verschwunden. Ich fühle mich viel weiblicher und freue mich darüber. Und ich lasse mich zu nichts mehr drängen oder manipulieren.«

CORINNA, MANAGERIN, 53

»Ich nahm mir während der Mondzeit einen Tag frei. Kein Fernsehen, kein Internet, kein Telefon, mit meinem Freund nur das Notwendigste und leise reden. Es war ein Geschenk: Langsam fiel ich förmlich in eine andere Welt hinein, in eine meditative Welt. Ich bewegte mich langsamer und dachte langsamer. Jedes Wort fiel mir schwer. Ich saß wie weggetreten am Fenster und starrte hinaus. Ich spürte, dass ich mit dem ganzen Universum in Verbindung war. Mein Freund meinte, manchmal sagte er etwas zu mir, und ich

bekam das gar nicht mit. Wenn ich mich hinlegte, spürte ich jede einzelne Körperzelle und jede einzelne sang. Wenn ich abends das Licht ausmachte, sah ich Farbexplosionen vor mir. Wunderschön.«

NADJA, GÄRTNERIN, 41

Von Mondhütte, Blut und Tanz

Bei den Urvölkern gab und gibt es teilweise immer noch diese Rückzugsorte und sakralen Zeremonienräume. Sie werden »Mondhütte« oder »Red Tent« (»rotes Zelt«) genannt. Das sind Bereiche, in denen sich nur Frauen einfinden und männliche Kinder bis zu sieben Jahren. Ansonsten sind es heilige Räume, in denen Frauen gemeinsam bluten. Auch ein Raum in der Wohnung kann als Red Tent gestaltet werden.

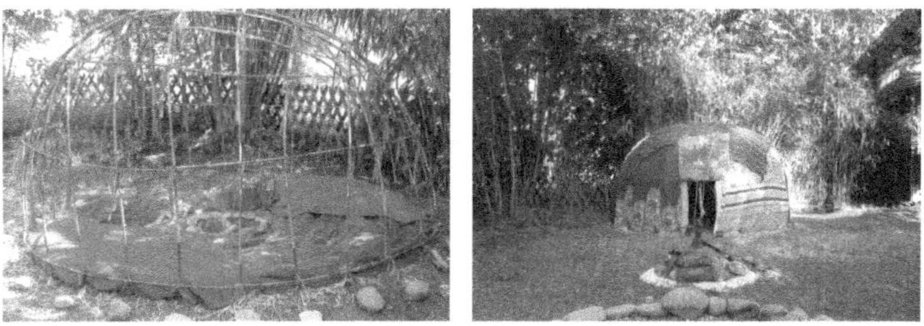

Red Tent *(siehe Bildteil, Abb. 5)*

Dabei wird das Red Tent (ebenso wie die Mondhütte) gern in Rot geschmückt, mit roten Tüchern und Teppichen, da dies die Reinigung unterstützt und das Blut ehrt.

Die Mondhütte ist der Raum, in dem die Frauen zusammenkommen und Erfahrungen austauschen, wo sie sich Meditation, Gebet, Gesang und der Handarbeit widmen und die älteren Frauen die jungen in den Mysterien der Mondblutung unterrichten.

Die Ältesten weben Teppiche und erzählen den Mondfrauen die Geschichten auf den Teppichen: über die Ahninnen und die Frauen, die erst noch kommen werden. Jeder Faden verweist auf Wege und Schicksale. In einen Teppich werden an einer Ecke Eingangstore für die Geister gewebt. Bei manchen wird absichtlich ein Fehler eingewebt, bei anderen ist es ein bestimmtes Symbol.

Die Frauen weben ihre Erfahrungen und Visionen auch in Medizintücher ein, die sie als Röcke tragen. Ein Medizinrock erzählt von der persönlichen Kraft einer Frau. Und während die alten Frauen die Geschichten im Teppich erzählen, sticken und weben die jungen an ihrem Rock.

Was die unterschiedlichen Farben des Menstruationsblutes bedeuten

Viele Frauen ekeln sich vor dem Menstruationsblut. Darin sind jedoch alle Nährstoffe, Proteine, Elektrolyte etc. enthalten, die notwendig sind, damit ein Baby heranreifen kann. Es ist ein Lebenselixier. Gerade dem ersten Blut von Mädchen werden tiefste Heilwirkungen zugesprochen, die auf alle Gebärmuttererkrankungen positiv einwirken.

Menstruationsblut hat unterschiedliche Farben, die einiges über uns selbst erzählen.

- Braunes bis dunkelbraunes Blut: Ist völlig normal. Das kann geschehen, wenn sich die Gebärmutterschleimhaut ablöst oder noch Rückstände von der letzten Regelblutung vorhanden sind.
- Hellrotes Blut: Entsteht bei einem niedrigen Östrogenspiegel. Dies kann auf eine bereits bestehende Schwangerschaft hinweisen oder die Frau befindet sich bereits im Wechsel. Bei Frauen, die nicht genügend Nahrung zu sich nehmen, kann der Hormonspiegel durcheinandergeraten. Genauso kann die Pille dies verursachen.
- Mittelrotes Blut: Ist optimal.

- Dunkelrotes Blut: Weist auf einen zu hohen Östrogenspiegel hin. Hier wird die Gebärmutterschleimhaut weiter und länger aufgebaut als für die Einnistung notwendig wäre. Man kann dies auch an vielen Blutklumpen erkennen. Diese sind bei jeder Regelblutung vorhanden. Sind es auffallend viele, können sie auf Myome oder Endometriose hinweisen. Die dunkle Farbe und Klumpen weisen auch auf Stagnation hin. Was kannst du noch nicht so richtig loslassen?
- Eine rötliche bis bräunliche Färbung mit einigen Klumpen weist auf eine gesunde Gebärmutter hin. Ist das Blut über längere Zeit auffallend hell oder hat es eine orangene bis graue Farbe, so ist die Abklärung bei einer Frauenärztin zu empfehlen.

Wunderbar ist es, wenn die Frauen etwas vom Blut auffangen und in ein kleines Gefäß geben. Meine Lehrerinnen wiesen mich an, mindestens einmal am Tag direkt in die Erde zu bluten. Sie ermunterten mich auch, das Blut in die Hand zu nehmen und mit ihm zu beten.

»Mitte zwanzig habe ich mit Depotspritze verhütet, was bedeutet: keine Menstruation. Dann hörte ich zum ersten Mal etwas Positives darüber: Die Mondzeit sei auch eine Art Reinigung. Daraufhin habe ich die Depotspritze abgesetzt. Als ich dann endlich wieder zu bluten begann, saß ich irgendwann auf der Toilette und betrachtete das Blut, das über meine Hand lief, und registrierte, erstaunt und beschämt, dass ich mich noch nie so sehr als Frau gefühlt hatte wie in diesem Moment.« NAOMI, 45, UNTERNEHMERIN

Der Mondtanz

Ein uraltes Ritual, das eine Wiedergeburt erlebt, ist der Tanz. Für einen oder mehrere Nächte wird der Gebetstanz – auch Mondtanz – initiiert. Leiterin der Zeremonie ist immer eine Älteste. In einem Steinkreis, welcher auch das Medizinrad symbolisiert, tanzen die Frauen zu Trommelrhythmen.

Ein Medizinrad ist ein Ritual, das uns von den Ältesten und Weisen geschenkt wurde. Es ist exakt nach den Himmelsrichtungen ausgerichtet, die wiederum mit den Elementen Feuer, Wasser, Luft und Erde in Verbindung stehen. Im Medizinrad sind alle emotionalen und spirituellen Kräfte enthalten, die das Leben und die Schöpfung ausmachen. Hier können wir uns einfinden, um Antworten zu erhalten. Das Medizinrad symbolisiert auch die Erde. Die Mitte steht in direkter Verbindung mit dem Universum. Ein Medizinrad webt ein eigenes magisches Feld, das uns aus unserer Raum- und Zeitdimension heraushebt. Es ist wie ein Raumschiff, das uns mit den Anderswelten verbindet.

Der Mondtanz ist kein exstatischer Tanz, sondern ein Gebet. Bewegung ist Energie. Durch den Tanz, der in den immer gleichen Schritten erfolgt, zu mal langsamen, mal schnelleren Trommelrhythmen, bewegen sich die Frauen. Eine Tanzrunde dauert zwischen 20 Minuten und einer Stunde. Jede Tanzrunde beinhaltet ein Thema, welches die Älteste vorgibt: die Ehrung und Wertschätzung der Frau, der Gebärmutter als Hüterin des Lebens, Bitten um Heilung für sich selbst und andere, Dankbarkeit, Liebe, Frieden, Harmonie. Während des Tanzes wird gefastet. Mit dem Tanz sollen die Visionen, der heilige Traum im Herzen, erwachen. Über die Bewegung wird der Traum in unsere materielle Wirklichkeit gebracht. Am Morgen gibt es einen letzten Tanz und dann ein gemeinsames Essen.

Ich arbeite schon viele Jahre mit dem Tanz. Es ist ein viertägiger intensiver Prozess der Reinigung und Heilung. An meinen Tänzen nehmen auch Männer teil. Somit ist es kein Mondtanz, ich nenne ihn »Vision Dream Dance«. Es ist ein kraftvoller Weg der Heilung.

»Im Juni 2010 wurde bei mir eine ca. 6 cm große Eierstockzyste entdeckt. Die Frauenärztin hat mir daraufhin die Pille verschrieben, welche ich immer pünktlich und regelmäßig nahm. Im August war ich dann auf einem Tanz bei Sonia in der Steiermark. Schon bei der Anreise beschäftigte ich mich natürlich mit meiner Absicht und meinen Themen für diese Woche. Da die letzten Monate sehr chaotisch gewesen waren und ich ein sehr ungesundes Leben führte, bat ich um Klarheit und Reinigung.

Ich war dann sehr überrascht, wie schnell die Reinigung startete. Kurz nachdem das Seminar begonnen hatte, bekam ich meine Mondzeit, obwohl ich eigentlich mitten im Pillenzyklus war und ich keine Einnahme vergessen hatte. Die Blutungen waren nicht so schwach, wie das normalerweise bei Zwischenblutungen der Fall ist. Sie waren sogar sehr stark, und meine Mondzeit dauerte den ganzen Vision Dream Dance über. Ich habe die Pille dann abgesetzt, da ich spürte, dass ich diese nicht mehr brauche. Zudem regnete es während der ganzen Zeit immer wieder, worüber ich mich dankend freute, da ich spürte, wie mein Reinigungsprozess unterstützt wurde. Bei der nächsten Untersuchung war die Zyste ganz verschwunden.« NINA, 38, LEHRERIN

Selbsthilfe bei Zysten

Es gibt verschiedene Arten von Zysten, und auch hier bedarf es der ärztlichen Abklärung. Am häufigsten sind einfache Follikelzysten, die auftreten können, wenn ein Ei nicht springt und sich aufbläht, oder bei zwei Eiern, wenn eines springt und eines sich aufbläht. Dieses produziert dann viel Östrogen, und es kommt zu einem Ungleichgewicht zwischen Östrogen und Gelbkörperhormon. Dann haben Frauen manchmal Stimmungsschwankungen oder glauben, dass sie schwanger sind. Die Menstruation kann sich verzögern, es kann zu Zwischenblutungen und Brustspannen kommen. Diese einfachen Zysten verschwinden häufig von selbst wieder, weil sie rein hormonell bedingt sind.

Endometriosezysten sind blutgefüllte Zysten, die vor und während der Regel Schmerzen auslösen können und meist nicht verschwinden. Medizinisch wird dies mit Hormonen, mit einer OP oder mit Ruhigstellen durch eine Pille behandelt. Nicht sehr häufig sind Corpus-Rubrum-Zysten. Die blutgefüllten Zysten verschwinden meist nach sechs bis acht Wochen wieder.

Erstaunlicherweise blicke ich gerade bei Zysten auf große Erfolge mit meiner Gebärmutterarbeit zurück. Ganz besonders die Mistel und die Kakaobohne haben sich als gute Heilerinnen erwiesen. Auch sämtliche im Buch beschriebenen Rituale unterstützen die Heilung.

Medizinröcke

Medizinröcke sind Tücher, die um die Hüfte gebunden werden, oder Röcke, wie wir sie kennen, auf denen Muster und Symbole abgebildet sind, die nicht nur die Mondzeit unterstützen, sondern auch Heilung und Balance in die eigene Frauenkraft bringen. Der Stoff wird selbst gewebt, und bestimmte Muster und Symbole werden aufgestickt. Ein Medizinrock wird vornehmlich in der Mondzeit angefertigt, da wir in direkter Verbindung zu unserer spirituellen Seele sind und diese ihre Weisheit über Träume, Bilder und Visionen sprechen lässt.

Auf dem Foto ist ein typischer Frauenrock aus dem Amazonasgebiet zu sehen. Auch bei uns beginnen die Frauen, sich wieder an diese Weisheit zurückzuerinnern. Wenn mich die Frauen fragen, welche Muster sie verwenden können, so empfehle ich ihnen, ihre Intuition walten zu lassen. In einer Meditation kannst du die Hüterin der Gebärmutter oder dein Mondtier um Informationen für deine Muster bitten. Jede Frau hat ihre ureigenen Kräfte. Was für die eine gut ist, mag für die andere weniger passen. Geschwungene, kreis- oder spiralförmige Muster sind den geraden, eckigen vorzuziehen. Ein Medizinrock ist auch nichts Statisches. Es können immer wieder neue Muster und Farben hinzugefügt werden. Diese Muster können wir als ein Medizinlied sehen: Tragen wir den Rock, so singt es ununterbrochen zur Gebärmutter hin. Die meisten indigenen Frauen unterstützen dies durch einen zusätzlichen Gürtel, der sich schützend vor die Gebärmutter legt.

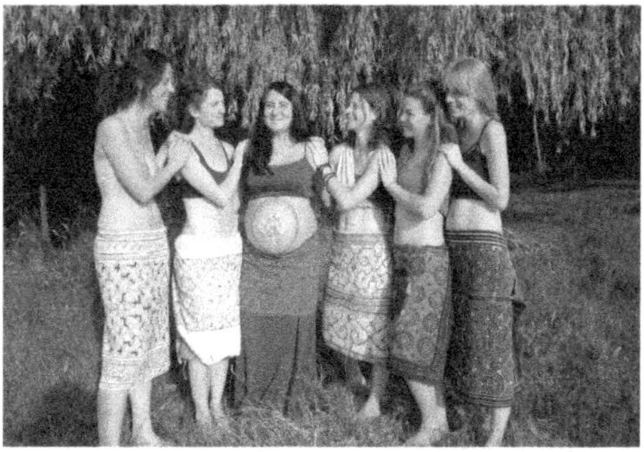

Medizinrock *(siehe Bildteil, Abb. 6)*

Rituale zur Mondzeit

Mondblut der Erde übergeben

Auch wenn die Mondzeit Reinigung bedeutet, ist das Blut selbst nicht schmutzig. Man mag es ein wenig mit dem Urin vergleichen, der auch ein Ausscheidungsprodukt des Körpers, aber nicht giftig ist. Im Mondblut sind – wie im Urin – körpereigene Bakterien enthalten, weil es auch mit der Vaginalschleimhaut in Berührung kommt. Dies ist aber nichts Negatives oder Schmutziges, solange keine Infektionen vorliegen.

Das Blut transportiert das nicht genutzte Nest in der Gebärmutter ab. Die emotionale, gedankliche und körperliche Reinigung geschieht dabei im Uterus. Bei all meinen Ausführungen über das, was in der Mondzeit gut ist und was man besser meiden sollte, geht es nicht um das Blut, sondern um den energetischen Prozess. Das Blut selbst ist heilig und hat in sich die größten Schöpferenergien. Das Mondblut beinhaltet Heilkräfte für die Frau. Ganz besonders dann, wenn es mit der Erde in Berührung kommt. Das erste Mondblut soll sogar Wunder vollbringen können.

Ablauf des Rituals: Suche dir einen geschützten Ort im Garten oder im Wald. Sitze in der Stille, lausche der Natur und frage, ob du hier dein Mondblutritual durchführen darfst. Errichte einen kleinen Steinkreis, gerade groß genug, dass du dich hineinhocken kannst. Trage die Erde an der Erdoberfläche ca. 5 cm ab und bereite ein kleines Loch vor. Räuchere es mit Salbei und – falls du dich in einer Disziplin befindest – mit der Medizinpflanze aus. Errichte einen kleinen Mondaltar, auf den du Gegenstände legst, die dir wichtig sind. Die vier Elemente sollten vorhanden sein. Ziehe um den Ritualplatz einen Kreis mit Mehl oder Mais.

Begrüße den Kreis und die Spirits der Erde. Hocke dich über die Vertiefung, nimm Verbindung mit der Hüterin der Gebärmutter auf und sprich deine Gebete, während dein Blut in die Erde tropft. Lass die Worte aus deinem Herzen fließen. Nimm dir dafür Zeit. Botschaften werden zu dir kommen. In deinen Gebeten kannst du um Unterstützung für ein aktuelles Problem bitten. Wenn es für dich Zeit ist, die Zeremonie zu beenden, kannst du – wenn du möchtest – deinen Finger in das Blut tauchen und damit ein Symbol zeichnen. Es kann ein einfacher Kreis wie ein Mandala sein.

Dies dient der Heilung oder der Vision und birgt große Macht und Kraft in sich. Eine weitere Möglichkeit ist, etwas von dem Blut in eine kleine Glasphiole zu geben und um den Hals zu tragen. Singe deine Lieder. Bedecke das Loch mit Erde und gib ein paar Salbeiblätter hinauf.

Erstelle deine eigene Kraftmedizin

Du kannst auch eine Kraftmedizin zubereiten. Führe dazu das folgende Ritual der Misteleinholung durch: Deine Absicht ist die Zubereitung deiner Kraftmedizin. Nimm von der Mistel einen kleinen Zweig. Fülle eine Papiertragetasche mit allen Pflanzen, die du um den Baum herum findest. Gräser, Blumen, Sträucher. Sprich mit den Pflanzen, erzähle ihnen von dir und bitte sie um ihre Unterstützung und ihren Segen. Die Pflanzen werden klein geschnitten und getrocknet. Die Zubereitung sollte über einer offenen Feuerstelle erfolgen. Platziere vier größere Steine so, dass du ein Backblech daraufstellen kannst. Entfache das Feuer und lass es zur Glut herunterbrennen. Dann lege das Blech auf und gib die Pflanzen hinein. Bete, singe und rühre mit einem Holzlöffel fortwährend die Kräuter spiralförmig, rechts- und linksdrehend. Gib ein paar Tropfen deines Blutes darunter. Es wird dadurch erhitzt, verliert jedoch keine Heilkraft. Die Kräuter veraschen. Zuerst werden sie schwarz, dann immer heller bis zur fast weißen Asche. Hier kommt ein uraltes Verfahren der Volksheilkunde vieler Länder zum Einsatz: Durch das Verglühen und Veraschen von Pflanzen werden toxische Stoffe in heilende Substanzen umgewandelt. Erst wenn die Asche eine bestimmte helle Farbe hat, ist der Umwandlungsprozess der Pflanzen in Heilmittel abgeschlossen.

Gib die Asche in ein Glasgefäß und tauche immer dann, wenn du das Bedürfnis danach spürst, einen Finger hinein und nimm etwas Asche in den Mund. Dort lässt du sie für ein paar Minuten, begleitet von einem Gebet, dann schlucke die Asche. Diese Medizin kannst du auch einnehmen, wenn du dich kraftlos, mutlos, traurig fühlst, wenn du schlecht schläfst oder Albträume hast, vor Prüfungen oder Schritten im Leben, die Mut und Aufmerksamkeit erfordern. Du wirst spüren, wie sich in kürzester Zeit deine Kraft aufrichtet, wie du mehr in deine Mitte kommst. Die Medizin erinnert dich daran, dass du eine Tochter der Erde bist, Hüterin der weiblichen Kraft.

Binden und Tampons

Bei den Frauen am Amazonas erlebte ich, dass diese das Bluten kontrollieren konnten und das Blut in Abständen in die Erde abgaben. Dabei beobachtete ich, dass die Zeit zwischen den Blutabgaben sehr unterschiedlich war. Dies konnte von 20 Minuten bis zu einigen Stunden dauern. Auch bei uns gibt es bereits eine Bewegung, die sich »Free Bleeding« nennt, und nichts anderes bedeutet, als ohne Hygieneartikel zu menstruieren.

In den Amazonasdörfern gibt es kaum Geld. Binden oder gar Tampons sind absolute Luxusartikel, die sich die meisten Einheimischen gar nicht leisten können. Deshalb wird das Blut mit Baumschwämmen und Moosen aufgefangen. Diese Hilfsmittel werden schon als fortschrittlich angesehen, da die Frauen, die abseits der Zivilisation leben, keine Unterwäsche tragen. Sie raten davon ab, Schwämme in die Scheide einzuführen, da sie Verunreinigungen und Bakterien enthalten können.

Es gibt übrigens auch im deutschsprachigen Raum seit Kurzem eine Bewegung für das freie Bluten, bei der Frauen diese Möglichkeit einfach ausprobieren.

Generell möchte ich erwähnen, dass von Tampons abzuraten ist, auch wenn diese aus einer organischen Produktion stammen. Sie stören die Scheidenflora und können Bakterien in die Scheide transportieren oder ihnen die Chance geben, sich anzusiedeln. Außerdem können Scheidentrockenheit und vermehrter Ausfluss entstehen.

Seit einigen Jahren sind Menstruationstassen auf dem Markt. Manche Frauen kommen aus anatomischen Gründen nicht so gut damit zurecht. Sie sind aber eine gute Alternative zu Tampons. Was das Einführen eines Fremdgegenstandes in die Vagina anbelangt, empfehle ich, diese Methoden nur anzuwenden, wenn Binden nicht infrage kommen. Die Frau mag sich damit freier und sicherer fühlen, wenn sie unterwegs ist. Binden können teilweise riechen oder unangenehm im Schritt sein.

Die Verwendung von Stoffwindeln oder ökologisch einwandfreien Binden ist für deinen Körper am besten – auch wenn Frauen das nicht so gern hören und die Vorlagen teilweise schwer zu handhaben sind. Aber je mehr du dich der Heiligkeit und Medizinkraft deiner Monatsblutung zuwendest, desto mehr wird das Blut ein Teil von dir werden und du wirst dich immer mehr mit der Dankbarkeit verbinden dürfen, diese natürliche Reinigungsmethode der Natur zu nutzen.

Alternativ dazu gibt es mittlerweile auch Periodenunterwäsche, die nachhaltig und waschbar ist, im Internet zu bestellen.

»Durch die Menstruationstasse konnte ich mich mit meinem Mondblut näher befassen und es in meine Rituale mit einbinden. Die Menstruationstasse ist aus medizinischem Silikon oder Latex, und es gibt sie in unterschiedlichen Größen, Formen und Varianten. Sie wird mit einer speziellen Falttechnik in die Vagina eingeführt. In ihr wird das Blut aufgefangen und gesammelt. Dazu benötigt es anfangs noch ein bisschen Übung, aber von Mal zu Mal wird es einfacher und alltäglicher. Über das Abtasten des Muttermundes kann man die Länge ermitteln. Es braucht manchmal auch ein bisschen Zeit, bis man die richtige Tasse für sich gefunden hat. Vieles dazu findet man im Internet, ebenso Anweisungen zum richtigen Ein- und Ausführen der Tasse. Nach dem Benutzen wird empfohlen, die Tasse vor dem nächsten Gebrauch auszukochen. Notfalls kann man sie auch mit Wasser auswaschen. Die Menstasse, wie sie auch genannt wird, hat zudem mehrere Vorteile. Viele Frauen sagen, dass sich die Blutung verkürzt. Diese Erfahrung habe ich auch gemacht. Des Weiteren wird berichtet, dass durch das Benutzen der Menstruationstasse die Mondzeit mit weniger bis keinen Schmerzen verbunden ist. Dies kann ich in meinem Fall nicht bestätigen, möchte es aber doch anführen. Außerdem gibt es natürlich den ökologischen Aspekt. Der Müll, der durch Einweghygieneprodukte entsteht, fällt weg, ebenso die Kosten für ihre Anschaffung. Also keine chemisch behandelten Tampons oder Binden mehr! Was für ein Aha-Erlebnis für mich! Es fühlte sich wie eine kleine Reise zu meiner eigenen Weiblichkeit an, das Erforschen meines Genitalbereichs, ein Kennenlernen meines heiligen

Raumes, der ja heute vielfach noch ein großes Tabu darstellt. Menstruationstassen können in jedem Alter verwendet werden, auch schon mit dem Beginn der ersten Blutung. Sie halten zwischen drei und zehn Jahre, je nach Empfehlung der Hersteller.«

SIGRID, 37, PÄDAGOGIN

Selbsthilfe bei Scheideninfektionen

- Primär muss die Symptomatik ärztlich abgeklärt werden. Häufige Beschwerden sind Pilzinfektionen. Über die Veränderung der Scheidenflora durch zyklusbedingte hormonelle Schwankungen, durch Medikamenteneinnahme oder Stress und psychische Belastungen verändert sich das Milieu. Milchsäurebakterien unterstützen die Wiederherstellung des Gleichgewichts.
- Bei sexuell übertragbaren Infektionen (davon gibt es nur wenige) oder wenn ein zusätzliches Risiko besteht, dass die Eileiter verkleben und die Frauen nicht schwanger werden können, ist es wichtig, dass Frau und Partner gemeinsam behandelt werden. Bakterielle Infektionen werden medizinisch mit einer antibiotischen Salbe behandelt.
- Besonders wirksam finde ich Knoblauch. An einer halben oder ganzen geschälten Knoblauchzehe wird mit einer Nadel ein Faden angebracht. So wirkt er wie ein Tampon und du kannst ihn gut wieder herausholen. Es klingt für unsere westlichen Ohren unglaublich, doch in Kolumbien führen die Frauen rohe Eier in die Vagina ein und lassen diese bis zu drei Tage für die Reinigung und Heilung dort. Und es wirkt. Was für die westliche Medizin absoluter Blödsinn ist, für die Kirche teuflisch, für andere lächerlich, ist letztendlich uraltes Wissen. Auch Taubnesselspülungen oder Tantum rosa (Lösung zur Vaginalspülung) sind unterstützend und hilfreich.

- Die Frage, woher die Infektion kommt, ist oft schwierig, sollte aber beantwortet werden. Stringtangas, Tampons und Slipeinlagen fördern Infektionen. Es ist wichtig, immer wieder mal frische Luft an den Scheidenbereich zu lassen. Das bedeutet, ohne Slip und Hose der Vagina Zeit zu gönnen, um zu atmen. Findest du keine Möglichkeit dafür oder ist dir das unangenehm, so schlafe wenigstens mit nacktem Unterkörper.
- Scheideninfektionen können manchmal auch bei unregelmäßigem Geschlechtsverkehr auftreten. Die Scheidenflora muss sich dann immer wieder neu anpassen. Vaginal-Waschungen mit Milchsäurebakterien helfen, ein Gleichgewicht herzustellen. Wenn die Infektion um die Zeit der Menstruation auftritt, kannst du das Immunsystem mit Smoothies und Vitaminen aufbauen und stärken.
- Naturheiltherapeutisch helfen Scheidenzäpfchen aus Melisse oder Teebaumöl. Sanddorn, ein jahrtausendealtes Heilmittel bei vaginalen und rektalen Beschwerden, wird den Zäpfchen beigegeben und wirkt sich besonders pflegend auf die Schleimhaut aus. Du kannst selbst Scheidenzäpfchen herstellen (für zwölf oder 24 Zäpfchen): Du benötigst 25 g Kakaobutter, fünf Tropfen Sanddornöl, zehn Tropfen Öl. Kakaobutter im Wasserbad schmelzen lassen, nicht über 40 °C erwärmen, da ansonsten wertvolle pflegende Inhaltsstoffe der Kakaobohne verloren gehen und die Zäpfchen anschließend auch nicht mehr richtig fest werden. Den Topf von der Herdplatte nehmen, Sanddorn und Öl in die abkühlende Masse einrühren. Flüssig in Zäpfchenformen abfüllen und in den Kühlschrank geben. Sanddornölzäpfchen wirken rektal auch hervorragend bei Hämorrhoiden.

6. HEILSAME MEDITATIONEN

Räucherritual

Räuchern ist für mich die schnellste, einfachste und effektivste Form, um verunreinigte Energien zu neutralisieren. Dies betrifft unseren Energiekörper genauso wie die Energie eines Wohnraumes. Vor jeder Meditation sollte dieses Ritual durchgeführt werden.

Salbei und Harz können ohne Bedenken verwendet werden. Am besten ist es, wenn sie aus dem eigenen Garten stammen oder im Wald gesammelt wurden. Von welchem Baum das Harz ist, spielt eine untergeordnete Rolle.

Salbei und Harz wirken nicht nur körperlich desinfizierend und antibiotisch, sondern auch nährend und stärkend. Beides hat die Fähigkeit, negative Energien zu neutralisieren. Aber auch Lavendel, Thuja und Fichte reinigen.

Meine Empfehlung: Wenn du einen Garten hast, dann sieh dich um, welche Pflanzen dort wachsen. Ich weiß, dass die Erde, unsere Mutter, uns so gut hütet und uns immer die Pflanzenspirits sendet, die wir benötigen, die uns guttun. Auch Brennnessel und andere Kräuter, die wir aus unserer Volksmedizin als reinigend und entschlackend kennen, wirken mit dieser Kraft auf den energetischen Körper.

Für die Gebärmutter sind alle Beerenblätter und natürlich der Frauenmantel wertvolle Unterstützer, wie übrigens auch die Brennnessel eine Gebärmutterpflanze ist.

Wenn Babys oder kleine Kinder in der Familie sind, rate ich zu sanften Reinigungsritualen. Es kann auch mit Duftölen und Wasser gearbeitet werden, in sehr leichter Dosierung. Die indigenen Völker blasen ihre Kinder sogar mit Mapacho, einer Tabaksorte, die als heilig gilt, ab. Aber da sind die Kinder allgemein robuster und für die Kräfte der Natur empfänglicher.

Wenn ihr ein Baby in eurer Familie habt, könnt ihr euch besonders glücklich schätzen: Neugeborene und Babys reinigen allein durch ihr Dasein Räume und die Menschen, die um sie sind. Sie verfügen über eine unschuldige und reine Energie aus ihrer noch so tiefen Verbindung zu der Anderswelt, aus der sie kommen. In ihnen liegt eine archaische, magische Kraft. Darum sollte man auch behutsam sein und darauf achten, wem man die Neugeborenen in die Hände gibt. Denn heutzutage gibt es viel zu viel an unruhigen und dunklen Energien und Babys können dadurch leicht überfordert werden.

Während einer Reinigung des Raumes ist es gut, die Fenster und Türen geschlossen zu halten, damit der Rauch auch in die kleinsten Ecken kriechen kann. Anschließend sollte kurz gut gelüftet werden.

Salbei und Harz benötigen keine Anzündekohle. Es reicht, getrocknete Salbeiblätter in einem Mörser mit einer rauen Oberfläche zu zerreiben und Harz und Salbei im Verhältnis 1:20 gut durchzumischen. Dabei sollte darauf geachtet werden, dass das Harz so trocken wie möglich ist.

Es gibt zwei unterschiedliche Formen von Harz: Harz, das sich auf der Wunde eines Baumes bildet, ist ein heilendes Wundsekret, das Infektionen und Parasiten abhält. Bitte nie das ganze Harz wegnehmen. Nimm immer nur ein wenig, damit der Baum noch genügend für seine eigene Heilung behält. Dieses Harz sollte in einem trockenen, kühlen Raum ausgebreitet und getrocknet werden. Das dauert ein paar Wochen bis Monate. Das andere Harz schwitzt ein Baum aus. Es ist an den winzigen Perlen zu erkennen, die an der Baumrinde haften. Diese Perlen können gepflückt und getrocknet werden.

Meine indigenen Lehrer empfehlen, immer erst mit der Pflanze Kontakt aufzunehmen, bevor wir sie pflücken oder etwas vom Baum nehmen. Wir begrüßen sie, sagen, weshalb wir hier sind, und bitten sie um Erlaubnis, ein paar Blätter oder auch Harz entnehmen zu dürfen. Heute wissen ja auch die Naturwissenschaften, dass Pflanzen und Bäume unentwegt mit uns kommunizieren. So spüren wir es, wenn die Pflanze mit unserem Vorhaben einverstanden ist. Dann dürfen wir Zweige des Salbeistrauches pflücken. Immer, wenn wir von der Natur etwas nehmen, ist es gut, auch etwas dortzulassen. Das kann ein Gebet oder ein Lied sein. Das können Opfergaben in Form von Früchten, Gemüse, Mehl oder Mais sein. Du kannst auch ein Haar von dir einbinden. Dadurch wird ein Gleichgewicht zwischen Geben und Nehmen hergestellt.

Zum Räuchern verwende ich gern eine ungeschliffene Abalone-Muschelschale oder eine Schale aus gebranntem Ton. Mit einer Feder fächle ich den Rauch zu mir oder meinen Klienten, immer vom Kopf zu den Fußsohlen hinunter arbeitend. Die Lakota meinen dazu, dass dann die negative Energie aus dem Körper hinaus in die Erde fließt. Würden wir von der Fußsohle zum Kopf räuchern, dann fiele die negative Energie, die aus dem Körper strömt, wieder auf uns hinab. Auch Wohnräume werden auf diese Weise gereinigt: Mit einem Fächer wird der Rauch in jeden Winkel und in jede Ecke transportiert.

Jeder kann unmittelbar die positive Wirkung des Räucherns feststellen. Man fühlt sich plötzlich ruhiger, zentrierter, klarer, geborgener und wohler. Gerade in der Mondzeit empfehle ich, täglich mehrmals zu räuchern.

Auch vor Meditationen ist es immer gut, den Raum zu reinigen, zu klären und mit einer Energie aufzuladen, die die Vertiefung in eine Meditation erleichtert. Für die Reinigung empfiehlt sich die Räuchermischung aus Salbei und selbst gesammeltem Baumharz. Wer das Räuchern nicht mag, kann auch mit Duftölen arbeiten. Auch Gebete und spirituelle Gesänge (Mantras) reinigen die Energie eines Raumes.

Vorbereiten und Durchführen der Meditation

Das energetische und spirituelle Aufladen des Raumes erfolgt über einen kleinen Altar, der auf einem Tisch oder am Boden errichtet wird und die vier Elemente mit einbezieht. Für das Feuer stellst du eine Kerze auf, für das Wasser eine Schale mit Wasser, für die Erde etwas Erde und für den Wind können es Federn oder auch der Rauch aus der Räucherschale sein. Wenn du möchtest, ergänze die

Gegenstände auf dem Altar mit dem, was sich für dich richtig anfühlt.

Lege oder setze dich hin. Wenn du im Liegen meditierst, entspanne deinen Rücken, indem du ihn für ein paar Momente flach in den Boden drückst und damit die Verbindung mit der Erde herstellst. Befindest du dich in einer sitzenden Haltung, so richte deinen Oberkörper gerade auf.

Konzentriere dich auf deinen Atem. Nimm das Ein- und Ausatmen bewusst wahr. Finde in einen für dich entspannten und ruhigen Atemrhythmus. Dafür kannst du – wenn dir danach ist – zu Beginn ein paar tiefe Atemzüge nehmen. Am besten durch die Nase einatmen und durch den Mund ausatmen. Wenn wir durch die Nase einatmen, aktivieren und beleben wir Nerven, die uns bei der Verbindung mit den unsichtbaren Welten helfen. Mit dem Ausatmen lassen wir bewusst alles los, was uns in irgendeiner Weise belastet, wie Sorgen, Ängste, Schwere oder Unruhe. Mit dem Ausatmen durch den Mund verunreinigen wir dann nicht wieder die Nasennerven, und sie bleiben frei für unser »Sehen«.

Bitte achte darauf, dass du während der ganzen Meditation nicht zu tief und zu schnell atmest. Mach vier tiefe Atemzüge und finde dann in einen ruhigen Atemrhythmus, der entspannend ist, so wie vor dem Einschlafen.

Nun lenke deine Aufmerksamkeit in die Zehen, dann folge den Fußsohlen, deinen Beinen hinauf zum Becken und konzentriere dich bewusst, die Anspannungen in deinen Muskeln zu lösen. Dann folgt deine Aufmerksamkeit langsam entspannend der Gesäßmuskulatur und erreicht den Bauch. Loslassen.

Nun entspanne die Rückenmuskeln und die Schultern und lass deine Aufmerksamkeit über die Arme zu den Händen in die Fingerspitzen gleiten. Lockere jede Spannung, die sich dir zeigt. Spürst du, wie viele Muskeln unbewusst in deinem Körper angespannt sind? Spürst du, wie gut es tut, die Verhärtungen loszulassen?

Es ist schon fast unglaublich, wie wir in ständiger Muskelanspannung durch das Leben gehen und uns dann von Zeit zu Zeit ernsthaft der Entspannung und Entschleunigung widmen müssen.

Muskelanspannungen entstehen meistens durch Stress. Vor allem emotionale Situationen, die für uns nicht einfach sind, lassen unseren Körper verkrampfen und speichern auch noch all die Stressinformationen. Bewusstes Loslassen kann dies wieder lösen. Stell dir vor, wie durch dein Einatmen der Panzer der Muskeln aufbricht, um die negativen Informationen, die in deinem Körper gespeichert sind, mit dem nächsten Ausatmen aus deinen Zellen zu transportieren.

Fühle, wie du dich immer mehr entspannst. Du fühlst dich wohl und geborgen. Werde dir bewusst, dass du dir nun Zeit für dich selbst nimmst. Es ist dein Raum. Niemand ist da, der etwas von dir möchte oder erwartet, nur du, dein Atem, dein Körper.

Nun lockere deinen Nacken, streck ihn ein bisschen. Nimm deine Gesichtsmuskulatur wahr, deinen Kiefer, deine Augen, deine Stirn, entspanne. Du kannst auch ein paar Grimassen ziehen, um deine Muskeln zu lockern. Und spüre auch in deinen Kopf, und versuche an den Stellen, wo es sich für dich hart anfühlt, weich zu werden.

Wahrnehmen deiner Gebärmutter

Diese Meditation hilft dir, deine Gebärmutter spüren und fühlen zu lernen.

Betrachte Bilder der Gebärmutter. Manche Frauen können sie mental in ihrem Körper spüren. Die Gebärmutter befindet sich unter dem Schambein. Der Uterus ist ein bewegliches Organ, das mit Bändern an den Muskeln verbunden ist, und dadurch ist ihre Position veränderbar.

Es ist friedlich im Raum. Es ist friedlich in dir. Ruhe und Wärme beginnen, deinen Körper sanft einzuhüllen. Lenke nun deine Aufmerksamkeit auf dein Herz. Energie folgt immer der Aufmerksamkeit. Es kann nun sein, dass eine besondere Wärme um dein Herzchakra zu strahlen beginnt, dass es kribbelt und ein leichter, angenehmer Druck spürbar wird. Visualisiere, wie ein wunderschön leuchtendes gold-weißes Licht aus deinem Herzen strömt, deinen Körper umfließt und ein Lichtgewand um dich webt.

Wende deine Aufmerksamkeit in deinen Schoß, den heiligen Hain, zu deiner Gebärmutter. Visualisiere das Bild deiner Gebärmutter vor deinem inneren Auge. Stell dir vor, wie diese zu wachsen beginnt und größer und größer wird, bis sie so groß ist wie dein Körper. Stell dir vor, deine Arme sind die Eileiter und unter deinen ausgebreiteten und zum Boden schauenden Handflächen hängen Eiertrauben.

Wie fühlt es sich an, deine Gebärmutter zu sein? Spüre in sie hinein. Vielleicht gibt es Stellen, die ein wenig drücken oder schmerzen. Erkennst du leuchtende, strahlende Kreise und Spiralen, die dich berühren? Nimm einfach wahr. Versuche drückende dunkle Stellen mit den leuchtenden Spiralen und Kreisen zu füllen.

Spüre die Präsenz deiner Gebärmutter, die deinen ganzen Körper einnimmt. Spüre die Heiligkeit deiner Gebärmutter, die Leben geben und Leben nehmen kann. Spüre die Kraft deiner Gebärmutter, die alle Kräfte der Schöpfung in sich trägt, um aus einer winzigen befruchteten Eizelle einen menschlichen Körper weben zu können. Verstehe diese Kraft als eine fruchtbare Energie in dir.

Erinnere dich, dass die Weisheit der Gebärmutter und die schöpferische Magie, die in ihr wohnt, das Fundament einer jeden Heilung ist. Spüre, wie Dankbarkeit dein Herz erfüllt.

Bleibe so lange in dieser Visualisierung, wie du Zeit dafür brauchst. Dann stelle dir vor deinem inneren Auge vor, wie die Gebärmutter langsam zusammenschrumpft, bis sie wieder ihre ursprüngliche Größe erreicht hat. Bedanke dich bei deinem Körper und bei deiner Gebärmutter für diesen magischen Moment.

Diese Meditation bewirkt im schamanischen Kontext ein bewusstes Träumen und hilft, nicht nur die Verbindung zur Gebärmutter aufrechtzuerhalten, sondern diese auch von negativen Energien zu reinigen.

Reise zur Hüterin der Gebärmutter

Bereite den Raum vor. Errichte den Altar. Räuchere, bete, singe. Leg dich entspannt hin und lockere bewusst deine Muskeln.

Lenke deine Aufmerksamkeit auf deine Herzgegend und visualisiere, wie ein wunderschönes gold-weiß-gelbes Licht aus deinem Herzen fließt, sich wie ein schützendes Lichtgewand um deinen Körper webt und den ganzen Raum ausfüllt.

Stell dir vor deinem inneren Auge eine weite Landschaft vor, die du von oben betrachtest. Du siehst Wälder und Lichtungen, Hügel und Seen. Es ist Nacht. Der Vollmond scheint und taucht alles in silbernes Licht. Sanft und ruhig, in tiefer Geborgenheit, schwebst du zu einer kreisförmigen Lichtung, die von Bäumen und kleineren Seen, die durch Bäche miteinander verbunden sind, umgeben ist.

Eine sanfte, warme Brise umwebt dich. Während du dich ein wenig umsiehst, nimmst du Pflanzen und Tiere wahr, schlafende und wachende, die dich friedlich beobachten. Tiefe Verbundenheit ist in deinem Herzen und Dankbarkeit dafür, diesen magischen Moment erleben zu dürfen.

In der Mitte der Lichtung befindet sich ein großer Baum, der weit in den Himmel ragt. Wende nun deinen Blick dorthin. Ein uralter Drachenbaum steht da, dessen rotes Harz reinigt und für Balance und Gleichgewicht sorgt. Archaisch steht sie da, die Drachengöttin, und flüstert dir von längst vergangenem Wissen. Eine Ahnung der Erinnerungen steigt in dir auf. Du fühlst, dass etwas, das verloren ging, sich nun wieder mit dir verbinden möchte.

In dem Baum leben ganze Völker von Wesenheiten. Sie sehen dich. Sie winken dir zu. Und langsam gehst du hin zu seinem Stamm. Frieden, Dankbarkeit und Freude spürst du in deinem Herzen. Begrüße den Baum. Unendlich groß erscheint dir. Nun sieh, vor dir öffnet sich eine Tür im Stamm und dahinter siehst du eine Welt, deren Pflanzen und Tiere unserer Welt ähneln, aber doch ganz anders sind. Es ist das Reich der Göttin der Erde. Vielleicht kannst du sie sehen, mit Sicherheit aber ihre Anwesenheit spüren, und sie sagt dir: »Mach dich bereit, mein Kind, Tochter der Erde, um der Hüterin deiner Gebärmutter zu begegnen.«

Eine Präsenz tritt jetzt aus dem Baum heraus. Die Hüterin kann viele Gestalten haben. Sie kann sich als Frau, Tier, Pflanze, Engel, Lichtwesen oder auch in geometrischen Formen zeigen. Begrüße die Hüterin deiner Gebärmutter und sage ihr: »Ich bin gekommen, um meine Verbindung mit dir zu erneuern. Ich bin gekommen, um mich an dich zu erinnern, Hüterin meiner Kraft, Hüterin meines Seins, Hüterin meines heiligen Traumes, weswegen ich geboren wurde. Danke für deine Bereitschaft, das Bündnis mit mir zu erneuern.«

Du spürst so viel Liebe zu der Hüterin. Es fühlt sich an, als hättest du deine ganz große Liebe getroffen, als würdest du heimkommen. Verneige dich vor ihr. Du kannst sie um ihren Namen bitten. Und dann erzähl ihr, sprich mit ihr.

Erzähl ihr von deinem Leben und auch von dem, was dich bekümmert. Sie wird dir eine Antwort geben, einen Hinweis, kann dir auch ein Symbol zeigen und etwas überreichen, das du als Medizin mit in die körperliche Welt nehmen kannst. Das kann eine Pflanze oder ein Tier, ein Kelch oder ein anderes Gefäß sein. Nimm dir Zeit, dich mit deiner Hüterin der Gebärmutter zu unterhalten (ca. 10 bis 20 Minuten).

Du weißt, dass du jederzeit an diesen Platz hier zurückkehren kannst, um deiner Hüterin zu begegnen. Wenn du spürst, dass es an der Zeit ist, wieder in deinen Körper zurückzukehren, bedanke dich bei deiner Hüterin. Sie nimmt deine Hände und schaut dich mit strahlenden und gütigen Augen an. Du spürst, dass du von nun an immer die Verbindung mit ihr halten kannst. Sie ist deine Lehrerin und Heilerin. Sie ist gesegnet mit der Kraft der Ältesten und Weisen. Sie ist bedingungslose Liebe und unendliche Schönheit. Sie ist Leben und Schöpferkraft. Sie ist die Göttin, die in dir wohnt. Von nun an wird sie all ihre Kraft entfalten dürfen.

Tiefste Dankbarkeit durchströmt dich. Ihr umarmt euch und du fühlst dich geborgen wie in den Händen und im Schoß deiner Mutter.

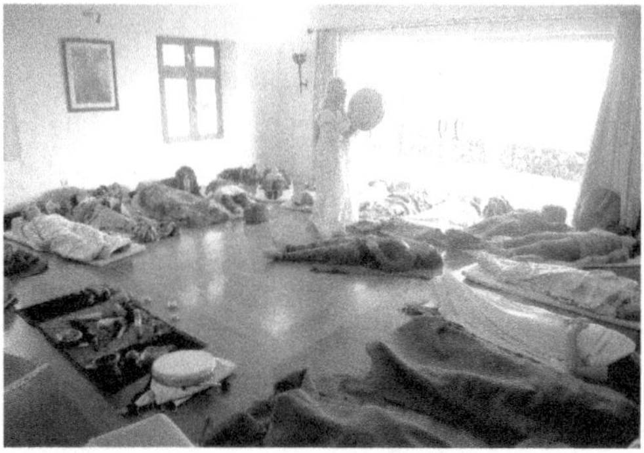

Trommelreise *(siehe Bildteil, Abb. 7)*

Nun lenke dein Bewusstsein wieder in deinen Körper, bewege deine Arme und Beine. Recke und strecke dich und öffne langsam deine Augen. Es empfiehlt sich, die Erfahrung und die Botschaften aufzuschreiben.

Verbindung mit dem Mondkrafttier

Eine der wichtigsten traditionellen schamanischen Heilarbeiten ist die Verbindung mit dem eigenen Krafttier. Im Schöpfungsmythos der Lakota erfahren wir, dass Tiere und Pflanzen unsere Geschwister sind. Jedes Tier repräsentiert eine Medizin, bestimmte Fähigkeiten und Begabungen, energetische Ausrichtungen und spirituelle Fähigkeiten. Je nachdem, mit welchen Themen wir in diese Welt geboren wurden, begleiten uns ganz individuelle wunderbare Wesen. So wie wir in unserer menschlichen Familie meist Geschwister haben, ist es auch auf dieser Ebene. Jede Einzelne von uns hat eine oder mehrere Tierpräsenzen, die uns durch das ganze Leben hindurch begleiten, egal ob man daran glaubt oder nicht. Aber wenn wir uns bewusst auf die Suche nach unseren Krafttieren machen, so sprechen wir an diese Kräfte eine Einladung aus, und wir können ihre Energie, ihre Medizin und Botschaften bewusst empfangen. Es gibt Tiere, die bleiben immer bei uns, andere kommen uns besuchen und gehen wieder. Ebenso gibt es Tiere, die uns in besonderen

Momenten unseres Lebens begleiten. Und so gibt es auch die Mondtiere. Das sind Krafttiere, die die Zeit unserer Menstruation, aber auch Empfängnis, Schwangerschaft und Geburt begleiten.

Eine besonders gute Begleitung und ausführliche Erklärung einer Krafttierreise findet ihr in meinem Audio-Buch mit CD »Vision Dream«. Auf meinen Seminaren leiten wir diese Meditation als geführte Trommelreise für die Mondfrauen an.

Anleitung zur Krafttierreise

Führe die Vorbereitungen zur Meditation durch.

Es ist friedlich im Raum. Es ist friedlich in dir. Ruhe und Wärme beginnen deinen Körper sanft einzuhüllen.

Lenke nun deine Aufmerksamkeit auf dein Herz. Energie folgt immer der Aufmerksamkeit. Es kann nun sein, dass eine besondere Wärme um dein Herzchakra zu strahlen beginnt, sodass es kribbelt, ein leichter angenehmer Druck spürbar wird. Visualisiere, wie ein wunderschön leuchtendes gold-weißes Licht aus deinem Herzen strömt, deinen Körper umfließt und ein Lichtgewand um dich webt.

Stell dir vor deinem inneren Auge einen Platz in der Natur vor, an dem du dich wohlfühlst. Nimm den ganzen Ort wahr. Schau, welche Jahreszeit sich dir zeigt. Wie ist das Wetter? Welche Gerüche nimmst du wahr?

Wenn wir in einer Meditation bewusst visualisieren, so ist das ein energetischer Weg, den wir begehen, ein Kanu, ein Gefährt in die Anderswelt. Den hier beschriebenen Weg sind schon Tausende von Menschen vor dir gegangen. Und der Weg hat ein gutes und sicheres Fundament.

Visualisiere einen Eingang in das Innere der Erde. Das kann eine Höhle sein, ein Tierbau, eine Quelle. Größe spielt in dieser Meditation keine Rolle, du kannst dich auch durch ein Mauseloch begeben. Stell dir vor, wie du vor diesem Eingang stehst. Sage dir: »Ich begebe mich auf diese Meditationsreise, um zu bitten, dass sich mein Mondtier zeigen möge.«

Stell dir dann vor, wie du durch den Eingang in einen Tunnel kommst. Der Tunnel kann gerade, geschwungen, spiralförmig sein. Er kann dunkel, hell oder voller Farben sein. Er kann aus Erde, aus Steinen, Kristallen oder nur aus Licht bestehen. Geh durch den Tunnel, und an seinem Ende siehst du ein Licht. Wenn du in das Licht eintrittst, lass das Visualisieren los und beobachte. Die geistige Welt weiß, warum du kommst. Du hast deine Absicht kundgetan.

Es werden sich ein oder mehrere Tiere zeigen. Ich empfehle immer, sich auf jeder Reise auf ein Tier zu konzentrieren. Wenn sich dir ein Tier zeigt, so tritt ihm höflich gegenüber. Begrüße es, stell dich vor und frage es, ob es dein Mondtier ist. Wenn es bejaht, dann frage es, ob du es mit in die körperliche Welt bringen darfst. Du kannst dich mit deinem Mondtier unterhalten. Erzähle, was immer du von dir erzählen möchtest, und du kannst um Botschaften und Informationen bitten. Nimm dir dafür so viel Zeit, wie du brauchst.

Dann stell dir vor, wie du Seite an Seite mit dem Tier genau denselben Weg wieder zurückgehst. Du kehrst durch den Tunnel zurück zu dem Platz in der Natur. Bedanke dich bei dem Platz für diese Erfahrung und lenke deine Aufmerksamkeit wieder auf deinen Körper. Recke und strecke dich. Setz dich auf. Forme vor deinem Herzen mit deinen Händen eine Schale. Stell dir das Krafttier in deinen Händen vor. Und nun blase diese Energie mit ein paar kräftigen Atemstößen in dein Herz ein. Nimm dir ein wenig Zeit, um die Energie, die sich in deinem Körper ausbreitet, zu spüren.

Hinweis zur Meditation: Wenn die bewusste Visualisierung losgelassen wird, kann es sein, dass man zunächst einmal gar nichts sieht. Manche sprechen davon, dass sie nur Dunkelheit wahrnehmen. Nicht alle Menschen sind visuelle Typen. Es kann auch sein, dass du Tierstimmen hörst oder du nimmst vielleicht mehr auf der Gefühlsebene wahr. Sollte sich nur Schwärze einstellen, so gib dich ihr entspannt hin. Ich habe schon viele Menschen bei dieser Form der Meditation begleitet und die Erfahrung gemacht, dass sich die Tür dafür öffnet und man beginnt, Bilder wahrzunehmen, wenn man sie öfter wiederholt.

Jedes Tier hat seine ganz spezielle Kraft und Medizin. Im Internet findest du viele Informationen darüber. Beschäftige dich mit dem Tier. Richte einen kleinen Altar dafür ein, mit einem Bild oder einer anderen Form, die es darstellt. Kommuniziere regelmäßig mit dem Tier, so kann sich eine gute Freundschaft aufbauen. Auch das Tier wird beginnen, mit dir zu sprechen. Wenn es bei uns beheimatet ist, so wird es dir begegnen. Und immer, wenn du es siehst, halte kurz inne und prüfe, wo du gerade mit deinen Gedanken und Emotionen warst. Das Tier zeigt sich, weil es eine Botschaft für dich hat. Lebt das Tier in anderen Gebieten der Erde, wird es dennoch Wege finden, mit dir in Kontakt zu treten. Sei es über Bücher oder Bilder, die du siehst. Und sie bedienen sich durchaus der modernen Kommunikationsmittel wie Fernsehen oder Internet. Auch mythologische Tiere treten auf diese Art mit uns in Kontakt.

Je mehr wir die Freundschaft mit dem Tier pflegen – und sei es nur für fünf Minuten am Tag –, desto mehr können wir seine unterstützenden und heilenden Kräfte in uns aufnehmen.

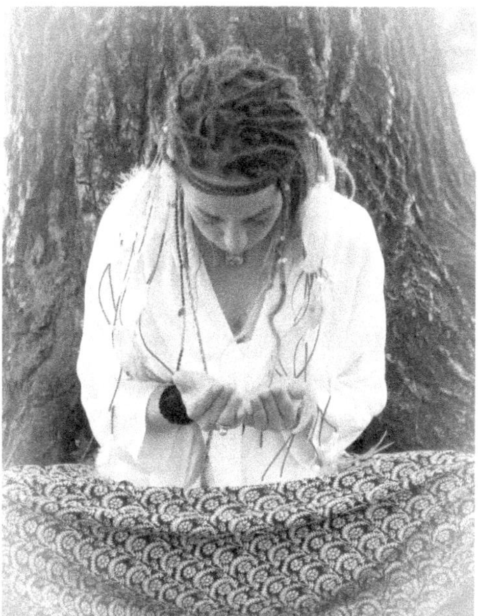

Einblasen des Krafttiers *(siehe Bildteil, Abb. 8)*

»Die Teilnahme an deinem Gebärmutterseminar war sehr wichtig und bedeutsam für mich. Es hat mir Herz und Augen geöffnet für die Bedeutung und Kraft unserer Gebärmutter. Persönlich haben mich deine Worte und das Mondtier-Ritual bestärkt, sehr viel liebevoller und achtsamer mit meiner Gebärmutter, mit meinem Frausein umzugehen. So versuche ich während den ersten zwei Tagen meiner Mondzeit nicht zu arbeiten (oder die Arbeitsbelastung zumindest drastisch zu reduzieren), mich zu schonen, mir Gutes zu tun, mit meiner Gebärmutter Kontakt aufzubauen, sie sanft zu massieren, zu wärmen, zu hören, was sie braucht.«

KATRIN, 40, HEBAMME

Der heilige Kreis – eine alte Zeremonie zur Stärkung der Kraft

Die Gebärmutter und Frausein sind immer noch Tabuthemen. Doch langsam ändert sich etwas: Seit zwei bis drei Jahren sehe ich mit Freude, dass auch in unserem Kulturkreis immer mehr Frauen beginnen, sich mit diesen Themen zu beschäftigen. In ein paar Jahren wird es selbstverständlich sein, dass wir Frauen uns wieder dem alten Wissen zuwenden und die damit verbundenen Rituale und Zeremonien neu beleben. Dazu gehört auch der heilige Kreis, eine traditionelle indigene Zeremonie, in der sich Frauen regelmäßig einfinden, um miteinander die sanfte Kraft der Frau zu stärken.

Auf diese Weise kommen Frauen zusammen, um zu hören, zu lernen und zu lehren. Durch den Respekt, den wir für die anderen empfinden, berühren wir das Herz und den Geist jeder einzelnen Frau. Bevor wir mit dem Kreis beginnen, räuchern wir jede Frau. Süßgras, Zeder und Salbei haben hier eine besonders unterstützende Wirkung. Sie helfen uns in der gegenseitigen Verbindung. Die Geister dieser heiligen Kräuter helfen uns, im heiligen Kreis zu kommunizieren – miteinander, mit uns selbst und mit dem, was wir gern teilen möchten und erfahren werden.

Der Kreis wird mit einem Gebet eröffnet und beendet. Dadurch wird der Kreis von höheren spirituellen Kräften geschützt. Während eine Frau spricht, wird sie nicht unterbrochen. Ich habe hierfür einen Redestab: Wer den Stab in den Händen hält, erhält die uneingeschränkte Aufmerksamkeit. Hat eine Frau alles gesagt, was sie mitteilen möchte, dann spricht sie die Worte: »Ich habe gesprochen.« Alle antworten mit: »Ich habe dich gehört.« Dann wandert der Redestab zur nächsten Frau.

In einem heiligen Kreis ist es die Sache der Frau und nicht des Kreises, die Themen für die Kommunikation zu bestimmen. Während des Rituals sollten alle Frauen ruhig zuhören und nicht etwas anderes tun, etwa herumgehen oder in der Tasche kramen etc. Bei den Lakota gilt selbst Kaugummikauen während einer Zeremonie als unhöflich.

Im heiligen Kreis können auch Gegenstände herumgereicht werden, die die Verbindung zu höheren Kräften, zu uns selbst und zur Gebärmutter unterstützen. Das können zum Beispiel Frauenstatuen, Amulette, Steine, Gebärmutterbilder und Pflanzen sein. Lass ruhig deine schöpferische spirituelle Kreativität walten und integriere Gegenstände, die für dich Frausein symbolisieren. Diese helfen uns, zu hören und zu lernen. Alle Dinge, die innerhalb eines heiligen Kreises gesagt werden, sind im Vertrauen und werden auch dort gelassen und nicht nach außen getragen.

Der heilige Kreis ist ein Heilungskreis. Herz, Verstand und Körper können Heilung über die bewusste Kommunikation erfahren. Es sollten keine schlechten oder ärgerlichen, negativen Gedanken in den heiligen Kreis eingebracht werden. Der heilige Kreis soll dazu dienen, die Frauen mit ihrer Kraft zu verbinden und Frieden und Wohlbefinden zu spüren.

7. HEILIGE SEXUALITÄT

Sexualität und Gebärmutterkraft stehen in unmittelbarer Verbindung. All das Wissen darüber erhielt ich von nativen Frauen unterschiedlicher Kulturen. Das möchte ich mit euch teilen. Dabei erhebe ich nicht einen absoluten Wahrheitsanspruch. Es gibt viele unterschiedliche Philosophien darüber. Jedoch erstaunte mich die Übereinstimmung zwischen den verschiedenen Weisheitshüterinnen unterschiedlicher Kulturen. Manches wird dir vertraut vorkommen, manches wirst du gut nachvollziehen können. Vielleicht regen sich in dir auch Widerstände. Manches wird möglicherweise auf Ablehnung in dir stoßen. Nimm das, was für dich gut und richtig ist. Es gibt nie die eine Wahrheit. Und ich denke, das ist es auch, was wir heutzutage lernen müssen. Es dürfen unterschiedliche Wahrheiten nebeneinander existieren.

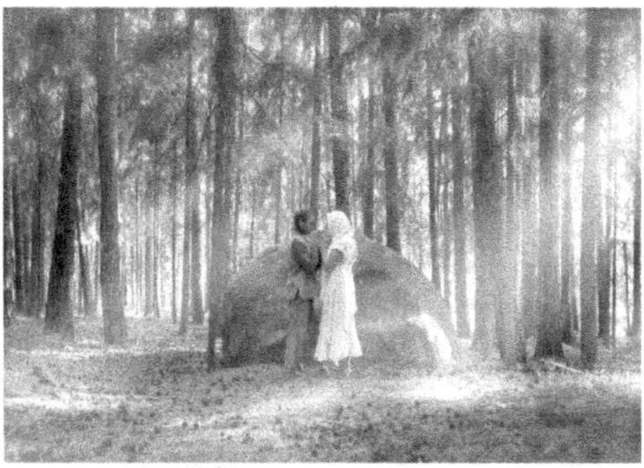

Sexualität *(siehe Bildteil, Abb. 9)*

Sexuelle Energie als Schöpferkraft

Die sexuelle Energie ist eine der machtvollsten Kräfte, die uns zur Verfügung stehen. Ohne diese Energie ist kein Leben möglich. Wir alle sind aus einer sexuellen Vereinigung entstanden. Natürlich gibt es heute Formen der künstlichen Befruchtung. Aber auch in dieser kommt meistens eine sexuelle Energie zum Tragen (siehe Samenspenden). Künstliche Befruchtung ist ein anderes Thema. Hier greift der Mensch in die Rhythmen der Natur ein und manipuliert diese. Aber darüber werde ich hier nicht sprechen.

Die sexuelle Vereinigung zwischen zwei Menschen ist eine der stärksten energetischen Verbindungen. Zwei Menschen fühlen sich einander emotional geistig und körperlich verbunden. Wenn wir mit anderen Menschen kommunizieren, dann erstrecken sich zwischen unseren Kraftzentren, dem Herzzentrum und dem Solarplexus, leuchtende Fäden. Der Solarplexus liegt ungefähr zwei Fingerbreit über dem Bauchnabel. Er gilt als Hauptschaltstelle, um einfließende Energien zu koordinieren und zu organisieren und in unserem Körper zu verteilen. Ziehe ich meine Aufmerksamkeit von meinem Gegenüber ab, so ziehen sich auch die leuchtenden Energiefäden wieder zurück. Sind wir in einer tieferen emotionalen und gedanklichen Verbindung zu einem anderen Menschen, so kann diese Verbindung bestehen bleiben, und die Energiefäden ziehen sich nicht mehr vollständig zurück. Ein Teil von uns bleibt beim anderen, so wie ein Teil vom anderen in uns bleibt. Dasselbe kann auch mit Tieren oder Plätzen geschehen.

Als Liebende kennen wir das nur allzu gut. Wir fühlen uns dem anderen ganz nahe, können schwer aufhören, an ihn zu denken, und es ist beinahe so, als ob wir seine Gefühle und Gedanken spüren. »Himmelhochjauchzend, zu Tode betrübt, glücklich ist nur die Seele, die liebt«, finde ich eine sehr treffende Aussage. Denn plötzlich bekommt das, was der andere denkt, tut und fühlt, sehr viel Bedeutung für uns. Ja, es scheint so, als ob wir davon in einer gewissen Weise auch abhängig werden und es unser Wohlbefinden prägt.

Crow Wolf und Singing Bird waren ein Ehepaar und spirituelle Lehrer. Sie waren nordamerikanischer indigener Abstammung und lebten in der Hochwüste von Mexiko. Sie waren bereits über 80 Jahre alt, als ich für einige Zeit bei ihnen leben und von ihnen lernen durfte. Sie gingen den Weg des Regenbogenschamanismus. Von ihnen erhielt ich auch meinen Namen »Rainbow Woman«. Der Regenbogenschamanismus ist nicht sehr bekannt bei uns, da es ein Weg des Wissens ist, der von Herz zu Herz, von Ohr zu Ohr und von Auge zu Auge weitergegeben wird. Er ist einer der ältesten Pfade der Heilung und Kraft. Es ist eines seiner wesentlichen Merkmale, dass Frau und Mann gemeinsam ihren spirituellen Weg gehen und lernen. Für sie bedeutet es die Meisterschaft in einer der höchsten spirituellen Künste, nämlich als eigenständige Wesen glücklich, friedlich und erfüllt in einer Partnerschaft zu leben und weibliche und männliche Energie in Balance und Harmonie zu halten. Mir sind nicht viele spirituelle Traditionen mit dieser Ausrichtung begegnet, und ich habe die Lehren und Zeremonien der beiden Ältesten mit viel Respekt und Dankbarkeit empfangen.

Singing Bird – und nicht nur sie, sondern auch andere Frauen bestätigten diese Aussage – unterrichtete mich darüber, dass bei einer sexuellen Vereinigung von Mann und Frau die energetische Verbindung bis zu sieben Jahre hält, auch wenn es nur ein One-Night-Stand war. Das müssen wir uns mal vorstellen. Sieben lange Jahre. Und was geschieht hier nun genau?

Bei einer sexuellen Vereinigung ist es die Frau, die sich öffnet und den Mann empfängt. Sie lässt den Mann in ihren heiligsten Raum. Die Gebärmutter ist das Kraftzentrum der Frau. Der Schoßraum ist heilig. Hier entsteht Leben. Wenn die Frau es einem Mann gestattet, in sie einzudringen, so lässt sie ihn an ihrer Magie und Macht teilhaben. Bewusste Männer wissen das. Unbewusste Männer wissen nichts darüber, spüren aber die Kraft und Energie, die sie aus der sexuellen Vereinigung mit einer Frau erhalten. Der Mann befindet sich für diese Zeit in der Magie der Schöpferkraft, des Träumens und der Heilung. Die heilenden Energien und die träumenden Kräfte, die unsere Zukunft weben, kommen aus der Gebärmutter. Der Mann hat diese Fähigkeiten nicht, aber für diesen Zeitraum wird sie ihm verliehen. Begegnet sich ein Paar in absoluter Liebe und absolutem Respekt, so kann eine sexuelle Verbindung sehr viel Positives bewirken: Die Energie dieser Vereinigung dient dem Träumen und Visionieren.

Die Samenzellen des Mannes strömen in die Gebärmutter und machen sich auf die Suche nach einem Ei. Es sind Millionen, jede einzelne Samenzelle ein lebendiges Wesen, jede einzelne Energie. Die Samenzelle selbst stirbt ab. Doch die Energie bleibt als leuchtendes Würmchen. Und so, erzählte mir Singing Bird, bewegen sich im Uterus einer Frau lauter leuchtende Würmchen unentwegt hin und her und bleiben bis zu sieben Jahre in der Gebärmutter. Dies hat die Natur so vorgesehen, damit sich Mann und Frau sieben Jahre lang verbunden bleiben und gemeinsam für den Nachwuchs sorgen, sollte die Frau empfangen haben. Ist sich das Paar in wahrhaftiger Liebe und Treue verbunden, so ist das kein Problem. Die Gebärmutter kann gut mit den Fremdenergien umgehen. Geschah die sexuelle Vereinigung missbräuchlich, so kann dies jedoch zu Problemen führen.

Vom guten Umgang mit Sexualität

Wir leben in einer übersexualisierten Gesellschaft. Was wir heute über Sexualität wissen, ist leider hauptsächlich auf Trieb- und Lustbefriedigung begrenzt. Aber sexuelle Energie ist weit mehr und kann weit mehr. Der Ausverkauf und die Prostitution in der Sexualität nimmt auch längst Einfluss auf die spirituelle Szene und wird unter verschiedenen Namen erfolgreich verkauft. Das Geschäft mit der Sexualität ist Erfolg versprechend und macht sich bezahlt. Leider sind sich viele Frauen nicht bewusst, welche Folgen und Konsequenzen so manches für ihre Gebärmutter haben kann.

Wir haben nie etwas über sexuelle Kräfte und Energien gelernt. Das wird in keiner Schule unterrichtet, und die Eltern wissen auch kaum etwas darüber. Allein die Tatsache, dass durch eine sexuelle Verbindung eine spirituelle Seele auf der Erde inkarnieren und über neun Monate zu einem voll funktionierenden Menschen heranwachsen kann, zeigt die immense Kraft. In allen alten Kulturen, die ich kennenlernte, ist die sexuelle Kraft heilig. Und da sie so macht- und kraftvoll ist, ist ein respektvoller Umgang mit ihr wichtig.

Eine sexuelle Vereinigung sollte nur zwischen zwei Menschen eingegangen werden, die einander in Liebe verbunden und bereit sind, ein großes Stück des Lebensweges miteinander zu gehen. Bevor eine sexuelle Vereinigung das erste Mal stattfindet, sollten sich die Partner gut kennen und prüfen, um dann zu entscheiden, ob sie bereit sind, eine so lange energetische Verbindung mit dem anderen einzugehen.

Sie sollten also so lange warten, bis sich beide sicher sind und sich miteinander wohlfühlen. Man spricht auch liebevoll von einem »Kopfkissenpartner«. Die beiden Partner teilen lediglich das Kopfkissen, küssen und berühren sich, begegnen sich tief auf der Seelenebene, aktivieren jedoch nicht die sexuelle Vereinigung.

Sind beide bereit, diesen großen Schritt der Verbindung zu vollziehen, so sollte dies in einem Ritual geschehen. Eine sexuelle Verbindung sollte immer als Zeremonie gefeiert werden. Es ist gut, den Raum vorher zu räuchern und dann liebevoll als einen kleinen Tempel zu gestalten, mit Kerzen, wohltuender Musik, einem kleinen Altar, auf den Gegenstände gelegt können, die für uns das Heilige in der sexuellen Vereinigung symbolisieren. Der eigene Körper und der des anderen wird als heiliger Tempel der Seele geachtet und wertgeschätzt. Die Partner laden den anderen bewusst in die Vereinigung ein. Allein schon diese Vorbereitungen geben der Sexualität einen Teil ihrer heiligen Wertigkeit zurück. Und ja, eigentlich sollte jede sexuelle Vereinigung so gefeiert werden. Dann kann diese Kraft ihren Platz gut und nährend in uns einnehmen.

Qualität steht unbedingt vor Quantität. Was wir in unserer Kultur und auch weltweit über viele Jahrhunderte gelernt haben, ist jedoch der missbräuchliche Umgang mit sexueller Energie.

Die Folgen eines missbräuchlichen Umgangs

Für eine sexuelle Vereinigung ist es wichtig, dass sich beide Partner dazu bereit fühlen. Nur ist es nach der anfänglichen Verliebtheit so, dass manchmal oder sogar öfters ein unterschiedliches Nähebedürfnis vorhanden ist.

Ich bin noch in einer Generation groß geworden, in der wir Jugendliche heimlich die Zeitschrift »Bravo« lasen, um mehr über Sexualität zu erfahren. Aufklärungsunterricht gab es damals noch nicht wirklich in der Schule. Viele Jungen und wenige Mädchen informierten sich über Pornovideos. Heute noch erschrecken mich die Vorstellungen mancher Männer, was Frauen gern von ihnen in der Sexualität hätten. Viele sind immer noch der Meinung, dass ein großer und langer Penis, unendlich lange »Stoßzeiten«, das Eindringen in den After sowie das Schlucken von Sperma das ist, was Frauen wirklich wollen und brauchen. Viele glauben, in einer Partnerschaft Anrecht auf Sexualität zu haben und über den Körper der Partnerin verfügen zu können.

Noch erschreckender ist es, dass sich jede zweite Frau auf meinen Frauenseminaren sexuellen Vereinigungen hingibt und hingab, ohne dass sie sich bereit dafür fühlte. Über Sexualität wird sehr viel Kontrolle, Macht, Manipulation und Missbrauch ausgeübt. Das gilt für Männer genauso wie für Frauen. Wir haben es nicht anders gelernt.

Männer haben über die Jahrtausende hinweg gelernt, ihre Männlichkeit durch sexuelle Potenz auszudrücken. Für viele ist es schwer und sie fühlen sich zurückgewiesen, wenn ihre Partnerin nicht dazu bereit ist. Für viele ist Sexualität auch eine Möglichkeit, Druck und Stress abzubauen.

Die meisten Frauen lieben ihre Männer wirklich sehr. Und sie möchten gern, dass sich diese bei ihnen wohlfühlen. Sie möchten ihnen gern ihre Wünsche und Bedürfnisse erfüllen. Oft hat eine sexuelle Verweigerung auch Konsequenzen für die Frauen. Der Partner wird unausgeglichen und launisch oder er entzieht sich emotional und geht auf Distanz. Um der Harmonie willen lassen die Frauen dann den Akt über sich ergehen.

Natürlich kann dies auch umgekehrt der Fall sein. Frauen können sich ebenfalls von ihrem Partner zurückgewiesen fühlen, wenn dieser keine Lust auf eine sexuelle Begegnung verspürt. Sie können schmollen oder mit stärkeren emotionalen Erpressungen reagieren. Sexualität kann auch dafür benutzt werden, um im Gegenzug

Materielles oder Zugeständnisse zu erhalten. All dies gilt als missbräuchlicher Umgang mit der heiligen Schöpfungsenergie.

Die starke energetische Verbindung durch eine sexuelle Vereinigung ist für das Körpersystem der Frau nicht immer einfach zu organisieren und zu verarbeiten. Ist die Frau nicht bereit, sich dem Mann zu öffnen – unabhängig davon, ob ein körperliches Unbehagen oder emotional andere Bedürfnisse anstehen –, und sie gibt sich ihm dennoch hin, dann sprechen die traditionellen Schamaninnen von einem missbräuchlichen Umgang.

Die Gebärmutter braucht nach jeder sexuellen Vereinigung Zeit, um sich zu erholen und wieder ins Gleichgewicht zu kommen. Nach einer Schwangerschaft und Geburt braucht sie unbedingt einen Zeitraum der Erholung. Der Akt, den die Gebärmutter bei einer Geburt zu bewältigen hat, ist immens und sie braucht etwa neun Monate, genauso lange wie die Schwangerschaft, um wieder ganz in ihre Kraft zurückzukehren. Manche Frauen brauchen nach einer schweren Geburt länger. Jedoch nehmen die meisten Frauen die sexuelle Vereinigung nach wenigen Wochen wieder auf, obwohl der Körper sich nach Ruhe sehnt. Wenn der Körper einer Frau aber nicht für Sexualität bereit ist, dann beginnt er mit Beschwerden zu reagieren. Lustlosigkeit, Trockenheit, Pilzinfektionen, Entzündungen bis hin zu Myomen, Polypen und Tumoren in der Gebärmutter (oder Tumore in der Brust).

Viele Frauen, die keine Lust verspüren, denken, mit ihnen stimmt etwas nicht. Sie gehen zu Frauenärzten und probieren alles Mögliche aus. Ich kann jedoch jeder Frau versichern, dass mit ihr alles in Ordnung ist. Der Körper meldet eine Überbelastung an. Wie viel sexuelle Energie eine Frau aufnehmen und verarbeiten kann, ist von Frau zu Frau unterschiedlich. Optimal wäre es natürlich, mit dem Partner darüber offen sprechen zu können, ohne dass es emotionale Repressalien gibt.

Selbsthilfe bei Blasenbeschwerden ohne medizinischen Befund

Blasenbeschwerden entstehen durch Stress und Verspannungen. Vor allem in einer herausfordernden Partnerschaft können sensible Frauen verstärkt mit Blasenbeschwerden jeglicher Art reagieren. Unter Stress und Anspannung halten wir oft den Atem an oder wir atmen zumeist oberflächlich und dabei verkrampfen sich bestimmte Muskelbereiche. Im Volksmund werden Blasenprobleme auch als »Weinen nach unten« bezeichnet. Sich selbst Gutes tun, eine Wärmflasche auf der Blase und Passionsblumentee verschaffen Linderung. Dies mag dir dann auch die Inspiration schenken, was du an deiner Lebenssituation zum Positiven verändern kannst.

Selbsthilfe bei Myomen

In Europa hat jede vierte Frau ab 35 Jahren Myome. Es wird angenommen, dass es hormonelle Gründe oder eine genetische Veranlagung dafür gibt. Schulmedizinisch wird mit Gelbkörperhormonen gearbeitet, die jedoch nicht immer zum Erfolg führen. Ein uraltes Heilmittel sind Waschungen der Schamlippen mit kaltem Wasser. Dadurch ziehen sich die Gefäße zusammen und die Myome werden nicht mehr so gut durchblutet.

Ich persönlich kann bei der Begleitung von Frauen auf gute Erfahrungen mit der Misteldisziplin und dem Tragen von Eiern zurückblicken. Von alternativmedizinischen Richtungen wird gesagt, dass der Nierenmedian geschwächt ist, wenn Probleme und Erkrankungen dieser Art auftreten. Der Nierenmedian läuft entlang der Wirbelsäule. Somit wirken alle Übungen, bei denen man sich nach vorne beugt und die Wirbelsäule dehnt, ausgleichend.

Wechselnde Sexualpartner

Hat eine Frau innerhalb kurzer Zeit mehrere wechselnde Sexualpartner, so ist es für die Gebärmutter schwierig, all die unterschiedlichen Energien aufzunehmen und zu ordnen.

Ganz kritisch zu betrachten sind auch mehrere Partner gleichzeitig. Mit jeder sexuellen Vereinigung entsteht eine lange energetische Verbindung. Wir nehmen vom anderen seine Gedanken und Emotionen auf. Alles, was der andere macht und tut, wirkt sich energetisch auch auf uns aus. Haben wir zwei Partner gleichzeitig, so vermischen sich diese Energien in unserer Gebärmutter. Wir sind mit beiden stark verbunden. Haben die Partner ebenfalls andere Beziehungen, so kommen wir auch mit deren Energien in Berührung. Für die Gebärmutter wird es immer schwieriger, all diese Fremdenergien zu reinigen und zu neutralisieren, und es entstehen sogenannte Energiekonflikte. Diese wirken sich auf allen Ebenen aus: sozial, körperlich, emotional, gedanklich und auch spirituell.

Deshalb ist die Loyalität zu einem Partner ein gutes Fundament. Wird eine Beziehung beendet, ist es unbedingt erforderlich, eine Gebärmutterreinigung durchzuführen, bevor man sich wieder mit einem neuen Partner auf eine sexuelle Verbindung einlässt.

Manche Frauen fragen mich, ob man nicht einfach nach jedem Geschlechtsverkehr eine Gebärmutterreinigung durchführen kann. Ja, das ist durchaus möglich, aber die Reinigung erfordert Zeit. Es dauert Tage bis Wochen, damit sich die Gebärmutter wieder gut erholen und in ihre Kraft zurückfinden kann. Wie gesagt, ist sich ein Paar in absoluter Liebe verbunden, so ist eine Reinigung nicht notwendig, die Gebärmutter kann das, was energetisch geschieht, gut verarbeiten. Nur wenn es zu einem missbräuchlichen Umgang mit der sexuellen Energie kommt, können verschiedene Probleme entstehen.

Sexuelle Energie zur Heilung

In vielen alten Kulturen ist sexuelle Enthaltsamkeit üblich. Auch während meiner langjährigen Ausbildung zur schamanischen Heilerin habe ich sexuell enthaltsam gelebt. Sexuelle Energie hat ein hohes Heilungspotenzial. Man enthält sich sexueller Aktivitäten, um die machtvolle Energie in jede einzelne Zelle zu leiten und diese zu reinigen. Ein Orgasmus schleudert dagegen die heilende Energie aus dem Körper hinaus.

Es geht darum zu lernen, dass sexuelle Energie zu weit mehr fähig ist als zur Befriedigung der Lust. Durch das Lenken der Energie durch den Körper, welches durch bewusstes Visualisieren geschieht, werden die Energiebahnen aktiviert. Blockaden und Verstopfungen können gelöst werden. Über 90 Prozent der Frauen und Männer, die sich auf einen längeren Prozess der sexuellen Enthaltsamkeit für ihre Reinigung eingelassen haben, sprechen von einem gesteigerten Wohlbefinden. Alle Energie- und Kraftzentren werden gründlich gereinigt. Reinigen sich das Wurzel- und Bauchchakra, die sich im Schoßbereich der Frau befinden, so kann es durchaus geschehen, dass du sexuelle Erregung empfindest. Lohnenswert ist es, sich in der Kunst zu üben, diese Kraft im ganzen Körper wirken zu lassen. Dadurch wird der Fokus vom Schoßraum abgezogen, die sexuelle Erregung transformiert sich in eine Lebendigkeit, die in allen Körperteilen spürbar wird.

Sexuelle Energie für die Bildung der Träumerkraft

Da die sexuelle Energie unmittelbar mit der Schöpferkraft in Verbindung ist, können wir diese verwenden, um unsere Visionen und Träume in die materielle Welt zu weben.

Wenn du sexuelle Energie spürst, stelle dich mit leicht gebeugten Knien so hin, dass deine Beine eine gerade Linie mit der Hüfte bilden. Konzentriere dich auf die Energie und stell dir vor, wie sie in deine Gebärmutter strömt. Nimm Verbindung mit der Hüterin deiner Gebärmutter auf und bitte sie, diese Energie dorthin zu bringen, wo es Heilung bedarf.

Spüre, wie sich die sexuelle Lust in ein wohliges Gefühl der Wärme im ganzen Bauchraum verwandelt. Vielleicht kannst du sogar spüren, wie diese in einzelne Körperregionen wandert. Hast du körperliche Beschwerden, so kannst du dir auch vorstellen, wie du den Energiestrom dorthin fließen lässt. Energie folgt immer der Aufmerksamkeit. Visualisiere die Energie als strahlendes Licht. Bitte um Unterstützung bei der Heilung. Dann lasse den Strom wieder in deine Gebärmutter zurückfließen. Stell dir die Gebärmutter mit vielen leuchtenden Augen vor und beobachte, wie der Energiestrom diese aktiviert. Konzentriere dich auf positive Gedanken und Visionen, die in dir sind. Lege beide Hände auf den Bauch und bedanke dich bei deiner Gebärmutter.

Selbsthilfe bei sexueller Unlust

Entspanne dich und wisse, dass es vollkommen in Ordnung ist, auch über eine längere Zeit hinweg kein sexuelles Bedürfnis zu empfinden. Setze dich selbst nicht unter Druck. Unlust entsteht, weil die Gebärmutter eine Auszeit braucht, meist in den Lebensphasen, in denen die Kraft und das Frausein gefordert werden oder wachsen möchten. Dies ist besonders nach einer Geburt, während und nach den Wechseljahren völlig normal. Frauen können aber auch einfach mit Kindern, Beruf, Haushalt und Partnerschaft überfordert sein und haben dann kein Bedürfnis nach Sexualität.

Nach einer Geburt und der Stillzeit braucht es manchmal ein halbes bis zu drei Jahren, bis eine Frau wieder bereit ist, einen Mann sexuell zu empfangen. Dies ist oft schwierig für eine Partnerschaft, doch ich hoffe, dass immer mehr Männer Verständnis für die besondere Leistung der Gebärmutter und ihre Regenerationsphase entwickeln.

Die Massai-Frauen tragen nach der Geburt für eineinhalb bis zwei Jahre einen selbst gebastelten Gürtel. Für die Männer ist dann klar, dass die Frauen in dieser Zeit nicht berührt werden dürfen und es keinen Sex gibt, auch damit sie möglichst lange und gut ihre Kinder stillen können.

Wenn die Frau durch die Wechseljahre wandert, ist das Becken aufgrund der hormonellen Veränderung nicht mehr so gut durchblutet. Dies ändert sich meist nach zwei bis drei Jahren wieder, und die sexuelle Lust kann zurückkommen.

Die Pflanzen Damania und Maka helfen dir, wieder Energie in dein Becken zu bringen, wenn du eine sexuelle Begegnung oder auch auf spirituelle Weise mit der sexuellen Energie arbeiten möchtest. Die Pflanzen sind in Kapseln erhältlich. Bitte für die Einnahme den Produkthinweisen folgen.

»Ich gehe sehr viel bewusster mit meiner Sexualität um. Ich begriff, dass meine Gebärmutter mich mit starken Unterleibsschmerzen während der Mondzeit und immer wieder auftretenden Blasenentzündungen darauf hinweisen wollte, dass ich lieblos mit mir selbst umgehe. Ich habe oft nicht auf mich achtgegeben beim Sex mit Männern, habe Ja gesagt, wenn ich Nein sagen wollte, habe Praktiken mitgemacht, bei denen ich deutlich gespürt habe, dass sie mir nicht guttun. Ich habe nun seit über einem Jahr keinen Sex mehr gehabt – und es geht mir hervorragend damit. So eine lange enthaltsame Phase hätte ich mir vor ein paar Jahren noch überhaupt nicht vorstellen können. Ich spüre sehr deutlich, dass ich mich nur noch mit einem Mann vereinigen möchte, wenn er meine Bedürfnisse respektiert und mich mit meiner ganzen Frauenkraft ehrt.«

KATRIN, 40, HEBAMME

»Meine Wahrnehmung energetischer Prozesse bei der Sexualität war wohl schon immer ausgeprägter als die der meisten Menschen. Ich hatte jedoch lange Zeit große Schwierigkeiten, diese Wahrnehmungen richtig zu interpretieren, um meine Sexualität stimmiger ausleben zu können. Sonia Emilias Erklärungen halfen mir dabei, einen deutlich gesünderen und weniger verkopften Umgang mit meiner Sexualität zu finden. Dadurch erhielt ich viele Antworten auf Fragen.« MIRA, 50, KÖRPERARBEITENDE

»Ich verstand, dass mein Körper etwas Besonderes und die Vereinigung von Mann und Frau viel mehr als Sex ist. Ich dachte schon, dass mit mir etwas nicht stimmt, weil ich nicht auf der Suche nach wechselnden Partnern und auch keine Frau für eine Nacht bin. Sex ist in den Medien und in den Köpfen der Menschen eine Ware, käuflich, abwertend, vor allem für die Frauen. Ich war immer der Ansicht, dass es etwas Besonderes ist. In dem Seminar wurde mir bewusst und auch bestätigt, dass meine Intuition richtig ist. Ich bin in Ordnung!« CLAUDIA, 53, MANAGERIN

8. VERHÜTUNGSMITTEL UND IHRE WIRKUNG AUF DIE GEBÄRMUTTER

Die Pille

Über das Thema Verhütung wird sich jede Frau irgendwann in ihrem Leben Gedanken machen. Vor allem Mütter von Teenagern wüschen sich für ihre Töchter ein sicheres Verhütungsmittel. Die Mädchen bekommen immer früher ihre Mondzeit, verlieben sich mit dreizehn oder vierzehn Jahren, und der erste sexuelle Kontakt lässt auch nicht lange auf sich warten. Da ist es ein beruhigendes Gefühl, dem Mädchen die Pille verschreiben zu lassen, und man zieht die Konsequenzen der Pilleneinnahme gern einer Schwangerschaft vor. Ich kann das gut nachvollziehen, da ich selbst Töchter habe. Doch die sicheren Verhütungsmethoden wie Pille und Spirale sind leider für die Gebärmutter gar nicht so sicher und bringen diese völlig aus ihrer Kraft.

Die Pille richtet im Körper großen Schaden an. Die darin enthaltenen Hormone täuschen dem Körper eine immerwährende Schwangerschaft vor. Die Gebärmutter wird jahrelang irritiert. Jahre der Pilleneinnahme wirken sich energetisch auf den Körper wie eine Abtreibung aus und erzeugen ein großes Energieloch, von den anderen Nebenwirkungen ganz zu schweigen. Dieser massive Eingriff schwächt die Kraft der Gebärmutter. Viele Frauen berichten, dass sie sich nach dem Absetzen der Pille und nach der Umstellung, die viele Monate dauern kann, vitaler fühlen, mehr bei sich sind und sich ganz spüren.

Was die jungen Mädchen betrifft, sehe ich hier eine ganz neue Generation von Frauen heranwachsen, die viel bewusster mit ihrem Körper und der Mondzeit umgeht. Nach schamanischem Verständnis sollte man sowieso erst dann eine sexuelle Verbindung eingehen, wenn man bereit ist, die Verantwortung für ein Kind zu übernehmen. Aber diese Ansicht wird natürlich viel belächelt und als völlig veraltet angesehen, und sie ist für die meisten nicht durchführbar, vor allem während der Pubertät. Aber es ist wunderbar, mit den Mädchen zu sprechen und ihnen zu helfen, eine für sie geeignete, natürliche, funktionierende Verhütungsmethode zu finden. Frauen haben heute viel mehr Verhütungsmöglichkeiten zur Verfügung als noch vor 20 Jahren.

»Bei einem der Seminare, an denen ich teilnahm, sprach Sonia Emilia über hormonelle Verhütungsmethoden und wie diese die Gebärmutter daran hindern, in ihrer Kraft zu sein. In mir begann ein starker Prozess, dessen Hintergründe mir erst drei Jahre später bewusst wurden. Zu dieser Zeit nahm ich noch die Antibabypille. Zweieinhalb Jahre lang kämpfte ich mit den Gedanken, diese abzusetzen, doch hatte ich auch Angst davor. Jeden Abend, wenn ich die Pille einnahm, spürte ich Widerstand, Unsicherheit und Trauer. Ich wartete auf den »perfekten Tag« um die Pille abzusetzen, aber dieser kam nicht. Auch wegen meines tiefen Herzenswunsches, Hebamme zu werden, war es mir wichtig, meinen persönlichen Zyklus zu kennen und ein Gefühl für die Veränderungen während der Zykluszeiten wahrzunehmen. Ich wollte meinen Körper spüren, mich voll als Frau fühlen und meine monatliche Mondzeit als Teil von mir sehen. Während der Gebärmutterseminare bei Sonia Emilia bekam ich jedes Mal meine Mondzeit, auch wenn es aufgrund der Pille nicht möglich gewesen wäre. In dieser Zeit klappte es auch nicht, einen Studienplatz als Hebamme zu bekommen. Stattdessen verlor ich innerhalb von drei Monaten 17 kg an Gewicht, ohne etwas an meinen Essgewohnheiten oder meinem Lebensstil zu verändern. Tägliche Übelkeit und Kopfschmerzen plagten mich. Ich hatte keine Energie mehr und konnte mich kaum mehr konzentrieren. Meine Gebärmutter konnte ich nicht spüren, es war, als wäre sie nicht da. Auch die Ärzte konnten mir nicht weiterhelfen. Beim Frauenseminar entschloss ich mich, mit der Pille aufzuhören. Während einer Heilzeremonie bat mich Sonia Emilia in das Medizinrad, das in der Mitte des Raumes aufgebaut war. Es war ein so emotionaler Moment, Schmerzen zogen durch meinen Rücken,

und ich hatte das Gefühl, nicht mehr sitzen zu können. Ihre Gesänge gingen durch meinen ganzen Körper, bis in die kleinste Zelle hinein. Ein kräftiger Stoß durchfuhr mich und plötzlich spüre ich meine Gebärmutter – so kräftig, so schön und so voller Energie. Ich spürte eine tiefe Verbindung von meiner Gebärmutter zum Herzen. Ab diesem Wochenende verschwanden all meine körperlichen Symptome, und ich hatte gleich nach Absetzen der Pille einen regelmäßigen Zyklus. Ein Jahr später flog ich mit Sonia Emilia nach Mexiko. Als wir vor der Mayapyramide in Chichen Itza standen, erhielt ich die Botschaft, mein lang ersehntes Studium zur Hebamme noch im selben Jahr beginnen zu dürfen – und tatsächlich war es auch so!« BIANCA, 23, STUDENTIN

Selbsthilfe bei Akne

Die unliebsamen Pickel im Gesicht ereilen meistens junge Frauen, manche auch in den Wechseljahren. Die Ursache ist meist ein hormonelles Ungleichgewicht. Die hormonell bedingte Akne tritt vor allem rund um den Mund und auf der Seite des Halses auf. Ein bis zwei Tassen (nicht mehr) Tee aus Frauenmantel oder Mönchspfeffer wirken ausgleichend. Bitte achte auf gute Reinigung des Gesichtes und verwende keine fetten Cremes. Bewusste gesunde Ernährung mit wenig Zucker und ungesunden Kohlenhydraten sowie viel Bewegung an der frischen Luft werden das Hautbild deutlich verbessern.

Spirale

Die Kupferspirale verhindert, dass sich ein befruchtetes Ei in der Gebärmutter einnistet. Sie gibt Kupferionen ab, die die Beweglichkeit der Spermien einschränken. Sie attackiert die Gebärmutter ununterbrochen und diese reagiert oft mit Infekten, um den Fremdkörper wieder auszustoßen. Nach meinem Verständnis ist es eine Folter für den Uterus.

Die Hormonspirale bewirkt durch das Gelbkörperhormon, dass die Schleimhaut wenig bis gar nicht aufgebaut wird. Zudem verdickt sich der Zervixschleim, sodass die Samenzellen nicht durchkommen können. Hier haben wir Minipille und Spirale zusammen. Das ist eine bedenkliche Form der Verhütung.

Sterilisation der Frau

Die sauberste Lösung für eine Frau, die sich sicher ist, dass sie keine Kinder mehr empfangen will und sich mit der natürlichen Verhütung überfordert fühlt, ist die Sterilisation, meinen Henrietta Beaver Woman und Two Star Woman. Es ist zwar ein Eingriff, schadet aber der Gebärmutter am wenigsten. Auch wenn die Eileiter durchtrennt sind, ist die energetische Verbindung vorhanden.

Trotzdem stellt jeglicher Eingriff in die Gebärmutter eine Traumatisierung dar. Diese kann durch die vorgestellten Übungen im Buch unterstützend erlöst werden. Eine Pflanzendisziplin mit der Brennnessel und mehrere Wochen sexuelle Enthaltsamkeit sind zu empfehlen.

Natürlich verhüten mit der Wilden Karotte

Die Ojibwa-Frauen verwenden die Samen der Wilden Karotte zur Verhütung. Eingenommen während der fruchtbaren Zeit oder acht Tage lang ab dem Eisprung, verhindern sie das Einnisten des befruchteten Eies, jedoch nicht die Befruchtung selbst. Die Wilde Karotte ist eine wichtige Heilpflanze, die Schmerzen lindert, antibakteriell, krebsvorbeugend, schleimlösend und beruhigend wirkt. Natürlich werden die Samen nicht einfach so eingenommen, sondern zunächst mit einer Absicht respektvoll gesammelt. Das bedeutet, auch immer etwas von sich selbst dort zu lassen, zum Beispiel ein Haar. Die Samen werden mit einem Gebet eingenommen.

Dennoch: In einem befruchteten Ei möchte ein spirituelles Wesen bereits die Inkarnation beginnen. Wenn du sauber und gut verhüten möchtest, unabhängig von fruchtbaren und unfruchtbaren Tagen, so rate ich dir zu Kondomen oder einem Diaphragma.

Symptothermale Methode

Als gute Alternative zur medizinischen Verhütung möchte ich meine Schwiegertochter Selina zu Wort kommen lassen:

> *»Als ich mich entschied, die Antibabypille abzusetzen, war für mich klar, dass keine hormonelle Verhütungsmethode mehr infrage kommt. Ich las einiges im Internet, und schließlich bin ich auf die natürliche Empfängnisregelung mit der symptothermalen Methode (auch NFP oder NER genannt) gestoßen. Ich dachte mir, eine natürliche Verhütungsmethode ohne Nebenwirkungen, bei der der Menstruationszyklus beobachtet und mein Eisprung anhand von Körpersymptomen ermittelt wird, hört sich doch wunderbar an – und das ist es auch! Die Methode: Täglich wird die Basaltemperatur gemessen und als zweiter Faktor entweder der Zervixschleim oder der Gebärmutterhals/Muttermund beobachtet und ausgewertet. Die Basaltemperatur ist die Temperatur direkt nach dem Aufwachen. Je nachdem, in welcher Zyklusphase »Frau« sich befindet, ist ein Temperaturunterschied von 0,2 bis 0,5 °C festzustellen. Der Zyklus kann in zwei Temperaturphasen eingeteilt werden: die Tieflage und die Hochlage. Diese Phasen entsprechen etwa auch der Follikelphase und der Lutealphase. Die Tieflage ist*

die Zeit vor dem Eisprung. Durch den Anstieg der weiblichen Hormone kommt es zum Eisprung und somit zum Temperaturanstieg. Wenn das Progesteron wieder absinkt, sinkt auch die Temperatur und es kommt zur Ausstoßung der Gebärmutterschleimhaut und zur Regelblutung. Auch der Zervixschleim verändert sich durch Progesteron und Östrogen. In der fruchtbaren Zeit um den Eisprung ist er dünnflüssig, fast durchsichtig und meist auch fadenziehend. In der übrigen Zeit ist (fast) kein Zervixschleim sichtbar. Der Muttermund ist in der fruchtbaren Zeit leicht eröffnet und wird weicher, sodass die männlichen Samenzellen leicht durch die Gebärmutter zum Eierstock gelangen können. Außerhalb der fruchtbaren Zeit ist der Muttermund dann wieder geschlossen und hart.

Anfangs war ich total überfordert und verunsichert. Doch mit jedem Monat verlief das Beobachten und Auswerten besser. Mittlerweile verhüte ich seit zwei Jahren mit dieser Methode und habe eine ganz neue Verbindung zu meinem Körper und der monatlichen Blutung bekommen. Für mich persönlich ist es eine wunderschöne Erfahrung, jeden Monat aufs Neue meinen Körper und die Veränderungen während des Zyklus wahrzunehmen, die weibliche Kraft zu spüren, und das auf ganz natürlichem Weg. Auf diesem Weg begleitet mich auch Sonia Emilia. Ich habe immer an ihre Worte gedacht, immer wieder bewusst die Verbindung zu meiner Gebärmutter gesucht und so auf meinen Körper gehört, dass ich nun weiß, wenn er mir etwas mitteilen möchte.«

Selbsthilfe bei Kontaktblutungen

Kontaktblutungen sind Blutungen aus dem Muttermund nach dem Geschlechtsverkehr. Es kann zu einer Erosion oder Ektopie kommen. Die Schleimhaut stülpt sich dabei aus dem Muttermund heraus. Diese Schleimhaut ist sehr empfindlich. Auch beim Eisprung sind die Gefäße viel empfindlicher, und es kann zu einer Blutung kommen.

Meist liegt die Ursache in der Scheidenflora. Auch gibt es Frauen, die bei einem Partner Kontaktblutung hatten und beim nächsten Partner nicht mehr. Bei einer Ektopie oder Erosion können Milchsäurebakterien das Gleichgewicht der Scheidenflora erhalten.

Auf jeden Fall müssen Kontaktblutungen ärztlich abgeklärt werden, damit eine Infektion oder Zellveränderung am Muttermund ausgeschlossen werden kann.

Man kann auch den Muttermund von der Frauenärztin ein wenig veröden lassen. Dadurch können jedoch Narben entstehen. Eine alternative Möglichkeit ist, den Muttermund entweder durch die behandelnde Ärztin oder selbst mit Drachenblut zu bepinseln, das aus dem Harz des Drachenbaumes gewonnen wird. Dies kann einmal in der Woche vorbeugend durchgeführt werden.

9. EMPFÄNGNIS

Eine spirituelle Seele hat sich entschlossen, hier auf der Erde zu inkarnieren, um eine menschliche Erfahrung zu machen. Die Gebärmutter ist das Tor von der rein geistigen und energetischen Essenz in die materielle Form des Körpers, von einer Dimension zur anderen.

Ungefähr drei Monate vor der Zeugung kommt die Seele, die hier inkarnieren möchte, zu Besuch zu den zukünftigen Eltern. Sie schaut sich um und bereitet sich vor auf ihren Eintritt in das Erdenleben. Manchmal kennen sich die Eltern zu diesem Zeitpunkt noch gar nicht.

Bereits bei ihrem ersten Kontakt mit dem irdischen Leben in unseren Frequenzen beginnt sich die Lebensseele heranzubilden. Darin enthalten ist all das, was die zukünftigen Eltern gerade leben. All ihre Gedanken, Emotionen und Handlungen, ihre Sorgen und Ängste, ihr Glück, ihre Liebe, ihre Freude. Das trägt dazu bei, die Qualität der Grundenergie der zukünftigen Lebensseele zu bestimmen.

Das Beste, was zukünftige Eltern tun können, ist also, sich gut auf die Empfängnis vorzubereiten. Natürlich kann man das oft nicht genau planen. Es geschieht einfach. Damals, als der sexuelle Akt noch ein heiliger war, eine Zeremonie, ein Ritual, sind Mann und Frau nur dann eine geschlechtliche Verbindung eingegangen, wenn beide bereit waren, Eltern für ein Kind zu sein.

Möchtest du eine bewusste Empfängnis gestalten, so empfehle ich dir und deinem Partner vorab eine sechswöchige schamanische Reinigung. Hier ist der bewusste Verzicht auf Sexualität wichtig. Die sexuelle Energie wird im Körper für die Reinigung und Heilung zurückgehalten und eingesetzt. Ebenso empfehle ich, nur gesunde und biologische Lebensmittel zu sich zu nehmen. Die Frau kann ihre Gebärmutter mit unterstützenden Tees und Bädern stärken. Der Mann kann die Qualität und das Licht seiner Samen mit entsprechenden Tees und Kräuterpackungen erhöhen. Hier möchte ich besonders auf die Heilkraft der Wurzeln von Ginseng, Angelika, Brennnessel und Liebstöckel hinweisen, die positive Auswirkungen auf die Spermienproduktion haben. Die Kräuter im selben Verhältnis mischen und 1 TL mit ¼ l heißem Wasser übergießen, mindestens zehn Minuten ziehen lassen. Zwei bis drei Tassen über den Tag verteilt trinken. Auf Alkohol und psychoaktive Substanzen sollte verzichtet werden.

Die Energie des Zeugungsaktes

Für die Seele des Kindes und für die Grundenergie, die das Neugeborene mit sich bringen wird, spielt auch die Art der Zeugung eine wichtige Rolle. Ist es ein Akt der Liebe, passiert es nebenbei, lässt man es über sich ergehen, steht der Abbau von Stress im Vordergrund, geht es um Gewalt und Missbrauch, sind Ängste und Zweifel spürbar? Ein Kind, in Liebe und Zuwendung gezeugt, wird immer eine gewisse innere Stärke in sich wohnen lassen können, egal wie anstrengend dann manche Herausforderungen im Leben auch sein mögen.

Ein Kind, das in Gleichgültigkeit und innerem Widerstand gezeugt wird, wird dies als Lebensthema mitnehmen. Ein Kind, das durch Gewalt und Missbrauch entsteht, wird sich im Leben oft unerwünscht vorkommen.

Genauso bedeutend sind die Gedanken und Gefühle der Eltern, wenn sie bemerken, dass sie ein Kind erwarten. Über die Qualität der Zeugung wird uns zwar eine Grundenergie mitgegeben, jedoch ist es noch viel wichtiger, was wir später aus der uns zur Verfügung stehenden Energie machen. Die Zeugung mag eine durchaus prägende Eigenschaft haben, die uns zu unseren Lebensthemen führt. Doch als Erwachsene liegt es in unseren Händen, das Beste daraus zu machen, mit dem, was im Moment um uns ist. Wir sind keine Opfer und der Situation ausgeliefert, sondern selbst die Weberinnen und Formerinnen unserer Energie und unseres Schicksals.

Eizelle und Samenzelle

An beiden Seiten der Gebärmutter befinden sich kleine Ovale, die Eierstöcke. Mit fast einer Million Eizellen werden wir geboren, die Hälfte stirbt bis zur Pubertät ab, ca. 400 reifen im Laufe eines Lebens heran. Monatlich löst sich eine Eizelle vom Eierstock und wird vom Eileiter in die Gebärmutter transportiert. Manche Frauen spüren den Eisprung sogar. Nun ist die Eizelle ungefähr einen Tag lang lebensfähig und bereit, einer Samenzelle zu begegnen.

Die Spermien werden unentwegt millionenfach vom Mann produziert. Dennoch dauert es an die 70 Tage, bis eine neue Samenzelle fertig entwickelt ist. Etwa 30 Millionen Spermien werden bei jeder Ejakulation freigesetzt. Beim Orgasmus des Mannes werden die Spermien mit einer Geschwindigkeit von 20 Stundenkilometern durch den Muttermund in die Gebärmutter befördert. Durch den Orgasmus der Frau werden die Samen in die Gebärmutter eingesogen.

Der Weg für die Spermien zum Ei ist nicht einfach. Das saure Milieu in der Vagina lässt schon die ersten Spermien absterben, und der Zervixschleim schützt und ist fast undurchdringlich für jegliche Zellen. Er öffnet sich nur für ein bis drei Tage ein wenig, um einer Spermie den Durchgang zu gewähren. Bis zu zwölf Stunden kann dann die weitere Reise zur Eizelle dauern. Treffen die Spermien keine an, so warten sie noch bis zu drei Tagen. Nur wenige schaffen es so lange, und die größte Herausforderung steht noch bevor: nämlich als Erster die äußere Eihülle zu durchdringen und in das Ei zu schlüpfen.

Es ist unglaublich fantastisch, was bei diesem Vorgang in der Gebärmutter geschieht. Samenzellen und Ei tanzen eine bis eineinhalb Stunden miteinander. Dadurch werden Enzyme der Samenzellen freigegeben, die die Eihülle öffnen, um der Samenzelle Zutritt zu gewähren, damit sie sich vereinen können.

Hier kommt es nun zur Verschmelzung der spirituellen Seele mit der Materie. Es dauert nur eine Millionstelsekunde, in der die Seele an ihren Platz in diesem Erdenleben, in dieser Inkarnation,

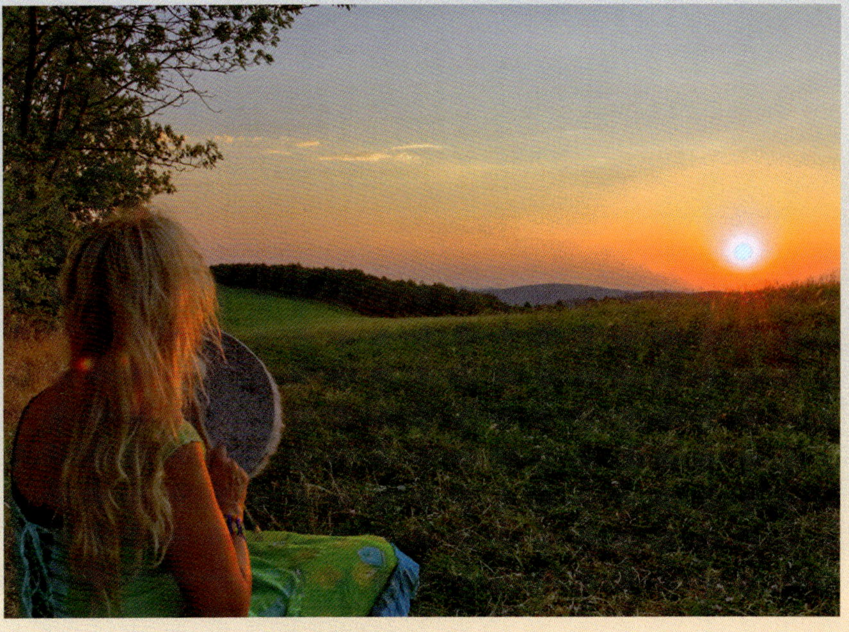

Abb. 1 Rückkehr der weiblichen Energie

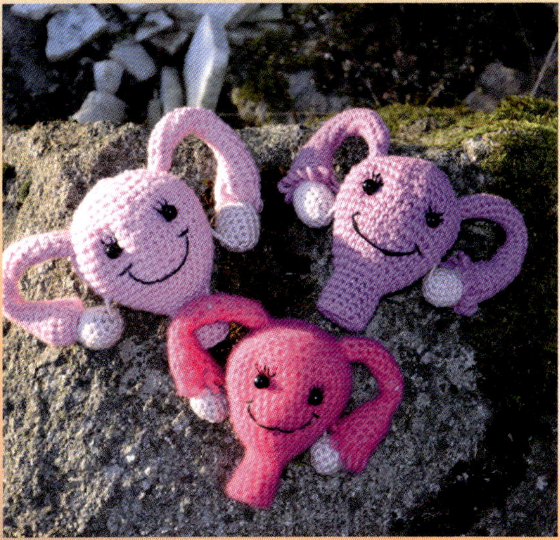

Abb. 2 Gehäkelte Gebärmutter

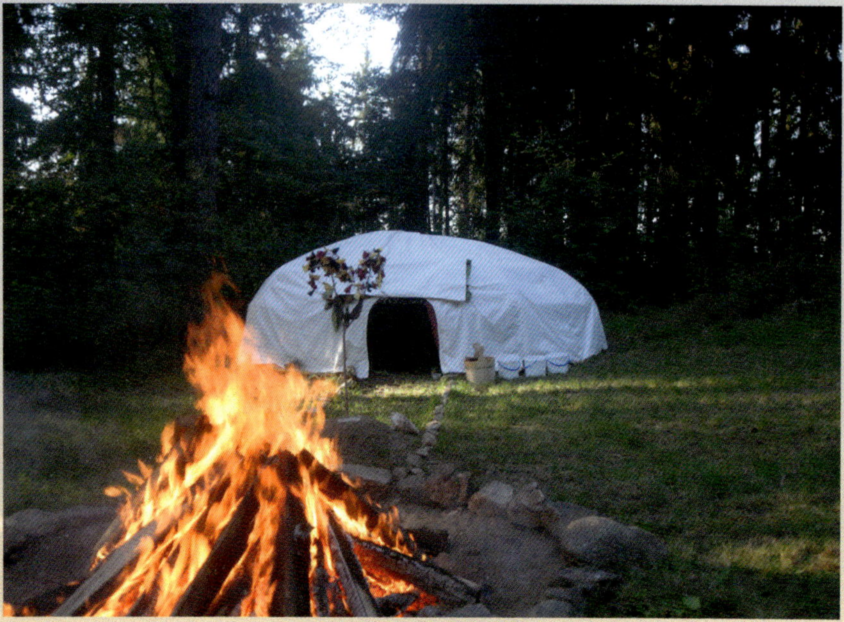

Abb. 3 Schwitzhütte

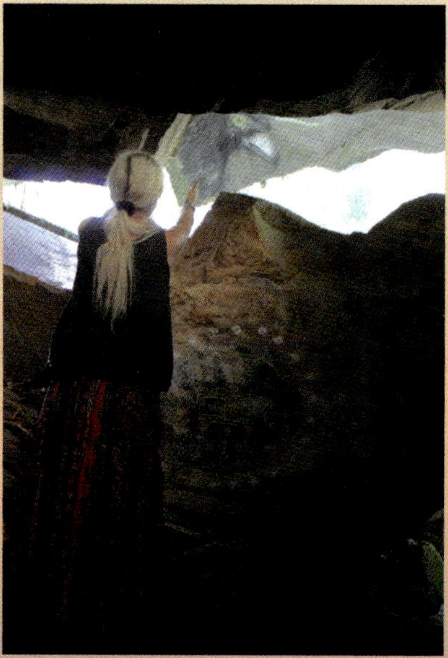

Abb. 4 Höhle

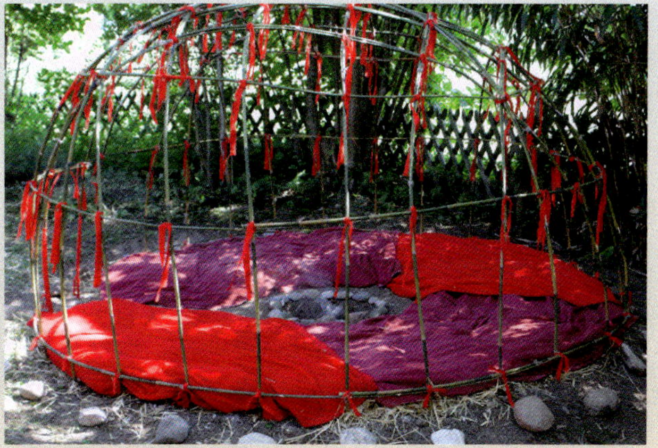

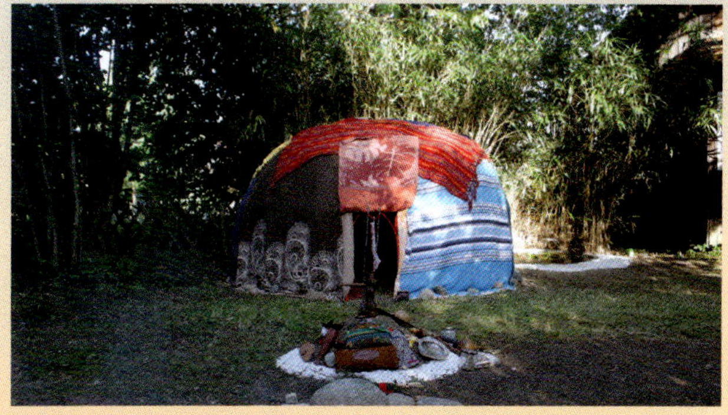

Abb. 5 Red Tent

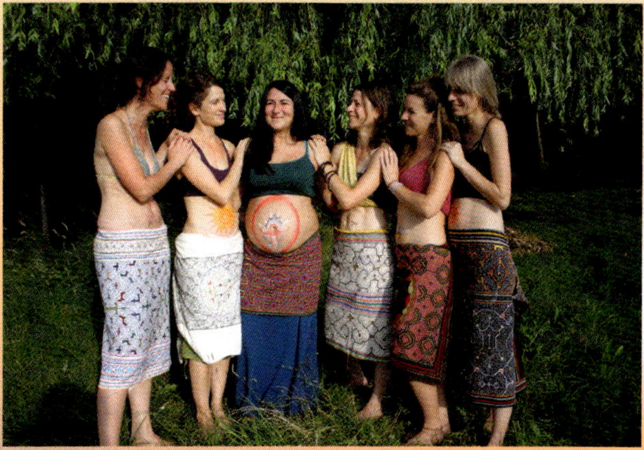

Abb. 6 Medizinrock

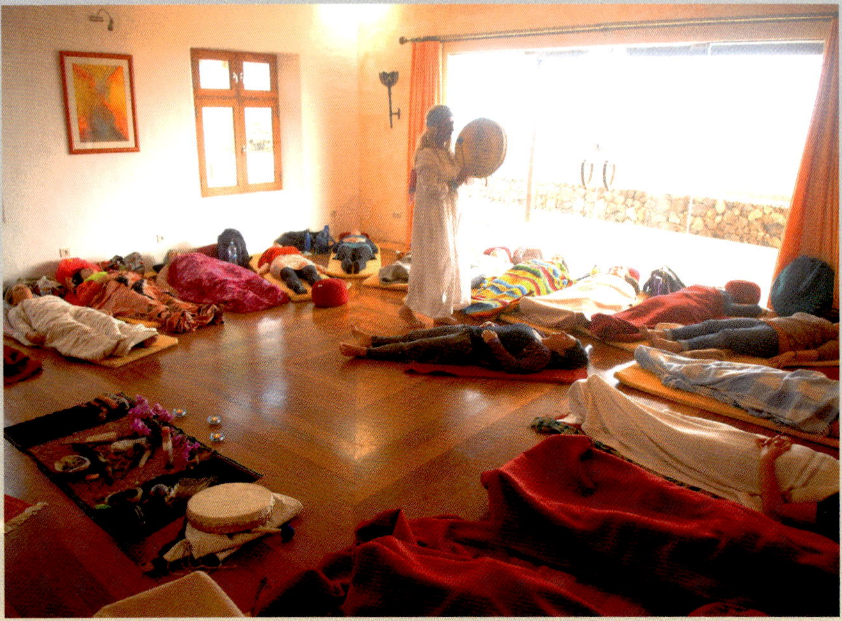

Abb. 7 Trommelreise

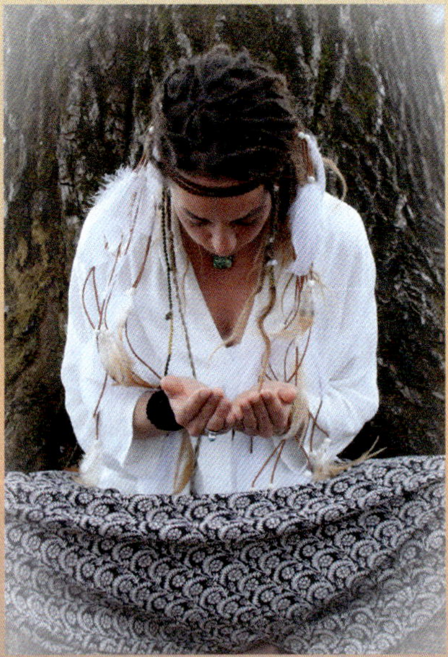

Abb. 8 Einblasen des Krafttiers

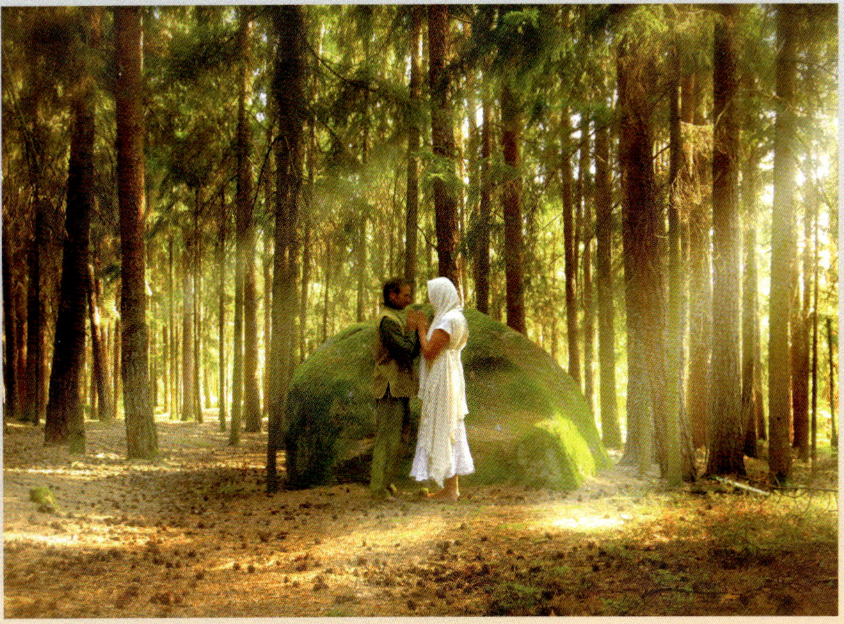

Abb. 9 Sexualität

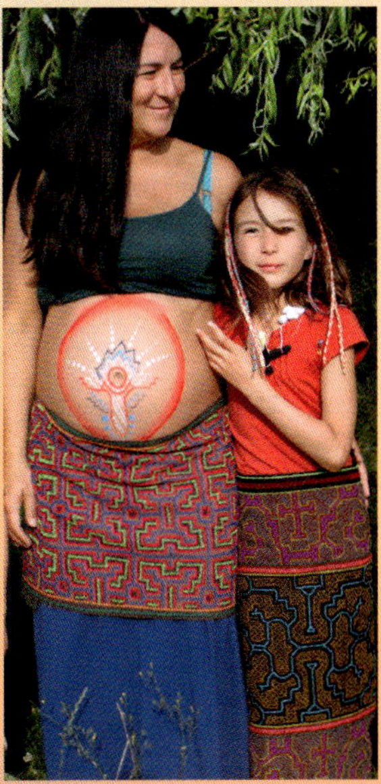

Abb. 10 Schwangerschaft

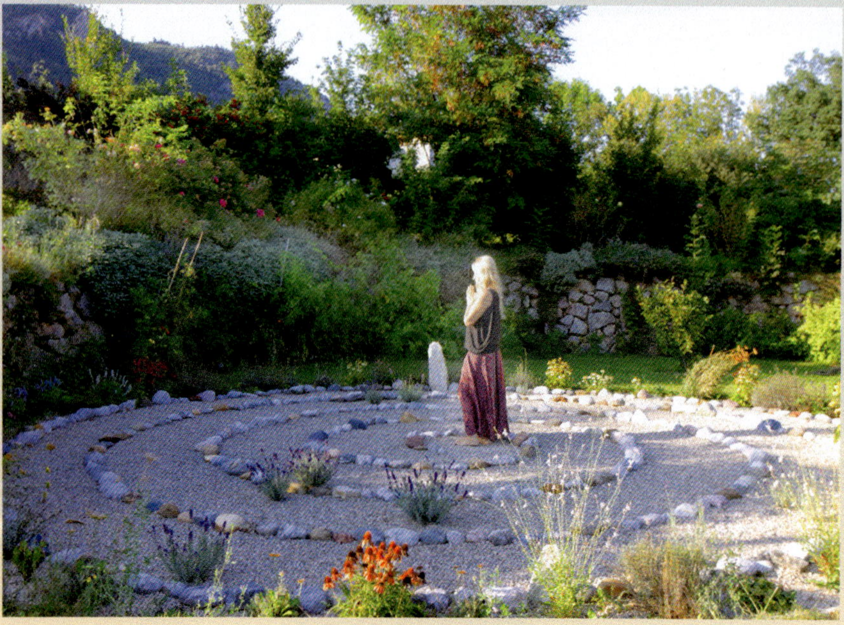

Abb. 11 Steinspirale

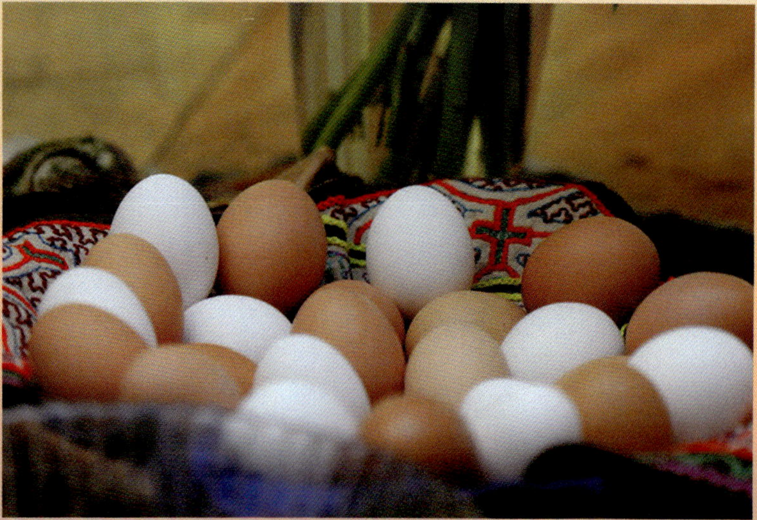

Abb. 12 Eierarbeit

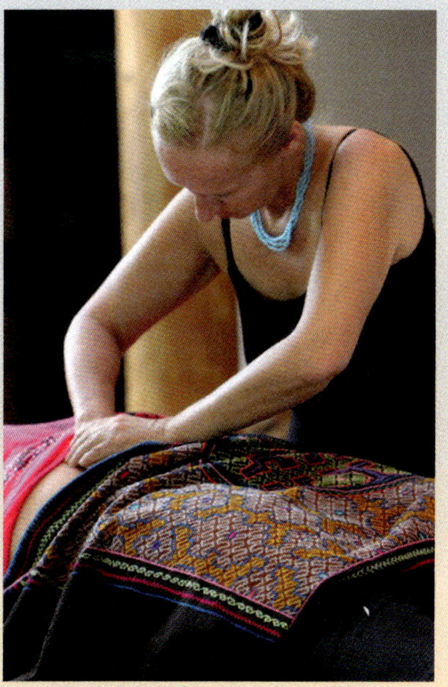

Abb. 13 Energieloch schließen

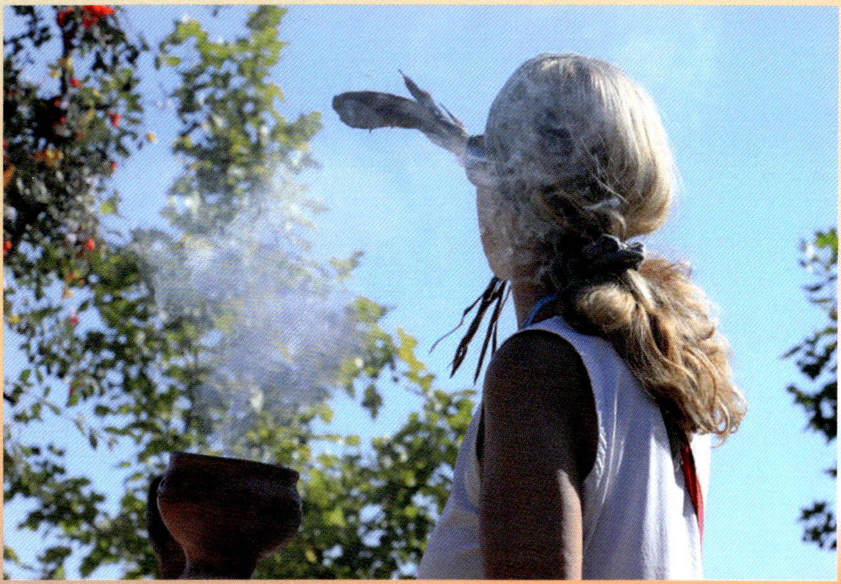

Abb. 14 Schamanische Disziplin

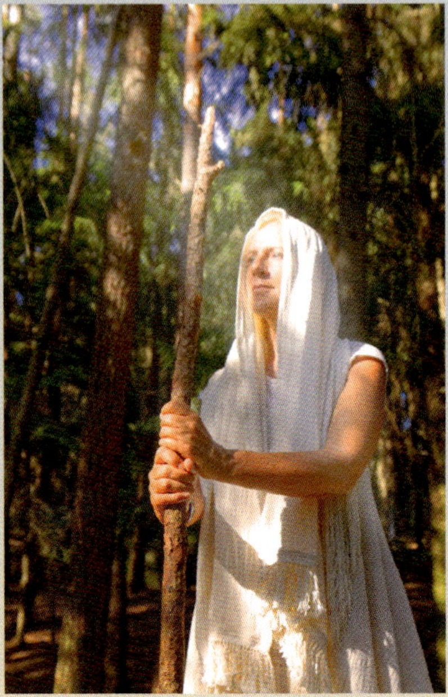

Abb. 15 Seherin

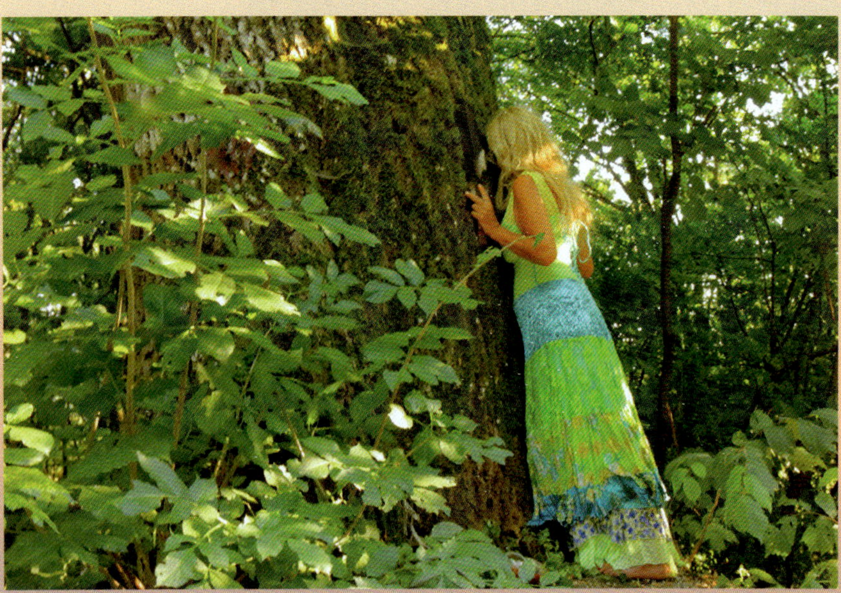

Abb. 16 Verbindung mit Baum

eintritt. Feinfühlige Frauen können diesen Moment spüren. Er wird oft begleitet von einem Gefühl des Glücks, der Vollkommenheit, des Angebunden- und Geborgenseins, des Getragenwerdens von einer höheren Kraft. Es ist eine leise, sanfte Ahnung.

In diesem Moment verändert sich auch die Eizelle, verdichtet sich und lässt keine weiteren Spermien durch. Und es entsteht eine neue Zelle, die nun vom Eileiter in die Gebärmutter wandert. Die Gebärmutter beginnt, den Schöpfungstraum zu weben. Aus einem winzigen befruchteten Ei wächst ein vollständiges menschliches Wesen heran.

Unerfüllter Kinderwunsch

Manche Frauen wünschen sich so sehr ein Kind und empfangen keines. Andere sind schwanger und verlieren ihre Embryos in den ersten Wochen. Nicht immer ist unsere Gebärmutter bereit, in ihre Schöpferinnenkraft einzutreten. Nach dem schamanischen Verständnis gibt es unter anderem folgende möglichen Ursachen:

1. Der Körper ist nicht in seiner Kraft, um ein Kind austragen zu können. Es können ernsthafte gesundheitliche Probleme zugrunde liegen oder auch Mangelerscheinungen. Da die Gebärmutter immer auch ein Organ ist, welches heilende Kräfte in unsere Zellen aussendet, hat sie aufgrund ihrer Arbeit mit dem Körper nicht genügend Ressourcen. Mithilfe einer schamanischen Disziplin oder Diät unterzieht sich der Körper einer Tiefenreinigung, die Gebärmutter wird entlastet und kann sich dann besser auf eine Schwangerschaft vorbereiten.

Es kann auch sein, dass die Gebärmutter als Organ Stärkung braucht. Die Brennnessel mit ihren vielfältigen Vitamin-, Mineral- und Aminosäuren-Wirkstoffen ist dann eine hervorragend unterstützende Pflanze.

Als sehr hochwertig möchte ich auch den Silbermantel erwähnen, die Schwesterpflanze des Frauenmantels. Er wächst nur in den Bergen, und seine Wirkstoffe sind um einiges intensiver als die des

Frauenmantels. Die Kraft dieser Pflanze kann sich besonders gut entfalten, wenn sie selbst gesammelt wird. Sehr heilwirksam ist der Tautropfen, den man am Vormittag auf den Blättern finden kann. Die Blätter können als Tee eingenommen oder als Badezusatz verwendet werden.

Dennoch geht es in erster Linie immer um die Verbindung mit dem Wesen, der Präsenz, der Seele, der Essenz der Pflanzen. Diese kann man herstellen, indem man in die Meditation, in das Gebet, in die Vertiefung und das Gespräch mit der Pflanze geht. Die chemische Zusammensetzung einer Pflanze ist eine wichtige Unterstützung, die Verbindung mit der Seele der Pflanze bringt das ganze Heilpotenzial eines Heilkrautes zur Wirkung.

Dabei ist Kontinuität wichtig. Denn jedes Mal, wenn wir mit der Pflanze sprechen und sie um ihre Unterstützung bitten, öffnen sich die Tore zu ihrer Welt wieder ein Stück, und wir können die heilende Wirkung auf völlig anderen und neuen Ebenen empfangen, die viel nachhaltiger sind, als einen Tee zu trinken oder Bäder zu nehmen.

2. Verklebte Eileiter: Nach einer Eileiterentzündung können Eileiter verkleben. Sie blockieren den Weg des Eies, und es kommt nicht zur Befruchtung. Es kann aber auch zu Eileiterschwangerschaften kommen. Das Ei nistet sich im Eileiter ein. Der Embryo stirbt und wird entweder von der Schleimhaut des Eileiters absorbiert oder mit der nächsten Mondzeit ausgestoßen. In anderen Fällen durchbricht die Frucht die Eileiter, es kommt zu starken Schmerzen und Blutungen in den Bauchraum und es muss sofort operiert werden.

Blockaden durch einen verklebten Eileiter lassen sich mit natürlichen Mitteln oft gut lösen. Jegliche Disharmonie, die wir erleben und die in uns Stress auslöst, wirkt sich körperlich aus. Gerade bei verklebten Eileitern habe ich die Erfahrung gemacht, dass Ruhe und Entspannung sowie liebevolle Zuwendung zum Schoßraum Wunder wirken. Aufgelöste Kohletabletten, Heilerde oder eine Salbe aus Harz (Vorsicht, manche reagieren darauf allergisch) auf die Haut auftragen und mit einer Hand vom Bauchnabel sanft nach unten streichen bis zur Mitte des Schambeines, dabei mit der anderen Hand die Haut vom Bauchnabel Richtung Herz ziehen – das kann Verklebungen, Vernarbungen und Blockaden lösen.

3. Traumen: Traumen können durch Erfahrungen als Kind oder junge Erwachsene entstanden sein. Es hat vielleicht einen Moment gegeben, in dem es für das eigene Leben gefährlich erschien, ein Kind in das Leben einzuladen. Vielleicht war die eigene Mutter mit ihren Kindern überfordert. Oder sie verabschiedete sich früh aus diesem Leben. Vielleicht gab es auch jüngere Geschwister, um die man sich kümmern musste. Ich habe bei vielen Frauen, die sich vergeblich ein Kind wünschten, Konditionierungen dieser Art entdeckt. Diese lassen sich durchaus über Meditationen, Affirmationen, Erlösungs- und Vergebungsrituale lösen. Manchmal ist auch eine psychologische Unterstützung vorteilhaft.

Interessant ist, dass wir auch Traumen aus früheren Leben mitbringen. In der christlichen Kultur hat diese Vorstellung kaum Platz. Doch unser heutiges Leben ist nicht unsere erste Erfahrung auf Erden. Jeder Einzelne von uns hat schon mehrmals gelebt. Es gibt Momente, in denen wir uns sogar an Altvergangenes erinnern, zum Beispiel in Träumen. Kennst du das Gefühl, an einen Ort zu kommen oder einem Menschen zu begegnen, und du weißt ganz genau, du warst hier schon mal oder du kennst diesen Menschen von irgendwo her? Hier kann eine Rückführung in andere Leben unter fachkundiger Begleitung hilfreich sein.

Auch traumatische Erfahrungen von unserer Ahninnenlinie – und dies kann über mehrere Generationen reichen – können auf unser Erleben der Welt Einfluss haben. Hier helfen systemische Aufstellungen. Diese Arbeit hat übrigens ihren Ursprung im Schamanismus.

4. Unfruchtbarkeit der Frau oder des Mannes: Dies ist in meinen Augen nicht wirklich relevant. Ich habe schon viele Frauen begleitet, die oder deren Partner als unfruchtbar galten. Ich hatte schon Frauen, die nach einer Bestrahlung aufgrund einer Krebserkrankung verbrannte Eierstöcke hatten. Die Schulmedizin sah überhaupt keine Chance, dass diese je ein Kind empfangen können.

Glaubt mir, liebe Frauen, wenn eure Gebärmutter in ihrer Kraft ist, dann lässt sie genau die eine Spermie, die fruchtbar ist, durch. Und die Weisheit eurer Gebärmutter regeneriert vernarbte Eierstöcke. Das eigentliche Problem liegt in der Diagnose »Unfruchtbarkeit«, auf die unsere Gedanken und Emotionen mit Stress und Trauer reagieren. In einem solchen Fall empfehle ich eine schamanische Disziplin für körperliche, emotionale und gedankliche Reinigung, viel Entspannung und auch das Gebet an die geistigen Welten.

Dabei ist es wichtig, das Gebet nicht als Flehen zu praktizieren, weil darin eine seelische Not liegt, die aussagt, dass man selbst nicht an eine Empfängnis glaubt. Sprecht das Gebet in Ruhe und Vertrauen und legt den Wunsch in die Hände der geistigen Welten, des großen Schöpfergeistes. Trage die Bereitschaft in dir, ein Kind zu empfangen. Wenn es für dich gut ist, dann soll es geschehen. Hat der göttliche Seelenplan aber eine andere Aufgabe für dich, soll der Fokus in deinem Leben ein anderer sein, so nimmst du auch diesen an. Es ist wunderbar, eine Vision zu haben. Aber halte nicht um jeden Preis an ihr fest, wenn sich die Dinge nicht so entwickeln, wie du es gern hättest. Das Leben ist so unendlich kreativ und von einer unglaublich schöpferischen Intelligenz getragen, die viel weiser ist als wir. Wenn wir uns dem hingeben und nicht dagegen ankämpfen, dann kann es uns in Situationen, Begegnungen und Ereignisse führen, die so wunderbar und erfüllend sind, wie wir es uns nie hätten vorstellen können.

5. Endometriose: Bei dieser chronischen und schmerzhaften Erkrankung siedelt sich Gewebe, das der Gebärmutterschleimhaut ähnelt, außerhalb der Gebärmutterhöhle an. Die Zellen lassen sich meist im Becken nieder, können aber auch in den ganzen Körper wandern. Man konnte sie sogar im Gehirn feststellen. Endometriose wird wahrscheinlich schon im Embryostadium angelegt und bricht meist im Alter zwischen 20 und 30 Jahren aus.

Im schamanischen Kontext ist die Erkrankung ganz klar auf Energiekonflikte in der Gebärmutter zurückzuführen, die das ganze System durcheinanderbringen und die unendliche Magie der Schöpfungskraft im Uterus in eine zerstörerische Eigendynamik verwandeln. Auch hier ist es wichtig, eine positive Beziehung zur Gebärmutter und zur Mondzeit zu entwickeln. Energiekonflikte sind meist die Summe mehrerer Ursachen. Wenn es der Frau möglich ist, sich die unterschiedlichen Themen anzuschauen, wie Mondzeit, Umgang mit der sexuellen Energie, ungesunde Konditionierungen und Traumen, kann diese Erkrankung unter Kontrolle gebracht werden. Es kann schon helfen, der Seele und dem Herzen viel Gutes zu tun, Stress zu vermeiden und Entspannungsübungen für Seele und Körper durchzuführen. Die tägliche Verbindung mit der Hüterin der Gebärmutter ist ebenfalls unerlässlich für eine Heilung.

Auf der körperlichen Ebene wirkt die Einnahme von Phytohormonen. Das sind spezielle Frauenpflanzen, die keine Hormone enthalten, aber helfen, den Hormonhaushalt zu regulieren. Mönchspfeffer, Yamswurzel, Traubensilberkerze, Frauen- oder Silbermantel und Schafgarbe sind zu empfehlen. Hierfür gibt es vielfältige Angebote in Kapselformen. Ökologische Herkunft ist immer zu bevorzugen. Für die Einnahme bitte den Anweisungen auf dem Produkt folgen.

Ich persönlich lege sehr viel Vertrauen in die Mistel. Schon lange bevor die Misteltherapie bei uns populär wurde – ein komplementärmedizinisches Verfahren, in dem hoch dosierte Mistelinfusionen an Krebspatienten verabreicht werden –, war diese wunderbare Pflanze für mich immer das erste Mittel der Wahl. Für eine körperliche Reinigung bei Endometriose ist eine mehrmonatige schamanische Disziplin, die jedoch nur unter Begleitung durchgeführt werden kann, mit der Mistel hervorragend. Brennnesseln, am besten die jungen, frischen Pflanzen als Salat, versorgen die Gebärmutter mit allen wichtigen Inhaltsstoffen, die sie braucht, um sich selbst zu regulieren.

Selbsthilfe bei unerfülltem Kinderwunsch

Über systemische Aufstellungsarbeit oder die schamanische Schildarbeit kann das Thema dahinter erforscht werden. Ist medizinisch alles in Ordnung, ist zu prüfen, ob die Gebärmutter spannungsfrei im Becken liegt. Dies kann durch entsprechende Massagen geschehen. Übergewichtigen Frauen hilft oft eine Diät, um schwanger zu werden.

Nach dem Geschlechtsverkehr solltest du mindestens 30 bis 45 Minuten lang liegen bleiben, weil die Samenzellen durch den Orgasmus zuerst einen Schock bekommen und nicht wandern. Durch Veilchenöl können die Samenzellen angelockt werden, dabei wird ein wenig Öl in die Scheide gegeben. Regelmäßige Moorbäder, Tanzen und Pezziball-Kreisen fördern die Durchblutung des Beckens.

Wenn Frauen noch Amalgam in den Zähnen haben, dann können die Drüsen oft nicht so gut arbeiten, vor allem die Hypophyse. Es empfiehlt sich, eine Entgiftung zu machen. Oft lagern sich Schadstoffe um den Eierstock ab. Dies kann getestet und getastet werden. Hier hilft ebenfalls ein Entgiftungsprogramm, vor allem mit Alge, um schwere Schadstoffe abzutransportieren. Bei verklebten Eileitern sind Moorbäder und Massagen zu empfehlen.

Misteltropfen, drei Tassen Salbeitee mit Salz oder zwei Tassen Storchenschnabeltee täglich sind alte Heilmittel für Frauen, die ein Kind empfangen möchten. Brennnessel schenkt der Gebärmutter alle wichtigen Nährstoffe, um diese empfangsbereit zu machen.

10. SCHWANGERSCHAFT UND GEBURT

Es gibt viele gute Bücher über dieses Thema. Deshalb beschränke ich mich in diesem Kapitel auf jenes Wissen, das in unserer Kultur nicht bekannt ist.

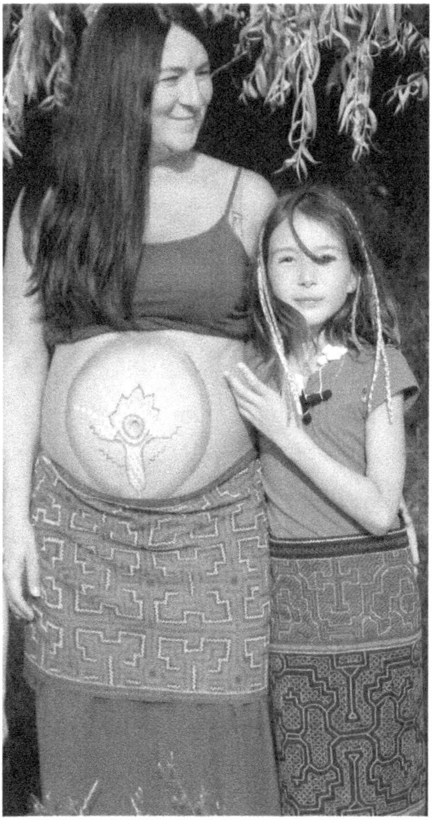

Schwangerschaft *(siehe Bildteil, Abb. 10)*

Das ungeborene Kind nimmt jede Schwingung der Mutter und all der Menschen um sie herum auf. Es erlebt die Emotionen der Mutter, als wären es seine eigenen. Alles, was die Mutter sieht und erlebt, ist Energie, die sich in die Seele des Kindes einwebt.

Nach der Zeugung und in der Schwangerschaft sollten die Eltern nicht über Krankheiten, Kriege, Sorgen oder andere negative Themen sprechen. Es ist gut, sich der Schönheit dieser Welt und des Lebens zuzuwenden, Dankbarkeit und Freude in sich zu spüren.

In der heutigen Zeit ist das nicht einfach, weil wir tagein, tagaus von negativen Informationen überflutet werden. Aber man kann versuchen, für sich selbst den Alltag so positiv wie möglich zu gestalten. Dafür ist es zum Beispiel sinnvoll, keine Zeitung zum Frühstück zu lesen, keine Nachrichten im Fernseher anzusehen und auch keine negative Literatur wie Krimis, Horror etc. zu lesen.

Es gibt Menschen, die einem guttun – und Menschen, die unsere Energie rauben. So ist es auch mit Plätzen. Deshalb ist es ratsam, sich mit dem zu umgeben, was stärkt und nährt.

Für völlig unmöglich erachte ich es, werdenden Müttern von schwierigen Schwangerschaften und Geburten – oft sogar detailreich ausgeschmückt – zu erzählen. Ich habe mich immer wieder gefragt, was Frauen dazu bringt, Schwangeren solche Informationen zuzumuten. Somit liegt es auch an dir, Gespräche, die dir nicht guttun, die sich unruhig anfühlen oder wie mit einer dunklen Wolke daherkommen, abzubrechen oder in eine andere Richtung zu lenken. Denn es beeinflusst ja nicht nur dich in all deinen Empfindungen, Gedanken und Energien, sondern auch die Seelenkraft deines Kindes.

Die spirituelle Seele des Kindes taucht in den Schwangerschaftsmonaten immer mehr in den neuen irdischen Körper ein, um sich dann in den letzten drei Monaten ganz mit der Erdenseele zu verbinden. Manche Frauen spüren die Ab- und Anwesenheit der Seele in den ersten Monaten. Wie wunderbar ist es für das neue Erdenkind, wenn die Mutter immer wieder nette, begrüßende Worte an es richtet und alles ihr Mögliche tut, damit sich das Kind wohlfühlt. In diesen Momenten darf viel Grundvertrauen wachsen.

Ich habe mehrere Frauen begleitet, die sich verzweifelt an mich wandten. Die Vorsorgeuntersuchungen sind immer genauer geworden. Das kann ein Segen sein, aber auch ein Fluch. Denn die Gebärmutter funktioniert nicht wie ein Computer, sondern sie hat ihre eigenen Gesetze, von denen wir nur einen Bruchteil wissen. Den Frauen wurde vorausgesagt, dass sie mit großer Wahrscheinlichkeit ein behindertes Kind zur Welt bringen werden. Allen wurde die Möglichkeit einer Abtreibung auch in einem späteren Stadium der Schwangerschaft angeboten.

Hier begegnet uns wieder das Problem einer Prognose, die auf einer momentanen Diagnose beruht. Die Gedanken und Emotionen der Mutter nach einer solchen Mitteilung haben entscheidenden Einfluss auf die Entwicklung des Kindes. Wir haben alle schon von den sich selbst erfüllenden Prophezeiungen gehört. Tatsache ist jedoch, dass die Gebärmutter auch das Organ der Heilung ist und in den meisten Fällen sogenannte Missbildungen, die in frühen Stadien festgestellt werden, regulieren kann. Aber natürlich kommen auch Kinder mit Missbildungen oder Krankheiten zur Welt. Das ist der Lauf der Geschichte. Die Hintergründe dafür sind vielfältig und meist in vergangenen Inkarnationen zu suchen.

Alle Frauen, die ich begleiten durfte, haben gesunde Kinder zur Welt gebracht. Nicht, weil ich so eine gute Heilerin bin, sondern weil sie sich entspannen konnten und dadurch die Selbstheilungskräfte aktiviert wurden. Es ist immer der eigene Körper, der heilt. Heilerinnen wie ich, aber auch Schulmediziner, geben ihren Patientinnen und Patienten eine seelische und körperliche Hilfestellung, um die Selbstheilungskräfte zu aktivieren.

Selbsthilfe bei morgendlicher Übelkeit in der Schwangerschaft

Morgens vor dem Aufstehen eine Kleinigkeit essen. Ein paar Tropfen Drachenblut einnehmen (eine Zubereitung des Harzes des Drachenbaumes, das in Apotheken erhältlich ist). Für die Einnahme bitte den Anweisungen auf dem Produkt folgen.

Selbsthilfe bei Herzklopfen

In der Schwangerschaft kann Herzklopfen durch einen Zwerchfellhochstand oder durch das Schilddrüsenhormon verursacht werden.

Unregelmäßiger Herzrhythmus oder starkes Herzklopfen hängen auch oft mit den Veränderungen in den Wechseljahren zusammen. Die weiblichen Hormone arbeiten eng mit denen der Schilddrüse zusammen. Durch die Veränderung des Hormonhaushaltes wird auch die Schilddrüse etwas unruhig und beeinflusst Herz und Kreislauf. Die Eierstöcke produzieren nicht mehr so viel Östrogen, die Träumerkraft wird nicht nur in der Gebärmutter, sondern auch im Gehirn aktiviert. Wenn Frauen sich viele Gedanken machen, so kann sich das Zwerchfell nach oben verschieben und Herzunruhen auslösen.

Tiefe Bauchatmung, spazieren gehen im Wald, Yoga, Shiatsu oder sanftes Training helfen dabei, dass das Zwerchfell wieder seinen Platz einnimmt und sich das Herzklopfen beruhigt. Zwei Tassen Passionsblumentee am Tag trinken.

Die Geburt

Eine Geburt ist ein unendlich großer Kraftakt für die Gebärmutter. Man kann nur erahnen, welches Meisterwerk sie hier vollbringt. Sobald die Zeit da ist, das Baby aus dem Schutz und der Fürsorge zu entlassen, sendet es der Mama die Botschaft über Glücksgefühle und neuen Tatendrang. Viele Frauen spüren in den Tagen vor der Geburt Kraft und Zuversicht und vor allem die Bereitschaft, die Geburt anzugehen.

Leider leben wir Frauen schon lange nicht mehr im Rhythmus und mit der Natur und haben die Mysterien einer natürlichen Geburt vergessen. Hausgeburten sind kaum mehr möglich, weil es freischaffenden Hebammen sehr schwer gemacht wird, diese Tätigkeit auszuüben. Die Frauen werden aus Sicherheitsgründen in Krankenhäuser gebracht.

PDA – eine Belastung für Gebärmutter und Baby

Heutzutage lässt sich der Großteil der Gebärenden eine Periduralanästhesie (PDA) zur Linderung der Wehenschmerzen geben. Das ist natürlich für die Gebärmutter eine immense Belastung. Eine PDA verlangsamt die Geburt, oft müssen dann zusätzlich Wehenauslöser eingesetzt werden. Wichtige Hormone, die bei der natürlichen Geburt freigesetzt werden, wie Adrenalin und das Liebeshormon Oxytocin, werden gehemmt. Diese Hormone sind jedoch für das Kind wichtig. Sie helfen ihm, den Stress und den Schmerz, der durch die Kontraktionen und das Hinauspressen entsteht, leichter zu ertragen und zu verarbeiten. Eine PDA verursacht häufig weitere Komplikationen, und nicht selten müssen die Kinder per Kaiserschnitt oder Zangengeburt aus der Gebärmutter geholt werden.

Durch die PDA wird die Gebärmutter in ihrer energetischen Kraft geschwächt. Und das ist problematisch. Denn jede Geburt ist für die Gebärmutter eine Höchstleistung. Es gibt jedoch auch natürliche Geburten, die sehr lange dauern. Einer Frau, die Tage und Nächte in den Wehen liegt und am Rande ihrer Kraft ist, kann eine PDA durchaus Linderung verschaffen. Sie kann etwas essen, vielleicht etwas schlafen, und so neue Kräfte für die letzte Phase sammeln.

Ich möchte betonen, dass ich nicht gegen die westliche Medizin und ihre vielen Möglichkeiten bin. Aber ich finde es gerade in der heutigen Zeit wichtig und gut, die Welten bestmöglich miteinander zu verbinden. Natürlich gibt es Risikogeburten und natürlich kann ein Kaiserschnitt auch Leben retten.

Kaiserschnitt

Sehr fragwürdig sind geplante Kaiserschnitt-Geburten, die bei uns immer mehr aufgrund Terminplanung und Geburtsabkürzung durchgeführt werden. Hier wird ein Schnitt in die Gebärmutter vollzogen. Das bedeutet, ihre Kraft wird gebrochen. Ist es medizinisch unabwendbar, so ist diese Lösung auf jeden Fall absolut wichtig, und die Gebärmutter wird sich auch wieder erholen. Ist der Kaiserschnitt medizinisch nicht notwendig, ist er ein Eingriff in die Natur, die eine große und lang anhaltende Disbalance hervorrufen kann. Die meisten Frauen fühlen sich nach einem Kaiserschnitt depressiv, schuldig, geschwächt und haben viel mehr Mühe, wieder ganz in ihre Kraft zurückzufinden.

Erholungsphase nach der Geburt

Aus der Sicht der traditionellen Schamaninnen verursacht jede Geburt ein Energieloch. Das ist auch nicht weiter schlimm, es ist ein Gesetz der Natur. Die Gebärmutter braucht dieselbe Zeit wie für die Schwangerschaft, um sich nach dieser Anstrengung zu erholen. Bäder, Massagen und Beckenbodenübungen helfen der Gebärmutter, sich auf ihre ursprüngliche Größe zusammenzuziehen und zu regenerieren. Während dieser Zeit ist es auch empfehlenswert, auf sexuelle Aktivitäten zu verzichten. Viele Frauen beginnen viel zu früh, sich wieder für ihren Partner zu öffnen, bevor die Gebärmutter ihre Regeneration abschließen konnte. Daraus können Erschöpfungszustände und Unausgeglichenheit entstehen.

Schenkt man hingegen dem Körper die Zeit, die er braucht, um sich nach dem heiligen Schöpfungsvorgang der Geburt zu erholen, kann die Frau eine sexuelle Begegnung wieder genießen und sich ganz und gar öffnen. Sollte die Frau sich nach einem Jahr immer noch erschöpft und kraftlos fühlen, so ist ein Schließen des Energielochs empfehlenswert und kann unterstützend wirken.

»Als Hebamme versuche ich, den Frauen zu vermitteln, was für ein Wunderorgan ihrem Baby einen behüteten Ort zum Wachsen gibt. Im Wochenbett massiere ich sie sanft, um die Rückbildung zu unterstützen. Wir bedanken uns dann auch gemeinsam bei der Gebärmutter für ihre wunderbaren Dienste.« KATRIN, 40, HEBAMME

Selbsthilfe bei Brustentzündung

Diese entsteht oft beim Stillen, kann aber auch jede Frau in jedem Alter betreffen und tritt vermehrt während und nach den Wechseljahren auf. Eine ärztliche Abklärung ist notwendig. Leichte Brustentzündungen können mit sanften Massagen, kühlenden Quarkwickeln oder Umschlägen mit essigsaurer Tonerde gelindert werden. Ebenso helfen frische Salbeiblätter im BH.

11. ABORTE UND ABTREIBUNG

Es ist eine große Freude: Eine befruchtete Eizelle hat sich eingenistet. Etwas Neues, Wunderschönes im Leben hat seinen Anfang genommen. Und dann geschieht es: Das kleine Wesen verabschiedet sich wieder. Die Gründe dafür sind vielfältig und bei jeder Frau anders. Die Trauer ist groß.

Ich habe eine erstaunliche mögliche Erklärung dafür von der Lakota-Ältesten Singing Bird erhalten. Sie war der Meinung, dass die schöpferischen Kräfte bewusst ein spirituelles Wesen für eine kurze Zeit in die Gebärmutter senden, das durch die Entwicklung zum Embryo einen materiellen Körper annimmt. Seine Aufgabe ist nun, eine Form von Reinigungs- und Heilarbeit in der Gebärmutter zu übernehmen, um diese für das Austragen eines Kindes vorzubereiten.

Es ist ein Akt der Gnade der spirituellen Welten, eine wertvolle Unterstützung von anderen Ebenen. Deshalb empfiehlt Singing Bird, bei einem Abort das Ritual für die Herstellung der Balance der Gebärmutter durchzuführen, sich bei der spirituellen Seele zu bedanken und sie zu verabschieden. Auch ist es empfehlenswert, eine dreimonatige Brennnesseldisziplin durchzuführen, damit sich die Gebärmutter wieder regenerieren und aufbauen kann. Sie sagt, dass durch die Fehlgeburt eines bereits weiterentwickelten Fötus der Körper trainiert wird, um Kraft für eine weitere Schwangerschaft aufzubauen.

Dies ist eine für uns sehr fremde Ansicht. Dennoch möchte ich sie euch nicht vorenthalten. Egal ob der Embryo nicht lebensfähig war, dieses oder jenes im Körper der Mutter gefehlt hat, die Spermie des Mannes defekt war – es war nicht seine Aufgabe, länger auf der Erde zu bleiben. Nur für diese kurzen Wochen hat sich das Tor zu den Anderswelten geöffnet und eine spirituelle Kraft im Uterus gewirkt. Die meisten Frauen werden anschließend wieder schwanger, und alles verläuft gut.

Dann gibt es Frauen, die viele Fehlgeburten haben. Das ist körperlich und emotional eine sehr große Belastung. Hier sind andere Kräfte am Wirken. Leben verabschiedet sich immer und immer wieder in der Frau, die so gerne Leben schenken würde. Frauen mit zwei oder mehreren Aborten hegen einen sehr großen Kinderwunsch, eine tiefe Sehnsucht. Warum ist es ihr so wichtig, ein Kind zu empfangen? Was erwartet, erhofft sie sich dadurch? Ich empfehle den Frauen, dies gut zu prüfen. Manchmal führe ich diese Frauen unter Trance in ein vergangenes Leben zurück. Zu 80 Prozent gelangen wir zu Ereignissen, die in das heutige Leben hineinwirken und diese Umstände herbeiführen. Ungefähr die Hälfte der von mir behandelten Frauen trägt in den folgenden Jahren ein Kind aus. Bei den anderen Frauen will das Leben etwas anderes.

Die Verbindung mit der Hüterin der Gebärmutter kann dich in deinem Wunsch unterstützen, aber auch in der Akzeptanz von dem, was ist. Gut möglich, dass deine Gebärmutter anderes mit dir in die Wirklichkeit träumen möchte.

Abtreibung

Es war einer der unzähligen wunderschönen Sommertage im Bregenzerwald. Duftendes, frisches Heu, fröhlich singende Vögel, ein kreisender Adler – einer der Tage, wie ich sie liebe. Ich war Mitte 20 und seit einigen Wochen mit meinem Adoptivvater Juan aus Kolumbien, der auch gleichzeitig mein schamanischer Lehrer war, in den Bergen unterwegs, um von der Natur und den Anderswelten zu lernen. In meiner linken Hand hielt ich seit Tagen ein Ei und trug es achtsam mit mir.

Barfuß ging ich über den moosigen Waldboden, überquerte Wildwasserbäche, kletterte steinige Gebirgswege hinauf, was ja nicht so einfach ist. Überall lagen spitze Steinchen, die sich in meine Fußsohlen bohrten. Mit dem Ei war ich bereits vertraut und empfand es nicht mehr als zusätzliche Aufgabe. Doch dann geschah es. Plötzlich bekam das Ei eine Einbuchtung, eine Delle, ohne dass ich Druck darauf ausgeübt hätte. Juan betrachtete es und sagte: »Das ist ein Energieloch, das durch eine Abtreibung entstanden ist. Es sollte dringend geschlossen werden.«

Mich durchfuhr eine Hitzewelle, alles in mir zitterte und vibrierte. Ich hatte dieses Ereignis, welches damals etwa fünf Jahre zurücklag, völlig vergessen, obwohl es für mich ein ganz schreckliches und dramatisches Erlebnis gewesen war. Eines, das ich nicht wollte, aber absolut keinen anderen Ausweg sah. Ich war Anfang 20, hatte bereits zwei kleine Kinder und war in Trennung von meinem ersten Mann. Es war kein Geld da. Mein Mann war noch in Ausbildung, und ich musste meine Ausbildung der Kinder wegen abbrechen. Es gab keine Unterstützung von familiärer Seite, weder bei mir noch bei ihm. Wir waren völlig auf uns allein gestellt und hatten starke Differenzen. So sah ich nur diese eine Lösung.

Beim ersten Abtreibungstermin brach ich weinend vor dem Arzt zusammen, und er schickte mich wieder nach Hause. In der letzten Woche, in welcher der Eingriff noch durchführbar war, ja, fast am letzten möglichen Tag, habe ich dann all meine Bedenken beiseitegeschoben und bin in diese schreckliche Erfahrung hineingegangen. Es schien mir die vernünftigste Lösung zu sein. An die nächsten Wochen kann ich mich nicht mehr erinnern, außer an das Gefühl, von einer großen dunklen Wolke eingehüllt zu sein. Und dann vergaß ich es, um weiterleben zu können.

Eine Abtreibung ist wohl einer der massivsten Eingriffe, den eine Frau durchführen muss. Es ist für jede Frau schwierig. In ihr wächst bereits Leben heran. Die Seelen sind miteinander verbunden. Das kleine Herz beginnt bereits 22 Tage nach der Befruchtung in der Gebärmutter zu schlagen. Mit zwölf Wochen ist es ein vollkommenes Menschlein, mit allen zehn Zehen und Fingern, Augen, Ohren, Nase. Es kann schon gähnen und am Finger saugen.

Manchmal lässt eine Situation im Leben eines Mädchens oder einer Frau keine andere Lösung zu als eine Abtreibung. Natürlich wissen wir erwachsenen Frauen, wie Kinder entstehen, und sollten auch dementsprechende Vorsorge treffen. Eine Abtreibung ist mit Sicherheit eine größere seelische Belastung für ein junges Mädchen oder eine Frau als die Einnahme der Pille für ein paar Jahre. Und dennoch kann auch eine erwachsene Frau in eine Situation kommen, in der die Umstände so schwierig sind, dass sie sich außerstande sieht, ein Kind auf die Welt zu bringen.

Ich habe nach dem zerbrochenen Ei mit vielen indigenen Heilerinnen und Ältesten über das Thema gesprochen. Übereinstimmend sagten sie: Ja – die Frau nimmt Leben. Sie gibt Leben, sie kann dieses auch nehmen. Sie greift in ein mögliches Schicksalsnetz ein, sie beendet einen anderen heiligen Traum für ihren eigenen. Dies erzeugt einen Energiekonflikt. Heute weiß man darüber Bescheid, dass bei einer Abtreibung die Embryonen versuchen, dem eindringenden Instrument zu entkommen, dass ihr Herz zu rasen beginnt, sie versuchen, zu fliehen. Die Mutter spürt den Todeskampf, in der Gebärmutter spielt sich ein großes Drama ab. Dies ist eine Tatsache.

Ritual für die Herstellung der Balance nach einer Abtreibung

Wenn du eine Abtreibung erleben musstest, dann sollte die Balance zwischen dir und der Natur, zwischen dir und dem Kosmos, zwischen dir und der Seele wiederhergestellt werden. Dafür, dass du Leben genommen hast, gib wieder Leben.

Trage dafür sieben bis 21 Tage ein Ei mit dir. Gut wäre es, von mir oder einer von mir ausgebildeten Frau das Energieloch schließen zu lassen. Unter meinen Frauen sind auch Ärztinnen, die eine Nachbetreuung medizinisch wie energetisch gewährleisten können. Ich muss »von mir ausgebildete Frauen« betonen, da in der Zwischenzeit viele Frauen die Arbeit mit dem Ei anbieten, ohne diese jedoch gelernt zu haben, geschweige denn sie zu verstehen.

Besorge dir eine kleine Birke. Die Birke ist der Baum der Wiedergeburt, des Frühlings, des Neubeginns, der Reinigung und Erneuerung. Sie ist der Weltenbaum bei den sibirischen Schamanen, welcher Erde und Himmel miteinander verbindet. In der altdeutschen

Sprache wurde dieser Baum »Birtha« genannt, was »Licht« bedeutet. Die Birke schenkt Zuversicht, Freude und Leichtigkeit. Grabe ein Pflanzloch, räuchere es mit Salbei und gib das Ei hinein. Verabschiede dich vom Kind. Sag ihm, dass du dich außerstande gefühlt hast, die große Rolle als seine Mutter in diesem Leben einzunehmen. Weißt du, aus der höheren Perspektive wusste es bereits bei der Inkarnation, dass dies geschehen wird. Dahinter liegen oftmals karmische Ereignisse aus einem anderen Leben. Bedanke dich bei dem Kind, auch für die Zweifel und Schmerzen, die es in dir ausgelöst hat, für die Gefühle der Schuld und Unzulänglichkeit. Es gibt dir die Chance, zu wachsen, dich selbst besser zu erkennen. Gib zu dem Ei noch ein Geschenk für die Kinderseele, und nun pflanze die Birke ein. Deine Aufgabe ist es, die Birke einen Jahreskreislauf lang zu betreuen, sie zu hegen und pflegen, manchmal bei ihr zu sitzen und mit der Birkenseele sowie der Kinderseele zu sprechen. Wenn die Birke einen Jahreslauf überlebt und weiter gedeiht, dann ist die Balance wiederhergestellt. Stirbt sie, dann muss noch einmal an dem Energieloch gearbeitet werden, und eine neue Birke wird gepflanzt. Birken sind übrigens sehr anpassungs- und widerstandsfähig. Dass sie den Jahreslauf nicht überlebt, ist wirklich sehr selten.

12. RITUALE FÜR DIE GEBÄRMUTTERREINIGUNG

Reinigung und Pflege der Gebärmutter

Bei allen Erkrankungen, die die Gebärmutter und die Brüste betreffen, sind körperliche und energetische Reinigungen der Gebärmutter wichtig. Damit lassen sich enorme Erfolge in der Heilung und in der Stärkung des Gleichgewichts und der Stabilität erzielen. Allerdings sind diese Reinigungen mit Disziplin, Kontinuität und Zeit verbunden, etwas, das Frauen oft nur schwer aufbringen können. Heutzutage sind die Frauen meist mehrfach belastet. Sie sind nicht nur Partnerin, Mutter und vielleicht auch pflegende und sorgende Tochter, sie müssen auch zum Familieneinkommen beitragen oder sogar dafür aufkommen.

Eine Gebärmutterreinigung bedeutet immer, sich selbst Zeit zu schenken und sie sich auch zu nehmen. Jedoch sind Frauen nach wie vor darauf konditioniert, zuerst für andere Menschen da zu sein und zuletzt auf sich selbst zu schauen. Am schwierigsten erscheint den meisten Frauen die längere sexuelle Enthaltsamkeit. Frauen können dies sehr gut nachvollziehen, spüren sie doch, wie gut ihnen das tun würde. Männer haben dafür weniger Verständnis. Wenn ich die Chance habe, mit den betreffenden Partnern zu sprechen, dann bitte ich sie, ihrer Frau diese Zeit für ihre Heilung und Regenerierung zu schenken, unabhängig davon, ob sie es verstehen oder nicht. Aber für ihre Frau ist es ein Weg aus ihrer Erkrankung, und das können die meisten Männer gut annehmen. Es berührt mich sehr, wenn ich miterleben darf, wie sich dadurch eine Beziehung vertieft und die Liebe wächst. Will ein Mann das Beste für seine Frau und nimmt seine eigenen Bedürfnisse zurück, liegt allein darin schon sehr viel Heilung für die Frauenthemen.

Wer eine gute und gründliche Gebärmutterreinigung durchführen will, sollte sich ungefähr ein halbes Jahr Zeit dazu geben. Wer schnellere Varianten möchte, kann das natürlich auch so durchführen, nur ist die Reinigung dann auch oberflächlicher. Nicht immer jedoch bedeutet lange Zeit auch bessere Effektivität. Ebenso wichtig ist, wie die Frau mit der Zeit umgeht und wie viel Aufmerksamkeit sie der Reinigung widmet. So kann eine intensive sechswöchige Reinigung wirksamer sein als eine halbjährige, die nur so nebenbei angewendet wird.

Die Steinspirale

Dies ist ein wunderschönes und sehr kraftvolles Ritual, das in der Gruppe oder allein durchgeführt werden kann. Die Form der Spirale finden wir vielfältig in der Natur, seien es unsere DNS, die Ohrmuschel, Farne oder Muscheln. Spinnen bauen ihre Netze spiralförmig, Kletterpflanzen winden sich spiralförmig, ja selbst Wirbelstürme und Wasserstrudel bilden Spiralen.

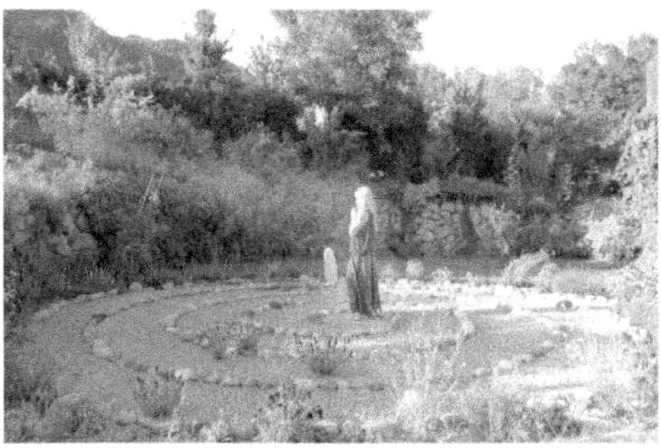

Steinspirale *(siehe Bildteil, Abb. 11)*

Auch unser Leben folgt dieser Gesetzmäßigkeit. In den immer wiederkehrenden Rhythmen und Kreisläufen der Natur bewegen wir uns wie in einem Kreis: Frühling, Sommer, Herbst und Winter. Morgen, Mittag, Abend, Nacht. Doch wir kehren nie zu dem Punkt zurück, an dem der Kreislauf begonnen hat. Wir werden älter, leben an anderen Orten, sind mit anderen Menschen unterwegs, machen ständig neue Lebenserfahrungen. So wandern wir auf unserem

Lebensweg weiter und weiter mit dem Ziel, in der Mitte, in unserem Zentrum anzukommen.

Es gibt rechtsdrehende und linksdrehende Spiralen. Für die körperliche Reinigung arbeite ich ausschließlich mit der rechtsdrehenden Spirale. Sie steht für Kraft und Anfang. Wie ihr auf dem Bild erkennen könnt, gehen wir gegen den Uhrzeigersinn in die Spirale.

Am Amazonas wird die Spirale für die Heilung von zerstörten Plätzen eingesetzt. Wir kennen alle das große Drama, das im Regenwald geschieht: Täglich werden Flächen in einer Größenordnung von 550 Hektar gerodet. Der Amazonas und seine Nebenflüsse sind vom Quecksilber der Goldsucher verunreinigt, aus beschädigten Pipelines entlang des Flusses sickert Öl ins Wasser. Die indigene Bevölkerung verliert ihre Lebensgrundlagen, denn sie werden mit Einverständnis der Regierung brutal und rücksichtslos von der Erdölindustrie und den Palmöl- und Sojagroßbetrieben von ihrem Land vertrieben. Tiere und Pflanzen sind bedroht und sterben aus. Die traditionellen Schamaninnen suchen bewusst zerstörte Landschaften auf, um dort Steinspiralen zur Heilung zu errichten. Die Größe und der Durchmesser der Spirale werden dem Platz und den Steinen angepasst. Gut ist es, wenn sie vier Umkreisungen hat. Dadurch entsteht die Reinigungs- und Schöpfungsenergie. Auch Naturwesen lieben diese Energie und siedeln sich gerne bei Spiralen an. Dies hilft Pflanzen und Tieren, wieder zurückzukehren, und neues Leben kann beginnen.

Die Guajira wurden aus dem Amazonasgebiet vertrieben und haben sich nun an der Küste von Kolumbien angesiedelt. Für sie ist die Spirale eines der wichtigsten Symbole, und ich durfte viel von ihnen darüber lernen. In jedem Haus findet man eine Spirale aus kleinen Steinen, manchmal auch aus Holz oder anderen Naturmaterialien. In der Mitte der Spirale stehen Schalen mit Wasser und Steinen, Amulette und Kräuter werden hingelegt, um sie zu reinigen und aufzuladen.

Die Energie in der Mitte der Spirale verbindet die Kräfte der Erde mit den Kräften des Kosmos. Diese Energie entwickelt sich über Wochen, Monate und Jahre hinweg. Eine Spirale, die erst gebaut wurde, hat niemals die Kraft einer Spirale, die schon über längere Zeit besteht und regelmäßig aktiviert wird. Ritualplätze und Kraftgegenstände sind wie Babys: Je mehr wir sie pflegen, lieben und Sorge dafür tragen, desto stärker und gesünder sind sie (und ihre Energie). Naturgeister siedeln sich an, und auch kosmische Wesenheiten lieben die Spirale als Tor, um mit der Erde und ihren Lebewesen zu kommunizieren.

Wenn du eine Spirale in der Natur legst, dann kümmere dich bitte um sie. Lass sie nicht verwahrlosen. Hast du nicht die Zeit und Möglichkeit dafür, lege die Steine nach dem Ritual wieder auf die Plätze zurück, von denen du sie weggenommen hast. Erfolgt dies nicht, entstehen Energiekonflikte. Wenn wir Energie und Kraftnetze weben, ist es wichtig, Verantwortung zu übernehmen. Können wir einen Ritualplatz nicht betreuen, neutralisieren wir ihn und verlassen den Ort so, als ob wir ihn nie betreten hätten. Wir lassen weder materielle noch energetische Spuren zurück und respektieren die Natur.

Die Spirale war das erste schamanische Ritual, das ich erlebt habe. Don Juan erklärte mir, dass ihre reinigenden, heilenden und schöpferischen Energien bei einem Mindestdurchmesser von ca. sechs Metern bis zu 30 Kilometer in die Umgebung, in die Höhe und in das Erdinnere reichen.

In der Mitte der Spirale, wo sich Erde und Himmel vereinen, löst sich die Gravitation auf. Der Kompass spielt verrückt, die Himmelsrichtungen lassen sich nicht mehr festlegen. Messer und Klingen, die in die Mitte gelegt werden, schärfen sich von selbst, Lebensmittel halten länger. Wasser, das über Nacht in die Mitte gestellt wird, lädt sich auf. Morgens auf nüchternen Magen getrunken, unterstützt es die Zellreinigung.

Sämtliche Ritualplätze sollten barfuß aufgebaut und begangen werden. Dies ist eine respektvolle Wertschätzung von Mutter Erde, dem Zeremonienplatz und den Spirits des Ortes. Es sind heilige Plätze. Es ist unhöflich, mit unseren Straßenschuhen darin herumzutrampeln. Meine Assistentinnen bereiten sogar im Winter alle Ritualplätze barfuß vor. Bei eisigem Boden empfehle ich ihnen zwar, Schuhe zu tragen, überlasse ihnen aber die Entscheidung.

Das Barfußgehen hat eine ganz wichtige persönliche Auswirkung: Wir haben an den Fußsohlen Energiepunkte, mit denen wir unentwegt negative Energien in die Erde abgeben und deren positive Kraft aufnehmen. Barfuß auf der Erde zu gehen, ist eine sehr wertvolle Reinigung und gute Möglichkeit, um Kraft zu tanken. Spüre bewusst, wie unterschiedlich sich die Energien anfühlen, wenn du über eine Wiese, Rasen, Moor, Waldboden, Steine und Beton gehst. Es sind wertvolle Medizinkräfte, die wir umsonst erhalten. Interessanterweise wird das Barfußwandern in den letzten Jahren immer bedeutender und sogar von Tourismuszentren angeboten. Dies ist eine sehr begrüßenswerte Entwicklung.

Aufbau der Spirale

Eine Spirale im eigenen Garten ist etwas Wundervolles, denn sie gibt ständig positive Energie in den Garten, das Haus und auf die Bewohner ab. Die rechtsdrehende Spirale hilft, Bedrohungen, Ärger und Leid vom Platz fernzuhalten. Natürlich kann die Spirale überall gebaut werden. Auch im Haus oder in der Wohnung wirkt sie Wunder. Wer keinen Platz dafür hat, kann auf dem Hausaltar eine kleine Spirale aus Steinchen legen. Man kann diese dann natürlich nicht betreten, dennoch wirkt sie im ganzen Raum. Sie eignet sich hervorragend dafür, Wasser, Medizintinkturen, Kraftgegenstände und Ähnliches in der Mitte zu reinigen und aufzuladen.

Hast du einen Platz gefunden, so frage bitte den Spirit des Platzes um Erlaubnis. Erzähle, was du gern tun möchtest. Du spürst mit Sicherheit eindeutig ein Ja oder Nein.

Nun werden die Steine gesucht. Auch sie sind Lebewesen. Bitte nimm eine Opfergabe wie Mais oder Mehl mit. Und nun wird es spannend. Denn jeder einzelne Stein, den du mitnehmen möchtest, wird begrüßt und gefragt, ob er damit auch einverstanden ist. Das ist alles nicht lächerlich. Es ist der Respekt den Ältesten gegenüber. Ich habe bereits erwähnt, dass Steine die allererste materielle Form von spiritueller Energie sind. Steine leben, sie wachsen und sie bewegen sich. Ihre Zeitdimension ist eine völlig andere als unsere. Sie werden Millionen Jahre alt. So vieles haben sie schon gesehen und erfahren. In ihnen wohnen viel Weisheit und Magie, sie wissen um all das, was auf der Erde geschah. Steine bündeln, koordinieren und organisieren Energie. Auf der ganzen Welt gibt es die Kraftplätze der Steine. Manche wurden vor Jahrtausenden von Menschen angelegt und errichtet.

Wenn du den Stein mitnehmen darfst, so stellt er sich für dich und deine Zeremonie zur Verfügung. Lass ein wenig von deiner Opfergabe dort, sprich ein kurzes Gebet oder singe ein Lied. Nimm den Stein mit zum Ritualplatz und verbinde ihn dort mit jeder Himmelsrichtung. Halte dafür den Stein mit beiden Händen in die Höhe, drehe dich im Sonnenkreis nach Süden, Westen, Norden und Osten und lege ihn dann ab.

Ich zeichne die Spirale immer mit einem Holzstab vor. In der Mitte beginnend, markiere ich einen Kreis, der sich öffnet. Ein weiterer Holzstab hilft mir, die exakte Breite der einzelnen Spiralwindungen zu bemessen. Je schöner und regelmäßiger die Spirale wird, desto besser ist dies für die Entwicklung der Kraftbewegung. Selbst für Menschen mit gutem Augenmaß ist es schwierig, ohne Hilfsmittel eine ausgewogene Spirale zu errichten. Vorteilhaft ist es, wenn Stein an Stein liegt, ohne Abstände dazwischen. Der Spiralweg ist so breit, dass eine Person gut hindurchgehen kann. Der Kreis in der Mitte sollte so groß sein, dass dort eine Person stehen und sich einmal um die eigene Achse drehen kann. Anstelle des ersten Steines kannst du eine Frauenstatue oder eine selbst gebastelte Gebärmutter legen. Der schöpferischen spirituellen Kreativität sind keine Grenzen gesetzt. Wunderbar, wenn du den Rand der Spirale mit weiblichen Symbolen ehrst.

Ist die Spirale fertig gebaut, wird sie als Erstes mit Salbei und Harz von der Mitte her nach außen geräuchert. Es ist wichtig, dass die ganze Spirale abgegangen wird. Wenn du eine Abkürzung über die Steine nimmst, wird die Energie wieder unterbrochen, die sich bereits mit dem Bau der Spirale aufgebaut hat. Nimm bitte ca. zwei Kilogramm Mehl und zwei Kilogramm Mais und gehe in die Mitte der Spirale. Dort streust du Mehl auf den Boden und gibst Mais auf die Steine. Nun gehst du Schritt für Schritt die Spirale wieder zurück zum Ausgang und streust dabei unentwegt Mehl und Mais aus. Das sind die Opfergaben, die wir den spirituellen Welten darbringen. Vor uns liegt nun eine Stein-Mais-Mehlspirale.

Wenn du die Möglichkeit hast, dann bringe rechts neben dem Eingang eine kleine Feuerstelle in Form eines Kreises an. Sie ist für das Ritual nicht unbedingt notwendig, jedoch unterstützend. Entfache das Feuer. Begrüße es in deiner eigenen Gestik, mit deinen Worten und gib reinigende Kräuter hinein wie Salbei, Beifuß oder Lavendel. Fächle mit deinen Händen den entstehenden Rauch zu deinem Körper. Das ist Reinigung pur.

Am Eingang der Spirale begrüße den Geist des Platzes. Gehe langsam Schritt für Schritt in die Spirale hinein. Du wanderst nun symbolisch deinen Lebenskreislauf zurück. Denke bitte an alles, was du gern in deiner Weiblichkeit, deinem Frausein reinigen und heilen möchtest. Das dürfen körperliche Erkrankungen, Beziehungsschwierigkeiten, sexueller Missbrauch, Verlustängste, negative Emotionen und Gedanken, finanzielle Schwierigkeiten, Probleme jeder Art, einfach alles sein. Alles hängt immer mit allem zusammen. Visualisiere bewusst alles, von dem du denkst, dass du es als Erfahrung oder Thema nicht mehr in deinem Leben brauchst. Bitte Mutter Erde um ihre Unterstützung und ihren Segen und stell dir vor, wie all die belastenden und negativen Energien durch deine Fußsohlen von der Erde aufgenommen werden. Die Erde ist gütig und sorgt für uns. Wir sind ihre Kinder, und sie möchte, dass es uns gut geht. Spüre ihre Liebe.

Wenn du in der Mitte ankommst, dann begrüße die vier Himmelsrichtungen. Der Süden schenkt uns die Heilung und Erlösung unserer Kinderwunden und der Sexualität, lehrt uns die Liebe in ihrer schönsten Form, verbindet uns wieder mit dem Vertrauen in uns selbst und in das Leben. Im Westen geht die Sonne unter. Die Kraft der Mondin lehrt uns, unsere Schönheit und Gaben zu sehen, unterstützt uns in der Heilung von allem, was ist, in diesem und in den vergangenen Leben. Der Norden schenkt uns Klarheit, Aufrichtigkeit, Wahrhaftigkeit und den Segen der Ältesten. Er lehrt uns, unsere Stimmen zu erheben und in die Führung zu gehen. Der Osten verbindet uns mit der Kraft unserer spirituellen Seele, mit der Unabhängigkeit der wilden, freien Frau, die mutig und freudvoll durch das Leben tanzt.

Stell dich in die Mitte der Spirale, die Füße hüftbreit, hebe deine Hände der Sonne oder der Mondin entgegen, wenn du dieses Ritual in einer Vollmondnacht durchführen möchtest. Spüre, wie die Energie der Erde und des Universums durch dich fließt.

Die Mitte ist das große Nichts. Hier wohnt die Göttin ohne Namen, die Schicksalsweberin, die Träumerin, die Heilerin. Hier öffnet sich ein Tor zu all den weisen Frauen dieser Welt, zu denen, die gelebt haben, die jetzt leben und die auf die Erde kommen werden. Das Tor in der Mitte verbindet dich mit einem spirituellen Raum, in dem nicht nur tiefe Heilung möglich ist, sondern du auch angebunden bist an das, was man die Ewigkeit nennt, die Unendlichkeit. Unentwegt finden sich dort die Frauen mit ihren Gebeten, Gesängen, Meditationen und Ritualen ein, um gemeinsam an der Schöpfung mitzuwirken. Es ist ein heiliger Raum, der tatsächlich existiert und in menschlichen Worten schwer zu beschreiben ist. Hier erneuert sich die Gebärmutterkraft, hier erwacht die Hüterin, hier bist du eins mit deinem heiligen Traum. Der Grund, weshalb du geboren wurdest, das Erbe, das du in dir trägst, ist deine kreative Schöpferkraft. Spüre diese Kraft, die ein Teil von dir ist, und die du bist. Und wenn dir leicht schwindlig wird oder dein Körper von selbst sanfte Kreiselbewegungen macht, so ist das wunderbar. Du bist im Fluss der Reinigung und Heilung. Lass einfach zur

Sicherheit deine Augen offen, damit du nicht umfällst und dich an den Steinen verletzt. Gib dich in tiefer Dankbarkeit und Demut diesen wunderbaren Kräften hin. Die Energiebewegungen der Spirale lassen auch keine Kräfte zu, die dir nicht guttun.

Lege nun deine Hände auf den Bauch und nimm Kontakt mit deiner Gebärmutter und der Hüterin auf. Stell dir deine Gebärmutter in wunderschönen Farben und Mustern vor. Spüre ihre Weisheit und ihre Magie. Sprich laut und deutlich Affirmationen. Gerne gebe ich dir einige Beispiele, um dich zu orientieren. Sprich genau das aus, was du in dem Moment in deinem Herzen fühlst. Das sind Sätze wie:

Ich bin die Kraft.
Ich bin die Stärke.
Ich bin Frau.
Ich bin die Gebärmutter.
Ich bin Weisheit.
Ich bin Magie.
Ich bin die Nacht.
Ich bin das Licht.
Ich bin der Schatten.
Ich bin der Gesang.
Ich bin der Wind.
Ich bin die Tränen.
Ich bin die Freude.
Ich bin das Lachen.
Ich bin die Wahrhaftigkeit.
Ich bin die Angst.
Ich bin der Mut.

Sprich bitte fast ausschließlich positive Affirmationen. Ein paar der anderen, die ja auch ein Teil von uns sind, lassen wir sanft einfließen, sie werden aber sofort durch weitere positive wieder entschärft. So werden die Tränen und die Angst eingewoben, umarmt von all den anderen guten Wortkräften und dadurch in ihre positive

Medizinkraft gehoben. Fühle, wie die Tränen und die Angst plötzlich ihre Kraft verlieren. Verbeuge dich vor dir, vor diesem Raum, dem heiligen Gebärmutterfeld.

Und während du wieder aus der Spirale hinausgehst, denke an all die Visionen, Wünsche, Hoffnungen und Träume, die du in deinem Leben erfüllt haben möchtest. Visualisiere diese als vollendet.

Durch die tiefe Reinigung in der Spirale hast du nun freie, leere Energie zur Verfügung. Diese füllst du mit deinen positiven Informationen. Spürst du, dass das Gehen aus der Spirale leichter ist als das Hineinwandern? Wenn dir danach ist, tanze oder hüpfe aus der Spirale. Bewege dich nicht zu langsam heraus, aus Angst, du könntest einen deiner Wünsche vergessen. Mit Energie, Kraft und Schwung vollziehst du nun die Drehbewegungen einer Geburt, eine neue Phase des Lebens beginnt für dich. Am Eingang der Spirale drehe dich nochmals zu ihr hin, verabschiede dich, bedanke dich. Wenn du die Spirale stehen lassen kannst, so verschließe den Eingang mit Steinen.

Über die traditionelle Arbeit mit einem Ei

Meine Schülerinnen und Klientinnen können oft daran erkannt werden, dass sie ein Hühnerei in ihrer Hand tragen. Nach Veröffentlichung dieses Buches werden es auch viele andere Frauen sein. Die Arbeit mit dem Ei ist ein höchst wirksames Phänomen und einer meiner wichtigsten Grundpfeiler für die Stärkung der Gebärmutter.

»Im Juli 2017 habe ich erstmals mit Sonia Emilia zusammengearbeitet. Ich habe eine viertägige Onlineaktion zum Thema ›Gebärmutter‹ veranstaltet. Das Interview mit ihr stieß auf sehr viel Resonanz. Wir haben uns daraufhin spontan überlegt, ein Onlineritual zum Thema Gebärmutter zu organisieren. Obwohl wir es nur einen Tag zuvor angekündigt hatten, war die Resonanz überwältigend. Mehr als 150 Frauen hatten sich angemeldet und saßen, jede mit

einem Ei in der Hand, vor den Bildschirmen. Die Atmosphäre war heilsam und warm. Sonia Emilia hat einen Raum der Nähe und mütterlichen Wärme entstehen lassen, in dem viel Heilung und Erkenntnis möglich war. Ich bin ihr zutiefst dankbar für ihre Arbeit und die wunderschöne Kooperation.«

ANNE SONO, 55, FILMEMACHERIN

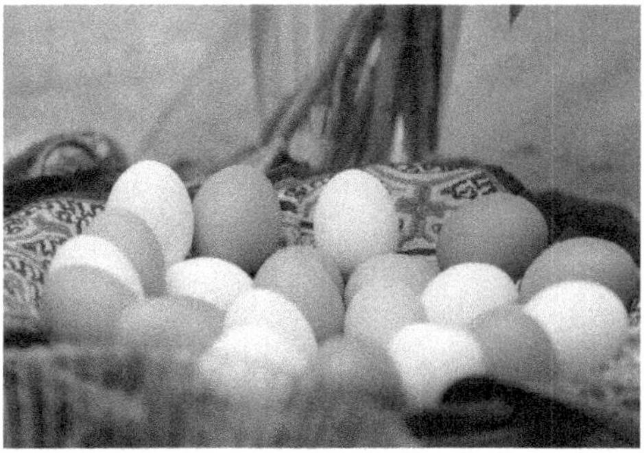

Eiarbeit *(siehe Bildteil, Abb. 12)*

Ein banales Hühnerei, das wir gern zum Frühstück essen und das unsere Nahrung anreichert, ist ein uraltes Heilmittel in der Volksmedizin indigener Kulturen. Bei einigen alten Kulturen beginnt aller Anfang im Ei (Weltenei). Wir Menschen begannen unser Leben hier auf der Erde in einem reifen Ei. In ihm sind alle Informationen enthalten, die unsere Schöpfung ausmacht. Auch bei den meisten Tieren findet die Fortpflanzung im Heranreifen eines Eies ihren Anfang, der Kontakt mit der Samenzelle vollendet das Wunder neuen Lebens. Wusstest du, dass sich ein Ei auch ohne männliche Befruchtung einnisten kann? Man spricht dann von Parthenogenese (Jungferngeburt). Hormone täuschen der Eizelle eine Befruchtungssituation vor, worauf sich diese zu teilen beginnt und ein Organismus heranreift. Von Tieren und Pflanzen ist das bekannt, aber dass auch Frauen Kinder ohne geschlechtliche Vereinigung mit einem Mann bekommen können, wissen nur wenige. Und dies, obwohl wir im Christentum auch eine Jungferngeburt kennen: Die heilige Jungfrau Maria empfing ihren Sohn Jesus auf diese wundersame Weise.

Alles ist von derselben Kraft geboren

Alles, was ist, alles, was lebt, ist von derselben Kraft durchwoben. Sie fließt unaufhörlich und hält das Leben aufrecht. Mensch, Tiere, Pflanzen, selbst der Wind, die Sterne und die anderen Planeten in unserem Universum bestehen alle aus denselben Atomen. Je nachdem, welche Aufgabe die Atome haben, organisieren sie sich untereinander. Organische und anorganische Organismen entstehen. Die Wissenschaft hält alles Anorganische für unbelebt, doch im Schamanismus weiß man, dass alles belebt ist.

Kürzlich habe ich mit meiner Enkeltochter Pia Fotos von menschlichen und tierischen Embryonen angesehen, um ihr zu zeigen, dass ca. drei bis vier Wochen nach einer Befruchtung kaum ein Unterschied zwischen einem menschlichen und einem tierischen Körper besteht. Sie sehen fast identisch aus.

Aus dem befruchteten Ei des Huhns entwickelt sich ein Wesen, das uns Menschen sehr ähnlich ist: Wie wir hat es Augen, um zu sehen, Ohren, um zu hören, es nimmt Nahrung zu sich, verdaut sie und scheidet die Reste aus. Wie beim menschlichen Embryo entwickelt sich auch beim Küken zuerst das Herz und schlägt, bevor sich der Körper bildet. Es hat Füße, um sich fortzubewegen, es hat Flügel, die unseren Händen entsprechen. Organe und Knochenaufbau haben viel Ähnlichkeit mit dem Menschen.

Eier neutralisieren ungesunde Schwingungen

Tiere und Pflanzen sind unsere älteren Geschwister. Sie wurden uns für dieses Leben zur Seite gestellt, damit wir überleben können. Sie schenken sich uns, geben sich uns hin. Und sie nehmen unsere Krankheiten, Sorgen, Ängste und negativen Energien auf. Beim Ei funktioniert das folgendermaßen: Funktionsähnliche Zellen des Eies kommunizieren mit unseren Zellen. Erkennen sie in den menschlichen Zellen ein Defizit oder eine ungesunde Schwingung, geben sie ihre eigene positive Schwingung an sie ab. Die negative, destruktive Schwingung nehmen sie auf. Dies geschieht allein dadurch, dass wir ein Ei in der Hand halten. Es muss nicht unbedingt ein Hühnerei sein, jedes Ei birgt diese Kraft in sich. Hühnereier sind am einfachsten zu halten. Die Schale ist genügend fest, sodass es das Ei auch gut aushält, getragen zu werden. Ist die Schale dünner – wie bei Vogeleiern –, so braucht es mehr Achtsamkeit, ist sie dicker, tun sich die Energien im Austausch schwerer.

Die Form des Eies – ein dreidimensionales Oval, das Ovoid genannt wird – ist eine intelligente Schöpfung der Natur. Das Ei trägt in sich die Fähigkeit, Energien, die ja auch in jeder einzelnen Zelle sind, zu reinigen und zu heilen, indem sie wieder in die richtige Schwingung gebracht werden, und negative, krankmachende, zerstörerische Energie und Materie herauszuziehen und zu neutralisieren. Das Ei benötigt diese Fähigkeiten für das Leben, das aus ihm entsteht.

Auch die Erde hat aufgrund der abgeflachten Pole keine runde Form. Der Abstand vom Erdmittelpunkt zum Äquator ist länger als der zum Nord- oder Südpol. Durch diese »Erdfigur« trägt auch die Erde die Fähigkeit der Regeneration in sich.

Wir Menschen sind energetisch so verschmutzt, dass das Neutralisieren der Energien oft nicht ausreicht. Das Ei erkrankt, weil es die Schwingungen des Körpers annimmt. Öffnet man das Ei, dann kann man darin lesen und sehen, wo es gearbeitet hat. Ich wurde über 16 Jahre in dieser traditionellen schamanischen Heilkunst unterrichtet und war immer wieder erstaunt, wie exakt Diagnosen gestellt werden können. Es kommen manchmal Dinge an die Oberfläche, die selbst der Medizin mit all ihren wertvollen Diagnosemöglichkeiten verborgen bleiben.

Natürlich ist dies alles Quatsch für jene, die nur der Schulmedizin und der Chemie vertrauen. Dennoch finden sich auch in unserer Kultur noch Überreste des alten Wissens. Denken wir nur an das Osterei. Bei uns in Vorarlberg gibt es die Karfreitagseier, die in den letzten Jahren wieder eine Renaissance erleben und auf den Märkten gern gekauft werden. Sie wurden an diesem Tag gelegt und sollen wundersame Kräfte haben. Man kann sie jahrelang aufbewahren, und sie sollen nicht faulig werden. Warum gerade diese Eier? Es liegt an der Wertigkeit, die wir dem Ei zusprechen.

Das Ei ist lebendig. Es hat eine sehr weise Seele und ist eine Wesenheit mit einer produktiven schöpferischen Intelligenz. Wir westlichen Menschen haben vergessen, dass das Ei lebt, dass Wasser lebt, der Wind, der Stein. Wenn wir das Wasser einsperren, wird es faulig, wenn wir den Wind wegsperren, riecht es muffig. Wenn wir Eier lieblos in Kartons, Kühlschränke und dunkle Keller sperren, so werden sie ebenfalls faulig. Wenn wir das Ei jedoch liebevoll behandeln, es wertschätzen, es als etwas Besonderes sehen, ihm Liebe und Fürsorge zukommen lassen, so wird es nicht schlecht. Genau dies geschieht mit den Karfreitagseiern und mit den Eiern, die wir für die Reinigung und Heilung verwenden.

Als ich während meiner Ausbildung zur Ei-Arbeit monatelang mit einem rohen Ei durchs Leben ging und verschiedene Menschen daran Gefallen wie auch Widerstände entwickelten, informierte mich ein Einheimischer über eine Studie, die sich mit Ritualen in Vorarlberg rund um das Ei beschäftigte. Es gibt immer noch Gegenden, in denen der Volksmund sagt, dass ein im Türstock eingebautes Ei Einbrecher abhält. Ein Ei im Dachstock verhindert Feuer und Blitzeinschlag. Ein Ei unter dem Bett vertreibt böse Träume. Für die Studie wurden in regelmäßigen Abständen Eier um eine Ortschaft herum ausgelegt, um einen drohenden Erdrutsch aufzuhalten. Und es hat funktioniert.

Eine meiner Teilnehmerinnen ist gebürtige Mongolin, und ihre Großmutter war Schamanin. Sie berichtete mir, dass ein aufgeschlagenes Ei im Wasserglas, auf das Nachtkästchen gestellt, jede Erkältung oder beginnende Grippe vertreibt.

Und wo entfaltet sich das Ei besonders, fühlt sich wohl, bringt sein Bestes heraus, singt seine Schöpfungslieder, bringt spirituelle Energie in materielle Form? In der Gebärmutter. Eier lieben es, mit der Gebärmutter zu kommunizieren. Ich würde sogar sagen, sie stehen in direkter Liebesbeziehung mit ihr. Sie wollen ihr Bestes, denn dies ist auch das Beste für sie. Sie sorgen mit ihren Nährstoffen und ihrer spirituellen Kraft für die Balance der Gebärmutter. Es ist das Organ, welches sie zuerst in der Kommunikation suchen.

Wir wissen: Wenn die Frau in ihrer Kraft ist, so ist die Gebärmutter gesund. Dies ist auch der Fall, wenn nur noch der Energiekörper des Uterus vorhanden ist. Jegliche Erkrankung im Körper ist auf ein Ungleichgewicht in der Gebärmutter zurückzuführen. Die Seele des Eies bietet dem Mutterorgan seine ganze Hilfe an. Es hilft und unterstützt besonders bei der Reinigung, ordnet und bringt die Energie wieder in ein harmonisches Gleichgewicht. Viele Frauen spüren es unmittelbar in ihrem Gebärmutterbereich, wenn sie ein Ei in ihre Hände nehmen.

Tragen eine Frau oder ein Mann das Ei über mehrere Tage in der Hand, kann man nicht nur erkennen, wo auf der körperlichen Ebene ein Defizit oder ein Überschuss vorherrscht, sondern man kann mit dem Ei auch in die Vergangenheit und in die Zukunft sehen. Es nimmt sämtliche Informationen aus unserer DNS, aus der Lebensseele und der spirituellen Seele auf, um uns diese Informationen zu übermitteln und uns in unserem eigenen Wachstum zu unterstützen. Aus Liebe zu uns.

Grundreinigung mit dem Ei

Die Eier für eine Gebärmutterreinigung sollten am besten direkt von der Henne kommen. Wunderbar, wenn man »sein« Ei selbst aus dem Nest nehmen kann. Denn jegliche Berührung verändert die energetische und zelluläre Beschaffenheit eines Eies, weil es sofort in die Kommunikation mit dem Menschen geht. Gut, dass es die Fähigkeit hat, bis zu einem gewissen Grad die einfließenden Informationen wieder zu neutralisieren. Ihr solltet darauf achten, dass es Eier von »glücklichen Hühnern« sind, welche gut behandelt werden, genügend frische Luft haben und nur gutes Futter bekommen. Die Eier sollten nicht mit Wasser abgewaschen oder im Kühlschrank gelagert werden. Für sich selbst, aber auch, wenn man mit Patientinnen arbeitet, ist es optimal, die Eier selbst zu besorgen.

Wenn man auf dem Land lebt, ist das nicht allzu schwer. Sobald wir uns nach Eiern umschauen, haben wir eine Absicht. Schon allein dieser Prozess, ein wirklich gutes Ei für die Reinigung zu finden, ist ein Spiegel unseres Lebensthemas, das uns gerade beschäftigt, und man kann darin viele wichtige Botschaften finden.

Wenn du das Ei in deinen Händen hältst, erinnere dich daran, dass es ein lebendiges Wesen ist und eine Seele hat. Begrüße es und bedanke dich bei ihm, dass es den Weg zu dir gefunden hat und sein Leben für deine Reinigung schenken wird. Räuchere es mit etwas Salbei ab. Sprich mit ihm, erzähle von dem, was dich bedrückt, und bitte um seine Unterstützung. Das Ei solltest du dann so lange wie möglich in deiner linken Hand tragen. Linkshänder nehmen es in die rechte Hand. Du wirst ziemlich rasch bemerken, wie das Ei beginnt, in deiner Hand zu reagieren. Dies kann ein Pochen, Ziehen, Kribbeln oder Stechen sein. Das Ei kann kalt oder heiß werden, es kann beginnen, zu schwitzen. Es wird sich manchmal schwer und manchmal ganz leicht anfühlen, je nachdem, woran es arbeitet. Das Ei gibt ab und nimmt auf. Ein Kribbeln zeigt die Suche, die Kommunikation an, ein Pochen den Energieaustausch. Ein kaltes Ziehen im Ei geschieht, wenn Blockaden gelöst werden, die Mangel erzeugen, zum Beispiel einen Mangel an Nährstoffen. Bei Entzündungen hingegen wird das Ei eher mit Wärme, Hitze und Stechen reagieren. Für den Prozess selbst ist es nicht wichtig, zu wissen, was nun genau passiert. Unser Kopf möchte gerne verstehen und nachvollziehen können. Doch es macht keinen Sinn, alles mit dem Verstand begreifen zu wollen, weil wir es nicht können. Freue dich, dass es funktioniert, und bedanke dich immer wieder bei deinem Ei für diesen Segen.

Wenn das Ei gerade besonders aktiv arbeitet, können Schmerzen auftreten, etwa in der Hand, im Arm, aber vor allem im Gebärmutterbereich. Nichts davon ist ein Grund zur Sorge. Der Körper reagiert auf die Reinigung, das Energiemuster der Zellen verändert sich, die Zelle geht in eine andere Schwingung. Das kann sich manchmal unangenehm anfühlen. Sei dir einfach gewiss, dass das Ei gerade an dieser Stelle arbeitet. Genauso, wie es im Körper wirkt, bezieht das Ei den emotionalen und gedanklichen Körper mit ein. So können Emotionen verstärkt wahrgenommen werden. Beobachte deine Emotionen einfach. Durch das Beobachten können wir dahintersehen, und uns kann die Möglichkeit gegeben werden, Situationen zu erfassen, die für unsere Themen verantwortlich sind. Übe dich in Mitgefühl mit dir und mit anderen, immer wissend, dass wir hier auf der Erde sind, um zu lernen, zu verstehen und in unserer Persönlichkeit zu wachsen. Vergebung sich selbst und anderen gegenüber ist ein guter Schlüssel zur Heilung. Wir müssen uns jedoch bewusst sein, dass Vergebung, genauso wie Vertrauen, etwas ist, das wir nicht einfach im Supermarkt einkaufen können. Manchmal braucht der Emotionskörper seine Zeit, damit wir die Vergebung ganz tief in unserer Seele wirklich spüren können. Doch jedes bewusste kleine Ritual setzt bestimmte Energiewellen frei. Energie folgt der Aufmerksamkeit. Und wenn wir wieder und wieder diese kleinen Rituale wiederholen, dann werden wir eines Tages die Veränderung bemerken und die Freiheit, den Frieden und das Glück, das damit verbunden ist, dankbar annehmen.

Es ist gut, das Ei den ganzen Tag bei sich zu tragen. Das mag erstmals schwierig erscheinen, aber viele können es sich trotz des Berufs einrichten. Natürlich musst du das Ei ab und zu aus der Hand geben, wenn beide Hände gebraucht werden. Für diese Fälle und auch für die Nacht ist es gut, ein Nestchen zu haben, in dem das Ei gut geschützt abgelegt werden kann. Manche Frauen, die bereits Erfahrungen mit dem Ei-Tragen haben, halten es sogar in der Nacht.

Das Ei ist wie ein Baby, das wir in unseren Händen tragen, und wir geben gut darauf acht. Das erhöht die Aufmerksamkeit für das, was wir tun und wie wir uns bewegen. Es sollte nicht von anderen angefasst werden. Betrachte die Schale gut, wenn du beginnst, mit dem Ei zu arbeiten. Denn bei den meisten Eiern verändert sie sich. Die Schale kann eine andere Farbe annehmen, es können Punkte und Warzen entstehen, es kann feine Risse bekommen, die bleiben oder sich auch wieder schließen. Manchmal bekommt das Ei wie von selbst eine Delle, ohne dass es hinunterfällt oder angestoßen wird. Dies weist immer auf ein Energieloch in der Gebärmutter hin, das nach Abtreibungen, Operationen im Bereich der Gebärmutter und den anliegenden Organen, Kaiserschnitt, aber auch durch Geburten oder sexuellen Missbrauch entstehen kann. In diesem Fall wäre ein Schließen des Energieloches angesagt. Es ist auf jeden Fall Handlungsbedarf vorhanden.

Wenn das Ei aus Unachtsamkeit zerbricht, dann halte kurz inne. Reflektiere, wo du gerade mit deinen Gedanken und Emotionen unterwegs warst. Hier gibt es ein wichtiges Thema für deine Reinigung und Gesundung. Komm nach Möglichkeit nicht mit dem Eidotter und dem Eiweiß in Verbindung. Nimm das zerbrochene Ei samt Schale in einem Taschentuch hoch. Vergrabe es dann in der Erde oder übergib es mit ein paar Worten des Dankes einem fließenden Bach. Die Natur wird es aufnehmen und alle negativen Energien neutralisieren.

Ein einzelnes Ei kann bis zu 21 Tage getragen werden. Wenn du Widerstand verspürst, es weiter bei dir zu behalten, dann übergib es der Natur. Gern kannst du dann ein neues Ei nehmen.

Energielöcher schließen

Um eine professionelle und vollständige Schließung des Energieloches zu erhalten, benötigst du professionelle Hilfe von Menschen, die die traditionelle schamanische Kunst, mit dem Ei zu arbeiten, erlernt haben. Gern stelle ich euch eine Möglichkeit vor, in Selbsthilfe mit dem Ei zu arbeiten, um das Energieloch bei der Gebärmutter zu schließen:

Besorge dir ein gutes Hühnerei. Bereite den Raum genauso vor, wie du es für deine Meditationen und Rituale machst. Nimm das Hühnerei in deine Hände, falte diese wie zu einem Gebet mit dem Ei in der Mitte und halte es vor dein Herz. Begrüße den Spirit des Eies, bedanke dich bei ihm, dass es den Weg zu dir gefunden hat, und bitte um Unterstützung, das Energieloch zu schließen.

Leg dich auf den Rücken auf eine Unterlage. Wenn du dich mit einer Stütze unter den Knien, Beinen oder Füßen besser entspannen kannst, so richte es dir so ein. Versuche, über dem Bauchnabel den Bauchpuls zu fühlen. Findest du ihn mittig, so befindet sich deine Gebärmutter in einer guten Grundenergie. Befindet er sich seitlich oder findest du ihn gar nicht, so wird deine Gebärmutter dankbar für diese Unterstützung sein. Der Energiekörper der Gebärmutter erstreckt sich von der Vagina bis hin zum Bauchnabel. Um Anspannungen und Muskelverkrampfungen zu lösen, klopfe mit den Fingern leicht im Uhrzeigersinn diese Gegend ab, bis du das Gefühl hast, dass es so passt.

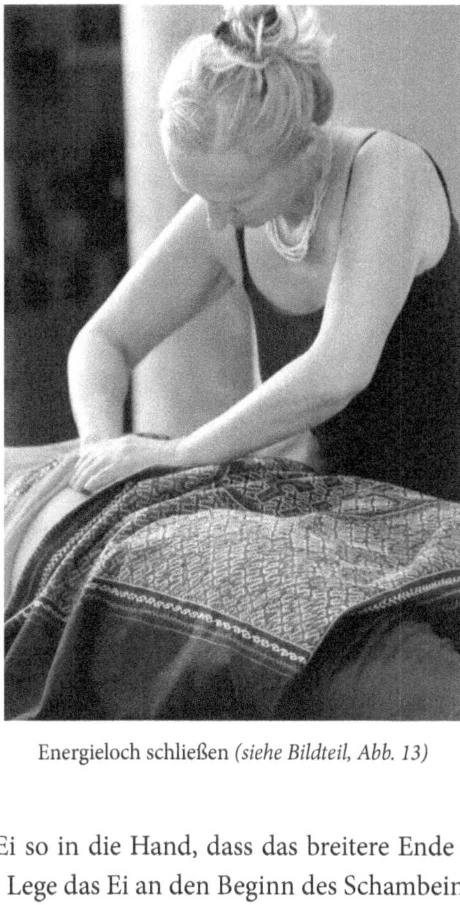

Energieloch schließen *(siehe Bildteil, Abb. 13)*

Nimm das Ei so in die Hand, dass das breitere Ende zum Körper hin arbeitet. Lege das Ei an den Beginn des Schambeins und lass es ein paar Sekunden liegen. Dann bewege es im Uhrzeigersinn in einem größeren Kreis vorwärts, der bis knapp unter den Bauchnabel reicht. Du bleibst bei jeder Vorwärtsbewegung für ein paar Sekunden ruhig und spürst das Ei und deine Gebärmutter. Manchmal kannst du ein Ziehen wahrnehmen, ein Pochen, das du vielleicht mehr im Ei und in den Händen und dann auch wieder in deinem Bauchraum spürst. Hier verweile mit dem Ei, bis sich das Pochen und Ziehen im Ei beruhigen. Achte mehr auf die Signale des Eies als auf die der Gebärmutter.

Sollte es sich allerdings nicht gut anfühlen oder zu schmerzhaft werden, dann beende dieses kleine Ritual und lass dir von einer Person helfen, die sich darauf versteht. Kontaktadressen können gern bei uns erfragt werden. Sehr wahrscheinlich wirst du aber diese Reinigungsübung genießen und spüren, dass sie dir guttut.

Wenn du eine Runde vollendet hast, dann setze zu einem weiteren Kreis innerhalb des ersten an. Der Mittelpunkt liegt zwischen Schambein und Bauchnabel. Drei bis vier Kreise kannst du vollziehen. Lass dir ruhig Zeit damit. 20 Minuten bis zu einer halben Stunde sind ein guter Zeitrahmen dafür. Wenn du die Runden vollendet hast, dann ziehe mit dem Ei – nun mit der Spitze von der Mitte nach außen – eine Spirale. Es ist gut, wenn diese drei- bis viermal gezeichnet wird. Manchmal gleitet das Ei nicht gut auf der Haut, dann reibe es mit Öl ein. Ich verwende dazu gern Rosenöl.

Bedanke dich bei dem Ei und bring es mit ein paar Worten des Dankes und Respekts in die Natur. Vergrabe es im Wald oder im Garten. Achte jedoch darauf, es nicht im Gemüsebeet oder unter Sträuchern und Bäumen zu vergraben, deren Früchte ihr esst.

Erfahrungsberichte

Zyklusprobleme und HPV-Viren

»Ich fragte eine Patientin in meiner gynäkologischen Praxis, was das Besondere an einer Eibehandlung sei. Sie meinte: ›Man glaubt, dass das nicht wirken kann, und dann ist die Wirkung so stark und positiv. Außerdem ist es so schön, nicht reden zu müssen, das Ei weiß genau, wo es arbeiten muss.‹ Genauso würde ich es auch

beschreiben. Der Spirit des Eies hilft, alle tiefen Verletzungen, seien sie emotional, mental oder physisch, aufzuspüren, zu reflektieren und sie aufzunehmen oder zu transformieren.

Eine 31-jährige Frau kam wegen unregelmäßiger Regel zu mir. Ihr Zyklus dauerte zwischen 21 und 39 Tage, sie litt unter bräunlichen Zwischenblutungen, vor allem um den Eisprung herum. Erst ein Jahr vorher hatte sie ihr zweites Kind bekommen und hatte wegen der Zwischenblutungen aufgehört, zu stillen, aber es half nicht. Außerdem litt sie seit der Geburt unter Herzstolpern. Schilddrüse und Hormonwerte waren untersucht worden, und es fanden sich keine Auffälligkeiten. Außerdem litt sie unter Ängsten in Bezug auf die Zukunft und den Gesundheitszustand ihrer Kinder und ihres Mannes. Ich behandelte ihre Gebärmutter und ihren Solarplexus mit dem Ei. Normalerweise macht man eine Ei-Behandlung bei Frauen beim Uterus, aber der Spirit des ersten Eies zeigte mir, dass es auch gut wäre, den Solarplexus wegen der Ängste gesondert zu behandeln. Als mich die Frau drei Monate später besuchte, erzählte sie mir begeistert, wie gut ihr die Ei-Behandlung getan hätte, sie habe einen 28-tägigen Zyklus, keine Zwischenblutungen, das Herzstolpern sei sofort weg gewesen, auch die Ängste.

In einem anderen Fall kam eine Frau wegen positiven HPV-Befunds und einer chronischen Entzündung des Gebärmutterhalses zu mir. Ich kannte Frau K. schon lange, sie war immer abgehetzt, sehr dünn, die Haut eher trocken und sie hatte eine leicht gebückte Haltung und knickte beim Brustbein fast ein. Ich machte eine Ei-Behandlung mit ihr. Als ich sie das nächste Mal traf, war sie viel entspannter, die Haut strahlte mehr, und ihre Haltung war deutlich besser. Wegen des HPV-Virus mussten wir die Behandlung noch ein paar Mal wiederholen. Die Eier hatten tief gearbeitet, sowohl im körperlichen als auch im familiären und karmischen Bereich. Es waren sozusagen mehrere Schichten abzutragen.«

KLARA, ÄRZTIN, 50

Kinderwunsch

»Der Weg zu unserem Kind war eine lange Zeit des Wartens, des Ausprobierens, der Hoffnung, des Scheiterns. Körperlich und organisch konnte sich meine Frauenärztin nicht erklären, warum ich nicht schwanger wurde. Ich habe Tees zubereitet, Globuli eingenommen, mich gesund ernährt, Sport getrieben, habe bei mehreren Mondträumerinnen-Seminaren teilgenommen und in einer Zeremonie das Träumen begonnen. Ich habe uns ein Kind ins Dasein geträumt, nachdem Sonia mit einer Ei-Behandlung an meiner Gebärmutter die energetischen Blockaden gelöst hat. Bei der Behandlung sah ich förmlich, welche Versprechen ich in früheren Zeiten abgegeben hatte, welche Emotionen und Ängste in meiner Gebärmutter gespeichert waren, sodass keine Seele in mir inkarnieren konnte. Wenige Monate später konnten wir eine inkarnierte Seele empfangen.« LILA, SOZIALPÄDAGOGIN, 40

Heilung der Magersucht und Schwangerschaft

»Ich begegnete Sonia bei einem Frauenseminar an meinem 30. Geburtstag zum ersten Mal. Mein halbes Leben hatte ich mit Magersucht zu kämpfen. Zu dieser Zeit war ich – zwar immer noch untergewichtig – auf einem Gewicht, mit dem ich leben konnte. Ich aß regelmäßig, kompensierte mein Essen jedoch mit exzessivem Sport und hatte eine Reihe von Zwängen, die ich zumeist gut kaschieren konnte. Meine erste Zeit bei Sonia rührte etwas tief in mir an, und ich spürte, dass sich hier ein Weg für mich auftat. Besonders stark sprachen mich Sonias Arbeit mit dem Ei und ihre Heilzeremonien an. Oft trug ich tagelang ein Ei mit mir herum und war manchmal selbst erstaunt, wie gut sich das in meinen Alltag integrieren ließ. Mit 33 Jahren bekam ich dann meine Mondzeit wieder, die sich seit Beginn meiner Magersucht – also über 15 Jahre lang – verabschiedet hatte.

2018 kam ich erneut zu Frauenseminaren. Ich war nun 42 Jahre alt, hatte meine Genussfähigkeit wiedergefunden, war frei von Zwängen und wünschte mir ein Kind. Parallel dazu war meine Mutter schwer an Krebs erkrankt und bewegte sich dem Sterben zu.

Sonia arbeitete mit dem Ei an meiner Gebärmutter. Seit Dezember bin ich nun schwanger, und Anfang Januar konnte meine Mama ruhig und in Frieden gehen. Sonia war eine wichtige Lehrerin und Begleiterin auf meinem Heilungsweg, wobei ich nicht nur die Heilung der Magersucht meine. Sonias Arbeit wirkt auf vielen Ebenen, die ich nur bedingt oder gar nicht verstehe, aber spüren durfte und darf. « MIRIAM, PSYCHOLOGIN, 42

Einführung in die schamanische Disziplin

Es gibt große Unterschiede zwischen einer schamanischen Diät und einer schamanischen Disziplin. Diese beiden Wege der Reinigung von Körper, Geist und Seele und Kraft werden oft miteinander verwechselt. Eine schamanische Diät ist nicht für jeden geeignet. Dafür braucht es stabile Voraussetzungen, und sie kann nur unter professioneller Anleitung durchgeführt werden. Wenn du auf einer sehr tiefen Ebene Reinigung wünschst, wenn du auf einer tiefen Ebene den kraftvollen Weg des Wissens in einer Diät gehen möchtest, hast du die Möglichkeit, an einer »dieta shamanica« unter meiner Leitung teilzunehmen. Dies ist ein dreiwöchiger intensiver Prozess. Es sind auf jeder »dieta« auch Ärzte mit in der Leitung, somit ist auf der schamanischen wie auf der medizinischen Ebene eine professionelle Betreuung gewährleistet. In der dieta erfolgt eine sehr strikte ausleitende Ernährung, die ich in diesem Buch nicht näher ausführen möchte, um niemanden zu Selbstversuchen zu verlocken. Noch viel wichtiger sind die tiefsten spirituellen Kräfte, deren Räume und Felder eröffnet werden, um den Königsweg der Reinigung und Heilung gehen zu dürfen.

Deshalb teile ich mit euch ausschließlich die schamanische Disziplin. Diese ist eine sehr vereinfachte Form der schamanischen Diät, aber durchaus anspruchsvoll. In meiner langjährigen Erfahrung habe ich beobachtet, dass es eine der intensivsten Formen der Gebärmutterreinigung ist, die eine Frau sich schenken kann, und sollte im Laufe eines Frauenlebens mehrmals durchgeführt werden.

Angezeigt ist dies vor allem bei der Beendigung einer Liebesbeziehung, für die Reinigung und Ausleitung sexueller Energien, für die Reinigung zwischendurch und bei allen möglichen Formen von Frauenleiden. Sollte eine schwerere Erkrankung vorliegen, ist jedoch eine vorherige Absprache mit dem Arzt notwendig.

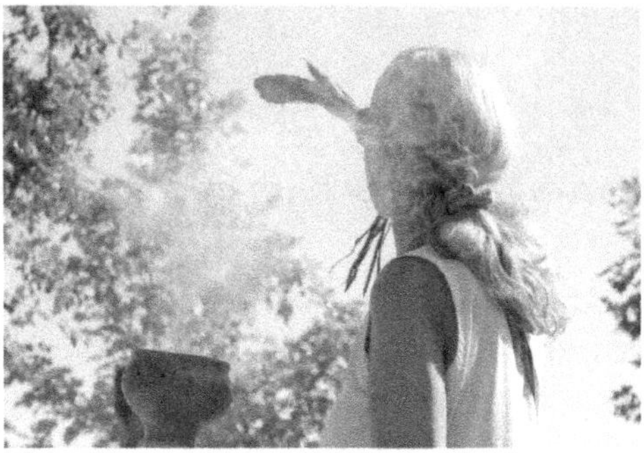

Schamanische Disziplin *(siehe Bildteil, Abb. 14)*

Ein uralter Weg der Heilung, der Kraft, der Magie und des Wissens eröffnet sich uns. Es ist ein großer Segen, dass wir so viel von diesem Wissen – das natürlich niemals kulturgebunden, sondern allen Frauen zugänglich war – nun wieder erfahren und anwenden dürfen.

Wie wirkt die Disziplin? Mit der Intention, eine schamanische Disziplin für deine Gebärmutter durchzuführen, hast du eine Absicht. Diese Absicht bewegt Energie. Die Energie formt sich zu einem Weg für dich, der dich mit dem besonderen energetischen und spirituellen Wirkungsfeld dieser Reinigung verbindet. Hier bist du auch mit den Gebärmüttern all der Frauen dieser Welt verbunden, die jetzt, vor dir und nach dir diese Reinigung vollziehen und das spirituelle Feld betreten werden.

Dir stehen nicht nur deren Stärke, Mut, Liebe und Weisheit zur Verfügung, du bist auch geschützt. Es ist nicht einfach, für das, was hier genau im Hintergrund geschieht, Worte zu finden. Viele Frauen, die ich durch eine Disziplin begleitete, meinten: »Nun verstehe ich deine Worte endlich.« Da waren Frauen dabei, die schon viele Jahre ihren Weg gemeinsam mit mir gehen.

Auch wenn wir mit allen Gebärmüttern dieser Welt verbunden sind, braucht ihr keine Sorge zu haben, ihr könntet die Schmerzen und das Leid der Frauen aufnehmen. Natürlich wird dich vieles berühren. Du wirst erkennen und Zusammenhänge verstehen. Du wirst in Resonanz mit vielem gehen, welches der Reinigung bedarf. Und da hinter allen körperlichen Beschwerden immer Wunden des Herzens liegen, seelische Schmerzen und Traumen, die du in diesem oder in vergangenen Leben erfahren hast, wird auch manchmal ein kollektiver Schmerz nicht ausbleiben.

Und es kommt noch etwas Wichtiges hinzu: Wir Frauen hier leben sehr gut, in Anbetracht dessen, was weltweit passiert. Wir müssen nicht um das nackte Überleben kämpfen, haben genügend zu essen, frisches, klares Wasser zu trinken, warme Kleidung, ein Dach über dem Kopf, es herrscht kein Krieg, wir sind nicht unmittelbar von Gewalt bedroht.

Ich erachte es daher als sehr wichtig, dass wir uns dem spirituellen Wachstum widmen. Denn dabei geschieht eine kollektive Reinigung und Heilung. Wir wirken dadurch mit an der großen Veränderung, die weltweit geschieht.

Wie kleinere und größere Systeme, in denen wir aufgewachsen und eingegliedert sind, auf uns wirken, ist schon vielen bewusst. Das Familienstellen des Psychoanalytikers Bert Hellinger, eine Entwicklung aus alten schamanischen Techniken und östlicher Philosophie, hat vielen Menschen eine Ahnung von diesem Netz der Kraft gegeben. Wir sind mit der Gebärmutter unserer Mutter verbunden. Wir sind mit unseren Ahninnen verbunden, mit unseren vorangegangenen Leben als Frau – es gibt so viele Verzweigungen und Verbindungen zu anderen Frauen durch Zeiten und Dimensionen.

Wenn wir unsere eigenen Schmerzen empfinden – egal ob körperlicher oder seelischer Art – oder die unserer Vorfahrinnen oder der anderen Frauen dieser Welt, dann ist es gut, den inneren Beobachter einzuschalten. Dies ist eine Instanz unserer spirituellen Seele und lässt uns all das, was ist, zwar fühlen, aber mit einer inneren Distanz. Aus Mitleid mit uns selbst oder anderen wird

Mitgefühl. Das ist ein großer Unterschied. Im Mitleid versinken wir im Drama, und es hilft niemandem. Im Mitgefühl wachsen unsere Stärke und unser Mut sowie unser Wille, Gutes zu bewirken. Dadurch erlangen wir Stabilität und können Halt und Perspektiven schenken. Mitleid und Selbstmitleid ist mit dem verletzten inneren Kind verbunden, Mitgefühl mit der Kraft der erwachsenen Frau, der Heilerin.

Wenn wir in eine Pflanzendisziplin eintreten, erhalten wir starken Schutz und Führung von deren Spirits. Die Pflanze verbindet uns mit den guten spirituellen und energetischen Kräften, die um uns sind.

Sanft beginnt die Disziplin ihre Reinigungsarbeit. Giftstoffe, die wir über die Umwelt, die Nahrung, über negative Gedanken und Emotionen aufgenommen haben, werden gelöst. Negative Energien können sich in allen Zellen festsetzen, besonders jedoch werden sie in Fettzellen gespeichert. Bei Heilerinnen kann man immer wieder Erstaunliches beobachten: Sie nehmen in kürzester Zeit stark an Gewicht zu, ohne dass sich ihr Essverhalten verändert hat. Sie lagern negative Kräfte in ihren Zellen ein.

Durch die Arbeit mit anderen Menschen fließen viele Energien auf uns ein, die wir nicht immer sofort neutralisieren können. Wir haben vielleicht körperlichen oder emotionalen Stress, der uns unter Druck setzt, wir sind erkältet oder haben eine andere Erkrankung, geben uns aber nicht die Zeit zur Regeneration – und schon klammert sich die Energie an uns fest. In der Tradition, in der ich unterrichtet wurde, muss ich als Heilerin deshalb immer wieder durch eine tiefe Reinigung gehen, um ein möglichst reiner und klarer Kanal für die Menschen zu sein, die sich mir anvertrauen. Was sich alles an negativen Kräften in unseren Zellen eingelagert hat, wird uns dann während der Reinigung bewusst.

Der Pflanzenspirit besucht dich während der Disziplin meist nachts in deinen Träumen. Er zeigt sich gern immer wieder und führt dich in seine Welt. Er vermittelt dir Informationen und Botschaften, die dich vom Leid wegführen, hin zu Akzeptanz. Deine Träumerkraft wird dich in ein anderes Bewusstsein führen. Dafür braucht es Geduld. Wir können nicht erwarten, dass uns Spirits begegnen, nur weil wir bestimmte Handlungen durchführen. Wir können auch keine magischen Träume »einfordern«. Manchmal versucht der Mensch, einen Handel mit den unsichtbaren Kräften einzugehen: »Wenn ich dies und das mache, dann geschieht dies und das.«

Vor allem in Zeiten großer Not werden solche Versprechen versucht. Das funktioniert aber nicht. Wir können in den geistigen Welten höflich anfragen. Wir können den Pflanzengeist um seine Unterstützung und seinen Segen bitten. Wir dürfen dies jedoch nicht einfordern, sonst haben wir schon verloren. In unserer Kultur haben wir das Spiel der Manipulation, Kontrolle und Macht gut gelernt. Dieses lässt sich jedoch nicht auf ein spirituelles Feld übertragen. Oft hörte ich von Frauen, sie hätten nun dies und jenes gemacht und ihr Befinden sei immer noch nicht besser. Dafür wird es einen Grund geben. Und diesen können wir besser aufspüren und Frieden mit der Ursache finden, wenn wir den spirituellen Heilfeldern mit Geduld, Dankbarkeit und Demut gegenübertreten. Wir können am Abend vor dem Einschlafen darum bitten, dass wir unserer Traumhüterin und dem Pflanzengeist begegnen dürfen, dass wir in Träumen sehen dürfen. Es ist gut möglich, dass dir diese Gunst und Gnade gewährt wird. Meistens dann, wenn du es nicht mehr erwartest.

Das Feld der Disziplin wird dich stärken. Du wirst in dir Mut und Vertrauen entdecken. Du wirst die Kraft deiner Gebärmutter sanft entfalten dürfen. Je mehr deine Gebärmutter wieder in Balance kommt, desto mehr wirst du dein Frausein nicht mehr als Nachteil oder Schmerz empfinden, sondern als Stärke und Schönheit. Du bist eine der Frauen, die vorangeht, die ihre eigene Reinigung und Heilung findet und diese dann auch zu den anderen Frauen bringt.

Eine Pflanzendisziplin reinigt das, was dir nicht guttut. Dies kann auch Veränderung in deinem Leben bedeuten. Eine Beziehung, die dich krank macht, mag ein Ende finden. Andererseits bringt es Partner, für die es gut ist, den weiteren Weg gemeinsam zu gehen, enger zueinander. Ein Wohnungs- oder Arbeitswechsel mag geschehen. Menschen, die dir nicht guttun, verabschieden sich aus deinem Leben. Trennungen sind immer mit Wehmut und Abschiedsschmerz verbunden, doch die Kräfte der Pflanze und des Disziplinfeldes tragen dich durch diesen Prozess. Dessen sollte man sich aber bewusst sein: Die Pflanzendisziplin lässt uns viel feinfühliger für all das werden, was uns in unserem Leben blockiert und belastet.

Eine schamanische Disziplin sollte nicht durchgeführt werden bei Schwangerschaft, in der Stillzeit, während einer Chemo- oder Strahlentherapie und bei grippalen Infekten. Bei ernsthaften und chronischen Erkrankungen nur in Absprache mit einem Arzt.

Mit der Eröffnung deiner Disziplin und der Absicht dahinter wird dein Reinigungsfeld gewoben. Du verzichtest während der Pflanzendisziplin auf verschiedene Dinge, erhältst dadurch Nahrung und Unterstützung aus spirituellen Ebenen. Wir kennen diese Zeiten der Enthaltsamkeit aus allen Kulturen und religiösen und spirituellen Zugängen.

Regeln für die Disziplin

1. Sexuelle Enthaltsamkeit jeglicher Art

Wenn du in einer Partnerschaft lebst, sollte keine sexuelle Aktivität oder Energie deines Partners dich berühren. Wenn ihr eine hohe sexuelle Aktivität habt, ist es vorteilhaft, getrennt zu schlafen. Dies mag für manche zu Beginn wie ein Weltuntergang erscheinen oder das Ende der Beziehung wird befürchtet. Doch wenn ihr euch den Raum für die Herstellung deines Gleichgewichts und die Aktivierung deiner Selbstheilungskräfte gebt, kann es eure Partnerschaft auf eine viel tiefere Ebene führen.

Durch das Reinigen deiner Kraftzentren, was meist im Schoßbereich beginnt, wirst du sehr wahrscheinlich Momente erleben, in denen deine sexuelle Energie aufsteigt. Verzichte auf erotische Gedanken und Selbstbefriedigung. Lass deinen Körper für sich selbst arbeiten. Er ist sehr intelligent und weiß genau, wann er diese

Energie für die Heilung benötigt. Wenn du sexuelle Energie spürst, so tue nichts, um diese zu verstärken. Auf keinen Fall sollte es zu einem Orgasmus kommen. Dieser wird den Pflanzenspirit und die aufgebaute Energie und Kraft in dir in hohem Bogen aus deinem Körper schleudern. Lass nicht zu, dass es verpufft. Geschieht es, macht es keinen Sinn, die Disziplin weiterzuführen. Ein Energiekonflikt entsteht, der Unruhe mit sich bringt.

Es kann geschehen, dass du dich eines Nachts in einem sexuellen Traum wiederfindest und einen Orgasmus erlebst. Das ist vollkommen okay. Der Körper hat dies selbst herbeigeführt, um Energie abzuladen. Du brauchst dir dann diesbezüglich absolut keine Sorgen zu machen.

2. Verzicht auf Alkohol und psychoaktive Substanzen

Die Pflanze und das Feld hinter der Disziplin brauchen ihren absolut eigenen Raum in deinem Körper. Sämtlicher Alkoholgenuss und auch das Einnehmen von psychoaktiven Substanzen, egal ob diese nun chemischer oder pflanzlicher Herkunft sind, irritieren und stören den Prozess.

Durch Alkohol entstehen viel Leid und Elend, gerade für Frauen, denn Gewalt und Missbrauch stehen oft in direktem Zusammenhang mit Alkoholmissbrauch. Die dunklen Kräfte des Alkohols und psychoaktiver Substanzen können während einer Disziplin stärker nach uns greifen, und es geschieht dasselbe wie mit der sexuellen Lust: Der Pflanzenspirit und die Kräfte des spirituellen Feldes werden aus unserem Körper geschleudert und es entstehen Energiekonflikte. Manchmal ist die Einnahme einer homöopathischen Medizin erforderlich, welche nur in einer Alkoholkonservierung angeboten wird. Das ist durchaus in Ordnung und wirft keine weiteren Probleme für dich auf.

3. Verzicht auf gewisse Medikamente

Während einer Disziplin sollten keine Medikamente eingenommen werden, es sei denn, diese sind aus gesundheitlichen Gründen wirklich erforderlich. Wer Psychopharmaka einnehmen muss, sollte keine Disziplin durchführen. Auch Schlaftabletten sind ein Tabu während dieser Reinigungszeit. Ebenso sollte eine Frau, die starke Schmerztabletten einnehmen muss, keine Disziplin durchführen. Blutdruck- oder Schilddrüsenmedikamente sind in Ordnung.

Bitte setze auf gar keinen Fall Medikamente ohne Absprache mit dem behandelnden Arzt ab, weil du eine Reinigungsdisziplin durchführen möchtest. Der Entzug muss sanft und unter professioneller Begleitung durchgeführt werden. Wenn die emotionale Stabilität für die Durchführung eines Reinigungsprozesses fehlt, muss in einer Vorarbeit therapeutische Arbeit erfolgen. Antibiotika sind nicht optimal. Sollten sie dennoch während einer Disziplin ärztlich verordnet werden und notwendig sein, dann sollte viel getrunken und gegessen werden, um die aggressiven Nebenwirkungen besser ausleiten zu können.

Nahrungsergänzungsmittel, Schüßler-Salze und Ähnliches sind in Ordnung, wenn angezeigt. Frauen, die immer wieder Migräne oder andere starke körperliche Schmerzen haben, können versuchen, bei der Einnahme von starken Schmerzmitteln die Dosis zu verringern (mit Absprache des behandelnden Arztes) und stattdessen viel Wasser trinken. Kurzfristig eingesetzt haben die Schmerzmittel jedoch keine negativen Auswirkungen auf die Disziplin. Genauso darfst du dir natürlich bei Zahnbehandlungen eine Betäubungsspritze geben lassen. Operationen, die notwendig sind, müssen und können durchgeführt werden. Allerdings gibt es Eingriffe, die durchaus verschoben werden können, wie eine Augenlidkorrektur oder Ähnliches. Diese müssen wir uns nicht in eine Gebärmutterreinigung hineinholen, wo es ja auch um die Wertschätzung des eigenen Körpers geht.

Bei Erkrankungen jeglicher Art sollte immer ein Arzt konsultiert und die Durchführung einer schamanischen Disziplin mit dem Arzt besprochen werden.

4. Reduzierung von Zucker

Industriezucker ist Gift für unsere Zellen. Verzichte so weit wie möglich auf Zucker. Nimm Honig, Birkenzucker, Agaven- oder

Ahornsirup. Süßes ist zwar erlaubt, aber je weniger, desto besser. Du kannst Schokolade und Kuchen genießen, wenn du möchtest, aber ich empfehle dir, nur ein Viertel von dem zu essen, was du normalerweise isst.

5. Reduzierung von Salz

Salz macht süchtig. Bist du eine jener Frauen, die einen Teller mit Essen vor sich stehen haben und zum Salzstreuer greifen, bevor sie den ersten Bissen nehmen? Der Körper braucht Salze für sein Überleben. Aber wir nehmen statistisch gesehen viel zu viel davon zu uns. Die indigenen Völker im Amazonasgebiet überleben auch ohne Salz, weil es dort keines gibt. Dass Salz so populär wurde, hat viele politische Gründe.

Salz (Natrium) kommt auch in Lebensmitteln vor wie Sellerie, Meeresalgen, Karotten, Spinat, Oliven, Reis, Fisch, getrockneten Tomaten, Artischocken, Rote Bete, Spargel. Bei einer Pflanzendisziplin solltest du nur hochwertige Salze zu dir nehmen. Auch aus unseren Bergen kommen gute Salze. Es mag für manche eine Zeit lang gut sein, gar kein Salz zu sich zu nehmen. Gerade Bluthochdruck lässt sich damit senken. Wenn man jedoch viel schwitzt und anstrengenden körperlichen Tätigkeiten nachgeht, so sind zugeführte erstklassige Salze für unser System wichtig und unterstützend.

6. Fette, tierisches Eiweiß, Fleisch reduzieren

Reduziere deinen Fettkonsum und bevorzuge Pflanzenöle mit ungesättigten Fettsäuren wie Olivenöl, Walnussöl, Rapsöl usw. Während einer Pflanzendisziplin sollte auch der Konsum von tierischem Eiweiß und Fleisch stark reduziert werden. Vielleicht ist es dir möglich, für einige Wochen auf Fleisch zu verzichten. Doch manche Körper benötigen Fleisch.

Ich werde oft gefragt, wie das bei den Schamanen mit dem Fleischessen sei. Vegetarismus war bei den indigenen Völkern, mit denen ich Zeit verbrachte, nicht üblich. Die Lakota lieben Büffelfleisch über alles, im Amazonas-Gebiet ist Fisch das Hauptnahrungsmittel.

Für sie hat die Seele eines Tieres denselben Stellenwert wie die einer Pflanze. Allerdings ist ihr Umgang mit den Tieren ein völlig anderer als unserer. Sie ehren und bedanken sich bei den Tieren und nehmen nur so viel, wie sie für ihr Leben brauchen. Wird ein Tier getötet, so wird von dem Tier alles für Nahrung, Kleidung und Gebrauchsgegenstände verwendet. Es wird nichts verschwendet. Wenn du öfters in der Woche Fleisch isst, so wird dein Körper nicht glücklich sein, wenn dieses nun plötzlich vom Speiseplan gestrichen wird, gerade bei sehr schlanken Menschen oder wenn man ständig in Bewegung ist. Dann ist es gut, wenn du weiterhin deinen Körper mit Fleisch versorgst, aber reduziert und ausschließlich Geflügel. Alle anderen Fleischsorten behindern die Reinigungsarbeit.

7. Gewürze

Für die Dauer der Disziplin sollten alle scharfen Gewürze weggelassen werden. Auch Zwiebeln und Knoblauch sind nicht förderlich.

Du wirst während einer Pflanzendisziplin eine starke Sensibilität für deinen Körper entwickeln. Er wird beginnen, mit dir zu kommunizieren und dir mitzuteilen, was er braucht. Höre auf ihn, seine Weisheit ist groß. Und das kann durchaus auch mal ein Stück Kuchen sein. Wahrscheinlich braucht er davon nicht die Inhaltsstoffe, aber vielleicht weckt es eine Erinnerung oder ein Thema und bringt dadurch den Reinigungsprozess voran.

Dauer einer Disziplin

Die Dauer deiner Disziplin – dieses Wort kommt nicht von ungefähr, denn es erfordert in der Tat viel Disziplin – sollte realistisch angesetzt werden. Es ist besser, einen kürzeren Zeitraum anzusetzen und diesen eventuell zu verlängern, als einen langen Zeitraum mit dem Pflanzenspirit zu vereinbaren und den Prozess dann zu unterbrechen. Mit der Absicht und Eröffnung der Disziplin wird ein Prozess in Gang gesetzt, der sich über den gewählten Zeitraum erstreckt. Wird die Disziplin vorher abgebrochen, dann geht der

Prozess dennoch weiter, jedoch ohne Unterstützung des Pflanzenspirits. Wähle lieber einen kurzen Zeitraum und verlängere ihn, wenn du dich damit wohlfühlst. Dann wird dir die Möglichkeit gegeben, das Thema, das hinter der Disziplin steht, und die Reinigung nochmals auf einer tieferen Ebene zu durchwandern.

Eröffnung der Disziplin

Mit Beginn der Disziplin führst du für dich ein kleines Ritual durch, indem du dich mit dem Pflanzenwesen verbindest. Dabei geht es lediglich um die Information der Pflanze, nicht um die chemische Zusammensetzung, die Dosis oder Zubereitung eines Getränks. Hier wird auf einer völlig anderen Ebene gearbeitet.

Wenn du das erste Mal eine Disziplin zur Gebärmutterreinigung durchführst, so empfehle ich die Mistel. Sie ist die Mutter aller Pflanzen hier in Europa. Ihre besondere Fähigkeit besteht darin, dass sie ein Katalysator für Heilkräfte jeglicher Art ist. Das bedeutet: Wenn die Information der Mistel gut mit deinen Zellen verbunden ist, dann können deine Zellen jede Medizin, die du danach zu dir nimmst, egal ob aus der Naturheiltherapie oder der Schulmedizin, viel besser aufnehmen. Eventuelle schädliche Nebenwirkungen werden gemildert. Ich finde es sehr spannend, dass die Mistel in der Begleitung von Krebspatienten so erfolgreich wurde. Es wurde festgestellt, dass ausgerechnet bei Krebs an Gebärmutter, Brust und Eierstöcken – also bei allen Frauenorganen – wunderbare Ergebnisse mit der Mistel erzielt werden können. Inzwischen lassen sich ja bis zu 80 Prozent aller krebskranken Menschen zusätzlich von der Komplementärmedizin und der Naturheiltherapie begleiten, weshalb wir schon auf Erfahrungswerte zurückblicken können.

Die Mistel war die erste Pflanze, der ich mich auf Anraten meines indigenen Lehrers vor 38 Jahren über sieben Jahre hinweg widmete. Zu dieser Zeit war sie hier bei uns noch nicht populär. Für mich ist sie bei sämtlichen Gebärmutterreinigungen die Pflanze erster Wahl.

Für weitere Disziplinen kann die Pflanze dann themenbezogen gewählt werden. Eine gute Möglichkeit ist auch, intuitiv eine Pflanze zu wählen, von der du dich angesprochen fühlst. Ich schicke meine Teilnehmerinnen manchmal in die Natur hinaus, um eine für sie geeignete Pflanze zu finden. Dafür müssen sie die Pflanzen nicht kennen. Oft ist dies sogar ein Vorteil, damit sich der Verstand bei der Wahl nicht einschaltet.

Eine Disziplinpflanze sollte selbst gepflückt werden. Wir brauchen davon nur einen Zweig, ein Blatt, ein Stück Rinde, eine Frucht, wenn diese vorhanden ist. Es ist immer gut, alle Teile einer Pflanze bei sich zu tragen. Fertige dir ein kleines Medizinbeutelchen an, welches du um den Hals tragen oder einfach bei dir haben kannst. Du gehst mit der Intention hinaus, deine Pflanze für die Gebärmutterreinigung zu pflücken. Vielleicht kennst du Bäume, an der Misteln wachsen. Für deine Reinigung wäre eine Mistel von einem Apfelbaum gut. Aber Misteln sind manchmal nicht so einfach zu finden. Sie lieben deine Aufmerksamkeit und spielen auch ein wenig mit uns, nur um uns zu lehren.

In manchen meiner Seminare ist das Finden einer Mistel ein mehr als spannender Prozess. Manche kommen schon nach einer Stunde zurück, andere brauchen Tage. Sie ärgern sich, sind traurig, beginnen zu schimpfen, werden mutlos, lustlos. Ich ermuntere sie immer wieder, weiterzusuchen und ihre Einstellung zu verändern, eins mit den Spirits des Landes zu werden, zum Mistelwesen zu sprechen, beten, singen, es zu ehren. Und siehe da, plötzlich kommen sie freudestrahlend mit der Mistel zurück und sind im Nachhinein froh über meine liebevolle Konsequenz, die ihnen immer die letzte Entscheidung überlässt. Manche suche tagelang ihre Pflanze, dann kommen dieselben Teilnehmerinnen im Winter wieder und staunen, wie viele Mistel doch in den Bäumen wachsen. Diese Beispiele verdeutlichen, wie wichtig die Absicht ist. Manchmal braucht es Zeit. Und das Auffinden der Pflanze ist ein wichtiger Teil des Reinigungsprozesses, ein heiliger Pilgerweg zu uns selbst, der uns viel von unserem Leben erzählt.

»Vor ein paar Tagen hatte ich einen Kontrolltermin bei der Frauenärztin, und es wurde festgestellt, dass die Zyste an meinem Eierstock weg ist. Ich freue mich sehr darüber und danke dir herzlich für deine Unterstützung und dafür, dass du mich auf diesem Weg begleitet hast.« MONIKA, 34, MANAGERIN

»Ich hatte eine Notoperation an meiner Gebärmutter. Die darauffolgenden Monate war ich unendlich müde und kraftlos und musste viel Energie aufwenden, um fokussiert zu sein. Gefühlt stand ich immer neben mir. Die Operation hatte ein großes Energieloch im Bauchbereich hinterlassen. Ich fühlte einen tiefen, in mir sitzenden Schmerz. Auch spürte ich eine Verletzung meiner Weiblichkeit durch die Operation. Ich war nicht mehr in meiner Mitte, hatte den Zugang zu meinem Kraftzentrum verloren. In einer Heilzeremonie behandelte mich Sonia mit einem Ei. Das Energieloch war so groß, dass sie mir empfahl, noch eine schamanische Disziplin anzuschließen unter ihrer Begleitung. Bereits nach der Ei-Behandlung war ich wieder viel mehr ich, wieder viel mehr in meiner Kraft und viel zentrierter. Die schamanische Disziplin über sechs Monate brachte dann die komplette Heilung, auch ein Stück Heilung für den jahrtausendealten kollektiven Schmerz der Frauen auf der Erde.«

MARGIT, UNTERNEHMERIN, 42

»Als langjährige Schülerin von Sonia Emilia hat mich der traditionelle Medizinweg auch zur Durchführung von schamanischen Disziplinen gebracht. Tiefe Prozessarbeit mit dem Bewusstwerden von Konditionierungen, Verhaltensmustern und emotionalen Reaktionen begleiten diese wochen- oder monatelange Zeit des Verzichtes, der Reinigung und Heilung. In Verbindung mit und getragen von den Pflanzenspirits, mit der gleichzeitigen Erfahrung von Leichtigkeit und einer besonderen Kraft und Energie, wird diese spezielle innere Arbeit dabei unterstützt und gestärkt.«

SILVIA, 56, KRANKENSCHWESTER

Ritual für die Verbindung mit dem Pflanzengeist

Dieses Ritual solltest du am besten täglich eine halbe Stunde vor dem Schlafengehen durchführen. Es ist gut, wenn du nach der Verbindung mit dem Pflanzengeist keine alltäglichen Tätigkeiten mehr durchführst und wenn möglich auch mit niemandem mehr sprichst. So kann sich die Energie, welche ein heiliges spirituelles Feld ist, am besten entfalten. Wenn wir in die Träume gleiten, erleben wir einen Zwischenzustand, in dem die spirituellen Kräfte sich auf eine sehr tiefe Weise mit uns verbinden können. Nimm im Bett liegend noch einmal Kontakt mit der Pflanze auf, danke ihr und bitte sie um ihren Segen und ihre Unterstützung für die Nacht und den kommenden Tag. Bitte sie um Träume und Botschaften, die dir in deiner Disziplin den Weg weisen und weiterhelfen.

Bereite deinen Raum für die Zeremonie vor. Errichte einen kleinen Altar. Darauf stellst du in die Mitte eine Kerze, am besten aus Bienenwachs. In der Pflanzendisziplin wird das Licht in unsere Zellen geleitet. Das kann durch lebendiges Feuer – wie durch eine Kerzenflamme – unterstützt werden.

Für das Element Wind lasse etwas Salbei mit der Disziplinpflanze in der Räucherschale glimmen. Für die Erde nimm etwas Erde aus deinem Garten oder einem Park. Für das Wasser nimm Wasser aus einer Quelle in deiner Nähe. Lege weitere Kraftgegenstände dazu, die dir wichtig sind.

Ich empfehle dir, Salbei, Frauenmantel, Brennnessel oder Passionsblume als Topfpflanze neben die Kerze auf den Altar zu stellen. Pflücke ein Blatt davon, und nimm es zwischen deine gefalteten Hände.

Eröffne die Zeremonie mit einem Gebet. Finde ruhig mit der Zeit deine eigenen Worte.

Großes Geheimnis, Mare Stella, Hüterin der Gebärmutter – ich bin hier, um Unterstützung für meine Pflanzendisziplin zu erbitten. Mein Herz und meine Seele sind offen dafür, die Botschaften des Lichts, des Mitgefühls, der Liebe, des Friedens und der Heilung zu empfangen. Große Mistelmutter, in mir wohnt tiefe Dankbarkeit, die Räume der

Reinigung für meine Gebärmutter betreten zu dürfen. Seht, in meinem Herzen wohnt eine Flamme. Diese wird größer und größer, bis sie wie ein riesengroßer Blütenkelch weit in alle Himmel und tief in die Erde ragt. Und keine Kraft, die mir nicht guttut, kann diesen Schutz durchbrechen. Ich bin eure Dienerin des Lichts, ich bin Hüterin der weiblichen Kraft. All ihr guten Kräfte in den diesseitigen wie in den jenseitigen Welten, bitte sendet eure reinigenden und heilenden Strahlen zu mir, auf dass ich erkenne, wer ich bin, auf dass ich mein Erbe sehe, den Grund, weshalb ich geboren bin, auch dass in mir all das transformiert wird, was nicht zu meinem Wohle und zum Wohle meiner Umgebung ist. So möge mein heiliger Traum in mir erwachen und ich meinen Dienst hier auf der Erde klar und rein, aufrichtig und wahrhaftig verrichten dürfen.

Nimm ein kleines Stückchen des Blattes in den Mund und kaue es. Nun verbindet sich die Pflanze auf allen Ebenen mit dir: im Körper, in der Seele, in den Gedanken und der spirituellen Seele. Schließe dabei die Augen und fühle in das Wesen der Pflanze hinein. Spüre deine Dankbarkeit. Du wirst dich ziemlich schnell ruhiger und zentrierter fühlen. Die Pflanzenmutter hüllt dich in ihre Umarmung ein. Nach ungefähr 15 Minuten bedanke dich bei den spirituellen Welten. Du kannst das Blatt schlucken oder in deine Hände geben und in der Erde vergraben.

Diese Zeremonie solltest du nun jeden Abend durchführen. Dabei nimm jeden Tag ein kleines Stückchen eines Blattes ein. Es muss kein ganzes sein, ein Eckchen reicht. Die tägliche Verbindung mit dem Pflanzenwesen ist viel wichtiger als die Einnahme der Pflanze.

Du kannst auch ein Medizinbeutelchen aus Leder, Stoff, Filz oder sonstigen Materialien anfertigen, welches du um den Hals tragen kannst. Gib ein kleines Stück der Pflanze hinein. Die Mistelbeere ist besonders kraftvoll bei unerfülltem Kinderwunsch.

Es gibt kleine Fläschchen zu kaufen, in die man Blätter der Pflanze geben kann. Den Hals des Fläschchens kannst du mit einer Lederschnur umwickeln und als Kette tragen.

13. VOM FEUER DER ÄLTESTEN: DIE WECHSELJAHRE

Die Hüterin ist die Seele der Gebärmutter. In regelmäßiger Wertschätzung und in Kontakt zu ihr kann die Gebärmutter gesunden, entspannen, regenerieren, Mut schöpfen, sich an ihre magischen Gesänge erinnern, an ihren heiligen Traum, an den Grund, weshalb sie in deinem Körper ist. Sie kann das Erbe antreten.

Die Gebärmutter hat im Wesentlichen zwei wichtige Aufgaben: Primär sorgt sie für den Fortbestand des menschlichen Lebens, ihre zweite Aufgabe ist die der Seherin, des Heilens und des Träumens. In diesem Lebensabschnitt werden wir zu Ältesten. Ich mag das Wort »Weisheitshüterin« lieber. Diese entfaltet sich, wenn der erste Teil abgeschlossen ist. Bei uns ist diese Phase nur als »Wechseljahre« bekannt.

Die Wechseljahre einer Frau sind ein ganz normaler biologischer Vorgang und sollten nicht mit zu vielen körperlichen Beschwerden verbunden sein. Aber wir Frauen sind schon lange von den Rhythmen der Natur und unserer Kraft abgeschnitten. Kein Wunder, dass für viele auch der Wechsel beschwerlich wird.

Bei einigen indigenen Stämmen entscheiden sich Frauen, die in jungen Jahren den Ruf zur Heilerin erhalten haben, keine Kinder zu empfangen. Und nun werdet ihr staunen: Sie beenden bewusst ihre monatliche Menstruation. Mithilfe täglicher Körperübungen, Pflanzendisziplinen und Zeremonien kann dies herbeigeführt werden. Ich war sehr fasziniert und habe mich dieser Materie ausgiebig gewidmet, mit dem Ergebnis, dass ich mit 44 keine Mondzeit mehr hatte.

Viele vertreten die Meinung, je länger eine Frau die Menstruation habe, desto besser sei es. Ich erlebe deshalb immer wieder Frauen in großer Sorge, wenn sie einen für sie verfrühten Wechsel haben. Oft fühlen sich die Frauen nach Abklingen der Blutungen nicht mehr als vollwertig. Sie denken, dass sie nun schnell altern werden, weil weniger weibliche Hormone produziert werden. Sie befürchten eine ansteigende Osteoporose-Gefahr. Viele bemerken einen verstärkten Körperhaarwuchs, ganz abgesehen davon, dass die Haut langsam dahinwelkt. Manche Frauen empfinden die beginnenden Wechseljahre als einen Abschied von Vitalität und Jugendlichkeit, von Erfolg und Ansehen, von Attraktivität und Begehrtwerden. Das Leben kann nun langsam abgeschlossen werden.

Ich bin davon überzeugt, dass viele dieser Beschwerden auf Bilder, die wir von den Wechseljahren haben, zurückzuführen sind. Da ich andere Informationen über diese Zeit der Frau hatte und bewusst daran mitwirkte, das Feuer der Ältesten zu erleben, kann ich auf keine der üblichen unangenehmen Begleiterscheinungen zurückblicken.

Natürlich altern wir. Natürlich haben wir nur eine gewisse Zeit hier auf Erden. Und es gibt auch nur gewisse Möglichkeiten, diese Erde wieder zu verlassen. Das Beste wäre, möglichst gesund und einfach friedlich einzuschlafen. Es gibt Menschen, die können den Zeitpunkt ihres Todes wählen. Eine meiner Klientinnen war mit einem über 30 Jahre älteren Clan-Chef eines indigenen Stammes aus Nordamerika verheiratet. Er war unter seinem Volk sehr angesehen. Eines Tages teilte er ihr mit, dass nun seine Zeit zu gehen gekommen sei. Er lud seine Familie, Verwandten und Freunde zu einem Abschiedsfest ein. Dann zog er sich zurück, niemand durfte ihm folgen. Er nannte den Zeitpunkt, an dem sie ihn aufsuchen durften, und lag dann tatsächlich friedlich bereits in der Totenstarre da. Alle wussten darüber Bescheid. Und nein, es war kein Suizid. Er spürte das Tor und machte sich bereit. Wir hören immer wieder von solchen Begebenheiten, doch sind sie selten. Es soll eine Zeit gegeben haben, wo dies für fast jeden Menschen möglich war.

Andere sterben durch einen Unfall oder eine Erkrankung. Und es gibt die Tötung durch andere oder sich selbst. Wir wissen nicht, welchen Weg unsere Seele wählt. Auch wenn alte Menschen einfach einschlafen und sterben, so ist ihr Körper bereits geschwächt und hat sich jahrelang auf diesen Moment vorbereitet. Das Feuer der Ältesten hilft uns, die Tatsache unseres Todes zu akzeptieren, anzunehmen und das Beste aus der verbleibenden Zeit zu machen.

Für die indigenen Frauen wird die monatliche Reinigung mit Blut im zunehmenden Alter eine Belastung. Die Gebärmutter bereitet sich immer noch auf den Empfang von Kindern vor, auch wenn dies altersgemäß abgeschlossen sein sollte. Eine Heilerin meinte, dass wir so vielen Umweltbelastungen sowie gedanklichen und emotionalen Giften ausgesetzt sind, dass die Gebärmutter in ihrer Güte jeden Monat wieder ihre Reinigungsarbeit aufnimmt.

Im Internet erfuhr ich, dass die Lebenserwartung einer Frau umso höher sei, je später die Wechseljahre einsetzen. Es gibt Studien darüber, die jedoch noch nicht wirklich aussagekräftig sein sollen. Ich denke, nach alldem, was uns Frauen über die Wechseljahre vermittelt wird, ist es kein Wunder, dass solche Statistiken entstehen, beeinflussen unsere Gedanken und Emotionen doch unentwegt das, was in unserem Leben wirkt.

In den traditionellen indigenen Kulturen, in denen ich lernen durfte, erfuhr ich etwas völlig anderes. Erwähnenswert ist noch, dass diese Völker ursprünglich matriarchalisch organisiert waren. Das bedeutet, dass Frauen zum Beispiel das Erbrecht hatten und letzte Entscheidungen trafen. Es erstaunt nicht, dass da jede Phase der Frau als heilig gefeiert wurde.

Wenn die Frau die Jahre der Menstruation verlässt, ist genügend Zeit nach den großen Aufgaben der Schwangerschaft, der Geburt und des Stillens vergangen. Die Gebärmutter konnte sich wieder vollständig erholen, und die sexuelle Lust und das Bedürfnis nach der Vereinigung mit einem Mann sind nicht mehr so ausgeprägt. Nun darf sie ganz und gar in ihre kreative, unerschöpfliche spirituelle Träumerkraft wachsen.

Dafür wird im Körper das große Reinigungsfeuer entfacht. Feuer hat die stärkste Transformationskraft. Wir kennen die Feuerbestattungen. Der spirituelle Hintergrund ist, dass durch das Feuer alles Negative, das der Mensch in sich trägt, gereinigt wird und die Seele rein ihren weiteren Weg antreten darf.

Wie wunderbar ist es doch, dass unsere Gebärmutter nun diese Kraft in sich selbst entfalten kann. Egal welcher Hormonmangel dahinterstehen mag, um diesen Prozess auszulösen, wir können der Weisheit unseres Körpers vertrauen. Natürlich braucht die Frau, wenn sie beginnt, sich in die Kraft der Heilerin und Seherin einzuweben, die Hormone für ihre Fruchtbarkeit nicht mehr. Jetzt steht ja etwas ganz anderes auf dem Plan. Deshalb stellen die Eierstöcke ihre Funktion ein, und die Transformation der Frau kann beginnen.

Das Feuer der Kraft

Was geschieht nun genau bei den Hitzewallungen? Die Gebärmutter entfacht das Feuer, um all das zu verbrennen, was du für deinen weiteren Weg nicht mehr brauchst. Das sind neben Erkrankungen des Körpers in erster Linie unsere Gedankenkonstrukte und emotionalen Antworten auf das Leben. Das Feuer verbrennt Konditionierungen, die uns nicht guttun, Bedürftigkeit, unerfüllte Sehnsüchte, enttäuschende Erfahrungen, Hader mit der Vergangenheit. Es verbrennt den kollektiven Schmerz, der in uns wohnt, die Tränen unserer Ahninnen. Das Feuer hilft uns, die Vergangenheit loszulassen und den Blick nach vorn zu richten. Es ist eine gute Zeit, um darüber nachzudenken, welche erworbenen Werte, Rituale und welches Wissen wir loslassen dürfen und was wir in die Zukunft tragen sollten, damit es den nächsten sieben Generationen dienen kann.

Frauen legen ihren Fokus meist darauf, für andere da zu sein. Allzu oft vergessen sie sich dabei. Ihre eigenen Bedürfnisse und Wünsche, ihre Hoffnungen und Visionen können sie nicht so leben, wie sie gern möchten, da zwischen Ausbildung, Familiengründung und -versorgung einfach keine zeitlichen Ressourcen dafür vorhanden sind. Frauen ohne eigene Kinder kümmern sich oft rührend um die Kinder ihrer Geschwister oder Freunde. Und diese Frauen »gebären« oft »Kinder« in Form von Projekten, mit denen sie sich um andere bzw. um anderes kümmern.

Jetzt steht ein Richtungswechsel an. Ich finde den Begriff »Wechsel« deshalb sehr passend für meine Erläuterungen. Denn mit dem Feuer der Gebärmutter beginnt eine absolute Veränderung für die Frau. Und sie wird sich der Vergänglichkeit des Lebens immer mehr bewusst.

Von der Wertschätzung des Alters

Wenn wir jung sind, ist der Tod weit weg. Je älter wir werden, desto schneller rasen die Lebensjahre dahin, und wir wissen, dass mit jedem Tag unser Ende näher rückt. Das erlaubt uns, das Leben völlig anders wahrzunehmen, als wir es bisher taten. Wir spüren intensiver, genießen das Licht, die Schönheit der Natur. Wir können alterssichtig werden, gewisse Frequenzen nicht mehr hören und der Geruchssinn mag eingeschränkt sein, weil unser Körper tatsächlich altert – aber keine Sorge, das geschieht langsam. Und warum? Damit wir das innere Sehen, Hören und Riechen entwickeln, denn damit öffnen wir die Tore zu den Anderswelten, zu den Verstorbenen, wir kommen ihnen ganz nahe. Je näher wir unserem eigenen Übergang in eine andere Dimension kommen, desto größer ist die Möglichkeit der Verbindung mit diesen Welten. Warum wohl genießen die Ältesten in so vielen Ländern sehr viel Respekt und Achtung? Warum gibt es den Rat der Ältesten? Und sehnen sich manche danach, bei einer Ältesten zu sitzen, ihren Erfahrungen zu lauschen und von ihr lernen zu dürfen?

Je mehr wir in die Kraft der Weisheitshüterin gelangen, desto mehr schwindet das Bedürfnis, sich an jemand anzulehnen, die Sehnsucht nach Geborgenheit und Schutz durch andere. Denn jetzt stärken wir anderen den Rücken, schenken ihnen Geborgenheit und Schutz, hören ihnen zu, lehren und beraten sie.

Als ich 49 wurde, durfte ich in Mexiko ein berührendes Ritual miterleben. Ich war schon länger Großmutter und hatte sieben mal sieben Lebenszyklen durchwandert. In Mexiko wird den Ältesten größter Respekt entgegengebracht. In diesem Land gibt es keine

Rente, und die Alten können nur durch die Unterstützung von Familie und Freunden überleben, was für diese eine Selbstverständlichkeit und Ehre ist. Die Großmütter und Großväter werden geliebt und sind die am meisten geachteten Familienmitglieder. Sie bekommen Ehrenplätze am Tisch und die besonders leckeren Teile einer Mahlzeit. Die Familie geht achtsam mit den »Abuelos« und »Abuelas« um, und bei wichtigen Entscheidungen haben sie oft das letzte Wort.

Bei einer nächtlichen Zeremonie wurde ich feierlich in den Kreis der Ältesten aufgenommen. Die Zeremonien sind meist streng organisiert mit aufrechtem Sitzen um das Feuer die ganze Nacht hindurch, kein Essen, kein Trinken, nicht sprechen. Das kann auch in jungen Jahren anstrengend sein. Mir wurde jedoch eine junge Helferin zur Seite gestellt, die mir immer wieder Tee, Kekse und Schokolade servierte. Ich erhielt eine weiche Unterlage mit Kopfkissen und konnte mich bequem hinlegen, wann immer ich wollte.

Vor vielen Jahren lernte ich bei einem Schamanen im peruanischen Amazonastiefland, der einer langen Schamanenlinie entstammt. Zu seinen Schülern gehörte ein einheimischer Mann, der wie ich etwa 40 Jahre alt war. Er hatte eine Geliebte, auf die er sehr stolz war: Sie war die Mutter unseres Lehrers und um 40 Jahre älter als er. Das wäre in unserer Kultur unvorstellbar. Bei uns gelten nur junge Frauen als attraktiv, dort sind es die alten Frauen – je älter, desto geachteter. Gefühle oder Gedanken, dass alte Frauen nicht erotisch seien wegen ihres nicht mehr jugendlichen Körpers, kannten die Männer nicht. Meine neugierigen Fragen stießen bei ihnen auf Unverständnis. Als ich berichtete, dass in unserem Kulturkreis nur junge Frauen begehrenswert seien, hat das bei der Männerrunde – die mich als eine Schwester betrachtete, nicht als eine begehrenswerte Frau – einen Lachanfall ausgelöst. Diese Haltung veränderte sich mit dem Einzug der Zivilisation immer mehr. Leider sind die westlichen Werte für die junge Generation erstrebenswerter als ihre eigenen, magischen Traditionen.

In unserer Gesellschaft wird Alter häufig als Makel betrachtet. Alte Menschen werden oft wie unmündige Kinder behandelt und nicht als Erwachsene. Ich habe früher auch manchmal so agiert. Jetzt stelle ich ab und zu schmunzelnd fest, dass meine Kinder und meine jungen Assistentinnen manchmal versuchen, dasselbe bei mir auszuprobieren. Sie meinen es gut mit mir und wollen mich unterstützen, aber vor zehn Jahren wären sie noch nicht auf diese Idee gekommen.

Ich persönlich erfahre von jungen Menschen sehr viel Respekt. Es wächst eine ganz neue Generation von achtsamen, furchtlosen, respektvollen und liebevollen Menschen heran. Eine Generation, die sich als Hüterinnen der Erde sehen, als Hüterinnen der Menschen und alles Lebendigen. Sie interessieren sich für die alten Traditionen, um längst Vergessenes wieder in den Alltag zu bringen, zum Wohle von Natur, Kosmos und Mensch.

Allmählich trete ich Schritt für Schritt zurück und lasse meine Schülerinnen wirken, während ich im Hintergrund berate, lehre und begleite. Ich habe bereits begonnen, die Kultur des Ältestenrates zu initiieren. Bei meinen Retreats sind immer eine Älteste oder ein Ältester dabei. Sie assistieren nicht, sondern sind einfach da, liebevoll, schützend und behütend, tröstend und umarmend. Wie schön wäre es doch, wenn wir gemeinsam eine neue Rolle der Ältesten in unserer Kultur weben könnten, in dem Alter nicht bedeutet, als wertlos ausrangiert zu werden, sondern Weisheitshüterinnen und Respektspersonen zu sein.

Umgang mit Hitzewallungen

Jede einzelne Hitzewallung verbrennt negative Energien in unserem Körper. Die Frau spürt eine veränderte Energie, und ein paar Sekunden später beginnt die Hitze von den Füßen – da sie die Kraft der Erde aufnimmt – über das Becken und den Brustbereich in den Kopf aufzusteigen. Viele Frauen spüren die Wallung erst im Brustbereich. Wenn Frauen die Hitzewallungen als ein Geschenk betrachten lernen, können sie diese Momente leichter durchstehen.

Wenn du spürst, dass dein Körper mit der Transformationsarbeit beginnt, halte inne mit deinen alltäglichen Arbeiten. Hitzewallungen sind wie Kontraktionen, sie dauern nur ein paar Minuten. Falls du nicht gerade im Auto sitzt, stelle dich aufrecht hin. Die Beine sollten hüftbreit sein, die Knie leicht gebeugt. Visualisiere nun das, was du gern loslassen möchtest: Schwierigkeiten und Herausforderungen bis hin zu körperlichen Erkrankungen, Sorgen, Ängste, Minderwertigkeitsgefühle oder destruktive Gedanken, die du gut kennst und die dich gefangen halten. Es muss nicht alles in einer Wallung untergebracht sein. Nimm das, was dir gerade in den Sinn kommt, und bedanke dich bei der Hüterin deiner Gebärmutter für diese Gnade. Sei dir bewusst, dass deine Gebärmutterkraft nun Vollkommenheit erlangen darf. Lass deine Hände während der ganzen Erfahrung seitlich, mit ca. 20 cm Abstand zum Körper, der Wallung folgen. Du bündelst damit die Feuerkraft und intensivierst den Reinigungsprozess. Tanze mit dem Wind, spüre die Erde unter deinen Füßen, schenke deine Gebete und Lieder der Erde und dem Kosmos, und du wirst spüren, wie deine Beschwerden immer mehr in den Hintergrund rücken.

Immer wieder wird mir die Frage gestellt, wie das mit der Reinigung sei, wenn die Frau keine Mondzeit mehr hat. Es ist so, dass die Energie der Frau in ein Stadium kommt, in dem der monatliche Prozess in dieser Form nicht mehr notwendig ist. Das Feuer vollzieht in der Gebärmutter eine Tiefenreinigung. Auch wenn Hitzewallungen bei vielen mehr im oberen Bereich des Körpers wahrgenommen werden, geht der Funke immer von der Gebärmutter aus. Wenn du das Feuer spürst, lenke deine Aufmerksamkeit auf die Gebärmutter, und du wirst erstaunt sein, was du in diesem Bereich empfindest.

Häufig werde ich gefragt, ob man die Hitze während der Wallung bewusst in die Gebärmutter leiten kann. Verlass dich auf deine Intuition. Das Feuer wird in deinem Uterus entfacht und verteilt sich im Körper. Wenn du viele Schmerzen, seelische und körperliche, durch deine Gebärmutter erfahren hast und fühlst, dass es besser ist, die Hitze mehr in der Gebärmutter zu halten, so tu es. Lass es aber nicht zu einem Stau und Überdruck kommen. Vertrau der Weisheit deines Körpers, deiner Hüterin. Wenn du das Feuer im Uterus halten möchtest, dann streiche mit beiden Handflächen die Hitze von dort, wo sie sich gerade im Körper befindet, in deinen Schoß. Es ist immer gut, während einer Wallung deine Aufmerksamkeit in deine Gebärmutter zu lenken und das Feuer willkommen zu heißen.

Mit dem Feuer geschieht etwas ganz Wunderbares und Wichtiges. Es ist ein Ausdruck und eine Materialisation des Lichtes. Wir haben schon über die unterschiedlichen Qualitäten des Lichtes gesprochen. Das Gebärmutterfeuer kommt aus dem Inneren der Erde. Es ist das Feuer der Göttin der Dunkelheit, gesandt, um die Kraft der Heilerin in dir zu erwecken.

Frauen beginnen ab 50, ihr Leben verstärkt zu reflektieren, und finden sehr schnell heraus, wie sie ihr weiteres Leben hier auf der Erde gestalten möchten. Es geht nicht mehr darum, die Beste, die Schönste, die Klügste zu sein. Wir brauchen nicht mehr die Bestätigung von anderen Menschen als Daseinsberechtigung. Das Streben nach außen, die Frage, wie wir von anderen wahrgenommen werden, ob wir geliebt und respektiert werden, verliert immer mehr an Bedeutung und Wichtigkeit. Die Suche nach einem geeigneten Partner und die Familienplanung sind abgeschlossen. Eine berufliche Karriere ist nicht mehr unbedingt erstrebenswert. Visionen sind dennoch genügend vorhanden, und nun beginnt die Phase, sich diesen zu widmen, aber ohne Druck und Erfolgsorientierung. Innere Gelassenheit entfaltet sich, die Gewissheit, dass Visionen sich erfüllen, wenn die Zeit dafür reif ist. Wunderbar, wenn es in diesem Leben ist. Vielleicht sind es aber auch Themen, die wir in einem späteren Leben erfüllen können und nun über unsere Träumerinnenkraft die Samen dazu legen. Eine Frau in Verbindung mit ihrer Gebärmutterkraft wird jeden einzelnen Tag, den sie noch auf dieser Erde wandeln darf, mit all ihren Sinnen genießen.

»Während meiner zweiten Disziplin erfolgte bei mir der Umbruch in Richtung Menopause. Rückblickend war das ein großes Geschenk für mich, denn ich habe diese Phase der hormonellen Umstellung

und das Ausbleiben der Mondzeit als natürliche Veränderung und teilweise auch als Erleichterung empfunden. Hitzewallungen waren nur für kurze Momente da und einfach zu handeln, indem ich sie zugelassen habe. Allerdings beobachte ich im Bekanntenkreis auch Frauen, denen der Umgang damit schwer und der Schritt in eine Hormontherapie unausweichlich scheint. Solche Erfahrungen blieben mir durch die Zeit der Disziplin zum Glück erspart, und so kann ich allen Frauen, die sich auf die Reise zu sich selbst und damit in ihre eigene persönliche Kraft aufmachen möchten, die traditionelle Arbeit mit Sonia Emilia bei sämtlichen Frauenthemen und speziell in den Wechseljahren empfehlen.«

SILVIA, 55, KRANKENSCHWESTER

Selbsthilfe bei Hitzewallungen

Verzichte auf Alkohol und Gewürze und trinke nur wenig Kaffee und schwarzen Tee. Achte auf gesunde Ernährung und iss kühlende Nahrungsmittel wie Minze, Gurke, Salate, Äpfel, Wassermelonen, Gerste, Weizen, aber auch Joghurt. Verzichte auf wärmende Speisen wie Ingwer oder rotes Fleisch.

Misteltee oder -tropfen helfen, die Hitzewallungen zu regulieren, Salbeitee mildert die Schweißbildung. Auch Rotklee kann helfen, den Hormonhaushalt auszugleichen. Studien über Rotklee und Osteopenie (Minderung der Knochendichte) belegen, dass Frauen, die regelmäßig Rotklee einnehmen, deutlich seltener an Knochenabbau leiden als die Vergleichsgruppe ohne Rotklee. Bei Hitzewallungen und depressiven Verstimmungen im Wechsel sind Misteltropfen und Traubensilberkerze (in Kapselform) die Pflanzen erster Wahl. Folge bei allen gekauften Produkten immer den Hinweisen auf dem Beipackzettel. Hormon-Yoga, Spaziergänge in der Natur und Gartenarbeit verringern Hitzewallungen. Auch Frauen, die Sport treiben, haben deutlich weniger »Hitze«.

»In den Anfängen der Wechseljahre hatte ich keine großen Beschwerden, außer dass mir mehr und mehr bewusst wurde, dass meine Kräfte nicht mehr die einer Zwanzigjährigen waren. Wir haben damals den Schwitzhüttenplatz vorbereitet, und ich habe mich echt abgemüht. Sonia Emilia saß auf der Bank unter dem Baum, hat mich gerufen und zu mir gesagt: ›Jutta, setz dich zu mir. Wir sind jetzt im Großmütter-Alter und müssen nicht mehr alles allein machen, wir dürfen die Jungen machen lassen und auch mal zuschauen.‹ Da wurde mir bewusst, dass ich nicht nur mit meiner körperlichen Kraft punkten kann, sondern mehr und mehr in eine andere wertvolle Kraft wachse. Das hat mich sehr berührt. Dieser Satz begleitet mich seither.« JUTTA, ASTROLOGIN, 60

»Die Wallungen kann ich als Geschenk annehmen, und dadurch sind sie nicht mehr belastend. Ich stelle mir jetzt immer vor, dass alles, was ich nicht mehr brauche, verbrennt. Super! Meiner Gebärmutter geht es wunderbar, und ich habe auch sonst keine unangenehmen Wechselbeschwerden mehr.« ANKE, 53, MANAGERIN

Warum in den Wechseljahren bestimmte Symptome auftreten

Alle Symptome, die ich hier beschreibe, werden in der westlichen Medizin auf die Hormonumstellung zurückgeführt. Dahinter stehen jedoch im Wesentlichen wichtige Lebensthemen, die es anzuschauen gilt.

Gewichtszunahme – Der Körper verbraucht weniger Lebensenergie

Die meisten Frauen nehmen im Wechsel fünf bis zehn Kilo an Gewicht zu. Der Verbrennungsmechanismus der Ernährung arbeitet langsamer, denn der Körper verbraucht weniger Lebensenergie. Das hat die Natur weise eingerichtet. Denn je älter wir werden, desto mehr Ruhe und Zeit brauchen wir für uns.

Ab ca. 25 Jahren werden nicht mehr so viele Wachstumshormone in unserem Körper ausgeschüttet, die auch die Fettverbrennung aktivieren. Ein bisschen Fett an der Frau schadet nicht. Es ist gesundheitserhaltend, macht stabiler und belastungsfähiger.

Wenn du dich unglücklich mit deinem Gewicht fühlst, empfehle ich dir: wenig Fett, kein Zucker, wenig süße Früchte. Fällt es dir schwer, auf Süßes und Ungesundes zu verzichten, so iss einfach weniger davon und genieße es umso mehr. Nimm ab 16 Uhr entweder nur noch eine leichte Mahlzeit zu dir oder verzichte ganz auf Nahrung.

Der Körper benötigt nun einfach weniger Energie über die Nahrung, da er sich auf ein völlig anderes Ereignis vorzubereiten beginnt – die Geburt in eine andere Dimension. Hierfür verlassen wir allmählich den grobstofflichen Körper (Tonal), um dann in den Stunden, Tagen oder Wochen unseres Sterbens ganz in unsere spirituelle Seele einzugehen. Der Tonal zieht sich im Alter immer mehr zurück, um dem Nagual, so wird unser spiritueller Körper bezeichnet, Raum zur Entfaltung zu geben. Selbst Menschen, die plötzlich sterben, haben Tage bis Wochen davor diese Vorbereitungszeit. Denn die Seele weiß, dass ihre Zeit gekommen ist. Vielleicht erinnerst du dich an einen nahestehenden Menschen, den du plötzlich verloren hast? Reflektiere die Tage und Wochen vorher, die Momente, die du mit ihm hattest. Sehr wahrscheinlich kannst du erkennen, dass es da Besonderheiten gab. Meine beste Freundin starb im Alter von 27 Jahren bei einem Autounfall. In den Wochen vorher wirkte sie auf mich oft abwesend. Es gab zu dieser Zeit einige größere Herausforderungen in ihrem Leben, die sie erstaunlicherweise sehr gelassen und großmütig hinnahm. Sie war sehr ruhig und in sich gekehrt und strahlte dabei etwas Schönes und Friedliches aus.

Haarausfall – Neues entsteht

Haarausfall kann hormonbedingt sein, doch ich habe in all den Jahren beobachtet, dass Haarausfall vor allem bei übermäßigem Stress und hoher Belastung auftritt. Haare, die ausfallen, sind ein Verlust.

Frauen, die durch das Feuer des Wechsels gehen, weben in dieser Zeit oft viele Veränderungen. Es kommt zu Abschieden und Neubeginn. Die Kinder sind aus dem Haus, Partnerschaften gehen in die Brüche oder eine Frau verliebt sich neu, der Lebensraum oder die Arbeit werden verändert. Die Frau verliert vieles – und wird noch mehr gewinnen.

Haare sind ein Schutz, und sie entgiften. Entspann dich, tu dir selbst Gutes, ärgere oder schäm dich nicht, wenn du vor dem Spiegel stehst, sondern streichle deinen Kopf und deine Haare liebevoll, danke ihnen für ihre Arbeit, das kann Wunder wirken. Im Intimbereich fallen die Haare öfters aus, da das Becken nicht mehr so gut durchblutet wird.

Selbsthilfe bei Haarausfall

Eine Frau erlebt manchmal nach der Geburt, nach einer radikalen Fastenkur oder einer schwierigen Lebenssituation den unglücklichen Umstand, dass plötzlich viele Haare ausfallen. Dafür können eine Schilddrüsenunterfunktion, Eisenmangel, Vitamin-D-Mangel oder Hormone verantwortlich sein, und es bedarf der ärztlichen Abklärung. Besonders bei einem übersäuerten Körper, bedingt durch schlechte Nahrung, die Lebenssituation oder emotionale Befindlichkeiten, ist es gut, auf eine basische Ernährung zu achten und die Mineralien Folsäure, Selen, Zink, Eisen und B-Vitamine zuzuführen. Schüttere Haare während und nach den Wechseljahren sind meist erblich bedingt, und nach einiger Zeit erholt sich das Haar wieder. Hormon-Yoga bringt die Hormone wieder in Balance. Vor allem die Kobra-Stellung sorgt für ein Gleichgewicht im Hormonhaushalt. Brennnesselwasser mit Rosenöl, Kieselsäure und Kopfhautmassagen stärken die Kopfhaut und fördern den Nachwuchs von jungen Haaren.

Ziehende und stechende Schmerzen in der Brust – Kümmere dich um dich

Jegliche Hormonumstellung wirkt sich auf die Brüste aus. Sei es in der Mondzeit, bei Schwangerschaften, Geburt, Stillen und Abstillen. Das Feuer der Ältesten ist die letzte große Hormonumstellung. Vor allem bei einer Gewichtszunahme wachsen die Brüste meistens zuerst. Das Zwicken ist oft zu Beginn der Wechseljahre spürbar. Auch Knoten entstehen öfters. Frauen, die unter Mastodynie litten – das sind zyklusabhängige Brustschmerzen – werden im und nach dem Wechsel keine Schmerzen mehr haben. Schmerzen in der Brust sind nicht für alle, dennoch für viele Frauen bedrohlich. Natürlich ist bei diesen Symptomen eine ärztliche Untersuchung wichtig, damit keine ernsthafte Erkrankung übersehen wird.

Psychischer und körperlicher Stress können vermehrt zu Brustbeschwerden führen. Die Brüste befinden sich direkt an unserem Herzraum. Für die Milchproduktion fließt hier die ganze Wärme und liebevolle Energie der Mutter mit in die Nahrung ihres Babys. Alles, was sich in unserem Herzen abspielt, nimmt direkten Einfluss auf die Brüste. Gerade Brusterkrankungen sind Hinweise auf tiefste Verletzungen unseres Herzens. Die Brüste bringen Schmerz und Enttäuschung zum Ausdruck mit der Bitte um Heilung. Tu dir selbst Gutes, kümmere dich um dich selbst, ohne schlechtes Gewissen und mit dem Wissen, dass nur wir selbst uns gut um uns kümmern können. Es tut niemand anders. Es ist unsere Verantwortung, dafür zu sorgen, dass es uns gut geht und wir uns wohlfühlen. Dabei gilt es manchmal, Entscheidungen zu treffen und die Verantwortung für die Konsequenzen zu übernehmen.

Selbsthilfe bei Brustspannen

Brustspannen kann in jedem Lebensalter auftreten, häufiger spüren es Frauen ab der zweiten Lebenshälfte. Meist ist eine Schwankung des Gelbkörperhormonspiegels dafür verantwortlich. Dadurch kann der Abfluss der

Lymphflüsse behindert sein und das Spannen der Brust verursachen. Ein bis zwei Tassen Frauenmanteltee täglich regulieren den Hormonhaushalt und regen die Lymphtätigkeit an. Wird die Brust täglich nach der Dusche sanft und liebevoll massiert, unterstützt das den Lymphfluss. Klopfe mit den Fingerspitzen ganz leicht und sanft unter die Schlüsselbeine, um die Lymphen zu öffnen. Mit der Brustmassage, die ca. zwei bis drei Minuten dauern sollte, kreise gleichzeitig langsam mit den Schultern nach hinten, damit die Lymphe gut abfließen kann.

Brustspannen ist jedoch auch ein Stress-Symptom. Frauen geben viel Energie über die Brüste an ihren Partner und die Kinder ab. Über die liebevolle Zuwendung kann die Frau sich verloren gegangene Energie in diesem Bereich wieder zurückholen. Gleichzeitig bleibt die Frau in der Verbindung mit ihren Brüsten und kann gegebenenfalls Veränderungen sofort wahrnehmen.

Trockenheit der Scheide – Ruhepause für den Schoßbereich

Dies ist eine deutliche Botschaft der Gebärmutter, dass sie Zeit braucht, um zu regenerieren. Auch wenn es hormonell bedingt ist, dass die Scheidenhaut weniger durchblutet und dünner wird und dadurch weniger Vaginalflüssigkeit erzeugt, ist genau dies die Sprache der Gebärmutter.

Sie braucht sämtliche Energie für den Körper, um in die Kraft der Seherin und Heilerin zu wachsen, und bittet darum, keine sexuelle Vereinigung zu haben.

Selbsthilfe bei Scheidentrockenheit

Dieses Problem kann in jedem Alter auftreten. Ist die Scheidentrockenheit mit Juckreiz und Schmerzen verbunden, können Bäder mit Kamillentee oder Ringelblume helfen.

Eine Aloe-Vera-Salbe, gemischt im Verhältnis 1:1 mit einer Rosensalbe, oder ein Tropfen Rosenöl auf ca. 5 cm Salbenstrang sind sehr wohltuend und pflegend für die Scheide. Ich persönlich verwende am liebsten direkt Aloe-Vera-Gel mit einem Tropfen Rosenöl. Die Rose ist leicht östrogenhaltig, riecht gut und wirkt durchblutend.

Manchmal können auch hormonbedingt Pilze auftreten. Zur Behandlung kann man dem Aloe-Gel einen Tropfen Teebaumöl beigeben.

Selbsthilfe bei trockenen Augen

Augentrockenheit kann auftreten, weil die Schleimhäute in den Wechseljahren generell trockener werden. Bei jüngeren Frauen kann dies auch ein Hinweis auf ein Östrogendefizit sein. Befeuchtungstropfen helfen dem Auge. Pflanzen wie Isoflavone, Rotklee, Soja und Vollkornprodukte sind empfehlenswert.

Frauen sollten wissen, dass auch Chlamydien (Bakterien) Augenprobleme verursachen können. Trockene Augen können also auch auf eine Infektion im Scheidenbereich hinweisen.

Harnblasenschwäche – Tränen der Seele

Bewegung und Beckenbodenmuskeltraining, ausreichend Flüssigkeit, eine ausgewogene Ernährung und Kürbiskerne sind das Geheimnis für eine gut funktionierende Blase. Durch die Hormonumstellung werden auch die Schleimhäute in der Blase dünner. Die Blase wiederum hat stark mit unseren Beziehungsebenen zu tun. Ist die Blase nicht im Gleichgewicht, spiegelt das unseren Seelenzustand und eventuelle Überlastungen wider.

Schlaflosigkeit – Die Botschaften der Spirits

Eine alte Schamanin erzählte mir, dass die Spirits und Geister gern mit uns sprechen möchten, wenn wir in der Nacht wach sind. Und dies sei einer der Gründe, warum wir manchmal eine Phase von schlaflosen Nächten hätten, besonders wenn wir älter werden. Sie versuchen, sich mitzuteilen. So riet sie mir, Schlaflosigkeit als ein Geschenk anzusehen, um mit den Spirits zu kommunizieren.

Deshalb sollte man sich nicht ärgern, sondern in Meditation gehen und die Spirits dazu einladen, ihre Botschaften mitzuteilen, sei es durch innere Bilder, einen inneren Dialog, durch Schreiben, Malen oder Musizieren. Die Spirits können unsere materielle Welt am besten in der Nacht besuchen, wenn alles ruhig ist. Tagsüber ist es zu laut. Und sie benötigen die Dunkelheit, um sich materialisieren zu können. Im Licht ist es schwierig für uns, sie zu sehen. Für jemand, der unter Schlaflosigkeit leidet, mag dies kein Trost sein. Sorgen, Ängste oder Depressionen stehen meist als Ursachen dahinter, Hormonumstellung hin oder her.

Achte darauf, vor Mitternacht ins Bett zu gehen, abends nicht vor dem Bildschirm zu sitzen, auf ein schweres Abendessen zu verzichten. Genügend Bewegung tagsüber unterstützt eine angenehme Nachtruhe. Schlechter Schlaf erzeugt massiven Stress, wenn die Frau am nächsten Tag im Alltag und in der Arbeit funktionieren muss. Nimm dir deshalb so viel Zeit und Freiraum wie möglich. Wisse, dass dein Körper es schaffen wird, auch wenn du nur wenige Stunden schläfst und am nächsten Tag in die Arbeit musst.

Selbsthilfe bei Schlafstörungen

Schlafstörungen kommen hauptsächlich im Wechsel, in der Schwangerschaft, nach Geburten und unter Stress-Situationen vor. Typisch dafür ist, dass die Frau zwischen 3 Uhr und 3.30 Uhr aufwacht und nicht mehr einschlafen kann. In dieser Zeit werden die Hormone über die Leber verarbeitet. Daher ist es gut, die Leber zum Beispiel mit grünen und bitteren Speisen zu unterstützen. Mariendistel und Artischocken sind alte Leberheilmittel. Eine Massage der Leber kann gut wirken, ebenso eine Wärmflasche. Frauenmantel reguliert den Hormonhaushalt und sorgt für einen ruhigen Schlaf. Auch ein Fußbad mit Meersalz hilft bei der Entspannung.

Einschlafschwierigkeiten hingegen betreffen eher die Nerven, wenn etwas bedrückt, belastet, Sorgen bereitet oder positiv aufregt. Zwischen 22 Uhr und 23 Uhr zu Bett gehen, Verzicht auf Fernsehen und Computerarbeit am Abend sowie gedämpftes Licht in der Wohnung helfen dem Körper, zu entspannen, müde zu werden und in den Schlaf zu sinken. Schlafördernde Mittel wie Baldrian, Melisse und Passionsblume können als Tee oder Kapseln eingenommen werden.

Sexuelle Unlust

Meine Freundin Annemarie fragte mich, ob sexuelle Unlust im Alter damit zusammenhängt, dass die Eier nicht mehr rufen »juhu, befruchte mich«. Natürlich können die Hormone eine Rolle dabei spielen, die ich aber untergeordnet einstufen möchte. Wie im Kapitel über Sexualität schon erwähnt, ist mit der Frau nichts falsch, wenn sie keine Lust verspürt. Der Körper möchte diese Energie für sich. In unserer Gesellschaft ist es nicht so einfach, aus dem sexuellen Leistungsdruck auszusteigen. Häufig ist sexuelle Unlust auch mit Partnerschwierigkeiten verbunden. Doch es gibt viel mehr – Höheres, Erstaunlicheres –, wenn sexuelle Energie transformiert werden kann. Frauen während und nach dem Wechsel verspüren meist über Enthaltsamkeit mehr Vitalität und Energie. Die Gebärmutter wünscht zu träumen, sich wieder mit den kosmischen Kräften zu verbinden, widmet sich der Heilerin für die vergangenen und für die zukünftigen Generationen und beginnt, zwischen und hinter die Welten zu sehen.

Ich kann versichern: Wenn eine Frau einen Partner an ihrer Seite hat, bei dem sie sich wohl und sicher fühlt, bei dem sie so sein darf, wie sie ist, sich nicht beweisen muss, sich angenommen, akzeptiert und geliebt fühlt, keine Forderungen und Erwartungen an sie gestellt werden, durch die sie sich selbst verraten muss, dann wird die Hüterin der Gebärmutter mit Freude bereit sein, diesem Partner Eintritt in ihren magischen Schoß zu gewähren und auch die Hormone entsprechend steuern.

»Ich lernte langsam, mich als spirituelles Wesen, verbunden mit der göttlichen Kraft meiner Gebärmutter, anzuerkennen. Durch das Mitgefühl, das Verständnis, die Weisheit, das Vertrauen und den Respekt, den mir Sonia Emilia entgegenbrachte, fasste ich Vertrauen in das ungeahnte Potenzial, das in mir schlummert. Darüber hinaus erkannte ich, dass ich die Heilung, die ich für mich erfahren durfte, mit anderen Frauen teilen möchte, sodass im solidarischen Zusammenwirken ein Zeitalter, ein Bewusstsein und eine kollektive Ebene der Liebe, des Friedens und der Harmonie mit allen fühlenden Wesen dieser Erde gestaltet werden kann. Unendlich behütet umsorgt mich die Kraft der Gebärmutter; ich diene ihr – sie dient mir. Sie öffnet mir ein Tor in die weiten und lichten Räume der nicht alltäglichen Wirklichkeit und verbindet mich als Priesterin, als Heilerin und als Göttin mit den Meisterinnen des kosmischen Raumes und den spirituellen Helferinnen von Mutter Erde. Über die Arbeit mit dem Spirit der Gebärmutter weiß ich tief in meinem demütigen und dankbaren Herzen, dass sie sich stets als meine Verbündeten an meiner Seite einfinden werden. Aus meiner Erfahrung ist die Medizin unserer Gebärmutter das einzig ursächliche Heilmittel, das in der Lage ist, den individuellen wie kollektiv erlittenen Schmerz der Frauen und der Weiblichkeit der vergangenen Jahrtausende nachhaltig zu heilen. Durch diese neuen Erkenntnisse konnte ich mein Frausein in die Heilung bringen und bin unendlich dankbar für meine weibliche Kraft und Energie, die mir jetzt als Verbündete zur Seite steht.«

ANNELIES, 53, KINESIOLOGIN

Meditation »Gebärmutterträumerin«

Bereite die Meditation vor.

Lege dich entspannt auf den Boden. Deine Hände liegen auf deinem nackten Bauch. Beide Daumenkuppen berühren sich ca. 2 cm über dem Bauchnabel, die Zeigefinger berühren sich auf Höhe der Gebärmutter. Deine Hände bilden ein Herz.

Lenke nun deine Aufmerksamkeit zu deinem Herzen und spüre, wie sich die Energie dort erhöht. Du kannst Wärme spüren, ein Kribbeln, es kann sich verdichtet anfühlen, leicht und fröhlich. Stell dir nun vor deinem inneren Auge vor, wie ein wunderschöner weiß-goldener Energiestrahl aus deinem Herzen fließt und deinen Körper mit einem Lichtgewand umwebt. Nimm Kontakt mit der Hüterin der Gebärmutter auf. Begrüße sie und danke für ihre Präsenz im Leben. Sag ihr, dass du nun bereit bist, durch das Feuer der Ältesten zu gehen und deine Aufgabe als Weisheitshüterin anzunehmen. Deine Hüterin lädt dich ein, die Gebärmutter zu betreten. Stell dir vor, wie du durch deine Vagina gehst. Sie ist ein Tunnel, mit wunderschönen roten Teppichen ausgekleidet. Es erinnert dich an ein Zelt der Berber-Frauen in der Wüste, in denen die Magie der Frau gehütet wird.

Am Ende des Tunnels siehst du eine kreisrunde Tür. Während du daraufhin zugehst, öffnet sie sich und ein leuchtendes Licht in sanftem Rot strahlt friedlich und einladend zu dir. Deine Hüterin erwartet dich, nimmt deine Hand und führt dich in einen Raum, der wie ein kreisrunder Kugeldom aussieht. Viele leuchtende Farben, in denen Rottöne vorherrschen, bilden geometrische Muster an den Wänden des Domes sowie im Raum selbst. Zwischen diesen Mustern kannst du offene Augen erkennen. Sie blicken dich gütig und wohlwollend an.

Deine Hüterin sieht dich an und sagt dir: »All diese Muster sind deine Träume und Visionen. Es ist das Netz, welches du in dein Leben gewoben hast. Du bist nun hier, im Zentrum deiner Kraft, um dich mit deiner Weisheit und der Magie deiner Träume zu verbinden. Du bist hier, um deine Visionen zu erneuern, dein Netz der Kraft und des Schicksals neu zu flechten.«

Nimm den Raum, in dem du dich befindest, wahr. Was siehst du, wie fühlt es sich an? Nimm dir Zeit für diese Betrachtung. Siehst du, dass an manchen Stellen die Farben etwas verblassen? Siehst du Muster, die nicht mehr vollständig wirken, in denen Löcher oder auch verwickelte Fäden sind? Gibt es ein Muster, welches du gern verändern oder hinzufügen möchtest?

Dann nimm deine Arbeit auf und denke mit einem Lächeln auf den Lippen an all das, was du in deinem Leben noch erfüllt und verwirklicht haben möchtest. Und während du die Farben wieder zum Leuchten bringst, Fäden wieder in das Muster einordnest, neue wunderschöne Muster in deinen Lieblingsfarben hinzufügst, spürst du das Feuer der Reinigung.

Rote Feuerströme fließen durch deinen Körper und füllen dich mit Leichtigkeit und neuer Energie. In deinem Herzen wächst Dankbarkeit und Freude. Liebe. Du fühlst dich eins mit dem Raum, den Mustern und dir. Du kannst deine Einzigartigkeit und Besonderheit immer mehr erahnen und weist: Du bist Medizinfrau. Du bist Hüterin der weiblichen Kraft. Du bist die Tochter der Mondin, Schwester der Erde. Du bist Älteste. Die ihr Volk anführt. Die sieht. Die weiß. Die träumt. Die heilt.

Nimm dir die Zeit, die du brauchst. Du weißt, dass du nun jederzeit in diesen heiligen Raum in dir zurückkehren kannst, um dich mit deiner Kraft und Magie zu verbinden, deine Träume neu auszurichten, Heilung zu erlangen, in liebevollen Frieden einzutauchen.

Deine Hüterin umarmt dich. Geborgenheit und ein tiefes Gefühl des Ankommens, der Heimat erfassen dich. Deine Hüterin spürst du als deine Schwester, ihr seid euch nun gleich. Du bist nicht nur mit ihrer Kraft verbunden, du bist eins mit ihr geworden.

Hand in Hand geht sie mit dir zur kreisrunden Tür. Ihr verabschiedet euch, lächelt euch wissend an, und du gehst deinen Gang durch das schlauchförmige rote Zelt der Frauen hin zum Ausgang. Dabei bemerkst du, dass die Teppiche an den Wänden ihre Muster verändert haben. Sie sind die Vermittler der inneren und äußeren Welten, die Brücken von der Vergangenheit in die Zukunft, das Verbindungstor von Himmel und Erde, der Eingang zur Großen Göttin, der allumfassenden Mutter. Und du bist ein Teil von ihr. Dreh dich um, verneige dich vor deinem heiligen Schoßraum und vor dir.

Nun spüre deinen Körper wieder. Recke und strecke deine Arme und Beine, öffne die Augen. Wenn du dich danach fühlst, dann male die Muster auf ein Papier. Nimm ein Muster, das dir besonders in Erinnerung ist, und sticke, webe oder male es auf deinen Medizinrock. Oder vielleicht lässt du die Tradition der Teppiche wieder aufleben, in denen die Geschichte deiner Familie, deines Stammes, deines Landes, deiner Gaben verewigt und erzählt werden.

Du kannst das Muster auch als Schmuck verarbeiten, es auf deinen Körper aufmalen, deine Wände, deinen Spiegel. Gut, wenn du es immer wieder sehen kannst. Verbinde dich mit dem Muster, deinem Vertrauen, dem Wissen um dich als Weisheitshüterin, Seherin, Heilerin, Träumerin. Und geh mit der Magie, die nun in deinem Alltag geschehen wird.

14. JEDE FRAU IST TRÄUMERIN, HEILERIN UND SEHERIN

Wenn jemand so wie ich den Medizinweg geht, dann bedeutet das nicht, dass man von den Geistern auserwählt wurde oder etwas Besonderes ist. Das sind nur romantische Vorstellungen, die auf einem aus Minderwertigkeitsgefühlen gespeisten Ego basieren. Jede Frau hat ihre Medizinkräfte, und jede Frau ist etwas ganz Besonderes. Meine einzige Aufgabe ist die, daran mitzuwirken, dass sich die Frauen wieder an ihre Einzigartigkeit und Schönheit erinnern, an ihre Kraft, ihren Mut, ihre Liebe und ihre Stärke.

Jede Frau webt permanent am großen Schöpfungsplan mit. Die Gebärmutter gebärt Kinder, Träume, Visionen, Projekte, sie erschafft ununterbrochen die Welt. Auch wenn deine Gebärmutter entfernt wurde, hast du dieselben Möglichkeiten wie jede andere Frau.

Nun sind wir durch das Feuer gegangen und werden nicht mehr so leicht von den Irrungen und Wirrungen der Emotionen und Gedanken abgelenkt. Solange wir durch das Leben mit seinen starken Emotionen gehen, sind wir von der Visionskraft der Gebärmutter immer wieder abgeschnitten. Nach dem Feuer der Ältesten kommt unser Körper wieder mehr in den Einklang mit den Rhythmen der Natur. Dies macht sich zum Beispiel über das Bedürfnis nach Ruhepausen bemerkbar. Als es noch kein künstliches Licht gab, standen die Menschen mit der Sonne auf und gingen abends früh zu Bett. Der Winter war die Zeit des Rückzugs. Man lebte von der Ernte. Die Frauen spannen, knüpften und webten und sie lauschten den Botschaften der Anderswelten.

Und so, wie sich die Natur zurückzieht, um neue Samen zu gebären, so wird der Frau die Qualität von Ruhezeiten bewusst. Das Träumen erfordert Zeit und viel Ruhe.

Die Hüterin spinnt und webt die unendlichen Muster. Und nun kommt die Zeit der Frau, den Teppich zu weben, der die vielen

Geschichten der Ahninnen und Töchter erzählt. Teppiche sind weit mehr als schöne Bodenauflagen. In ihnen werden die Geheimnisse und Mysterien aufbewahrt. Es ist ein Teppich, der von Urgroßmutter an Großmutter weitergereicht wird, um das Erbe, den heiligen Traum, die Medizinkraft in ihrer vollen Größe zu erkennen und anzunehmen. Diese Tradition des Teppichwebens hat es auch früher bei uns gegeben, als die Göttinnen und Mythen noch lebendig waren. Sie existieren immer noch.

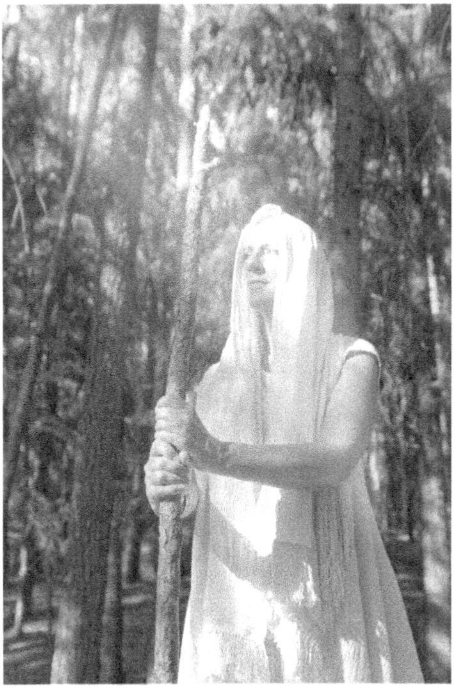

Seherin *(siehe Bildteil, Abb. 15)*

Die Vision der Träumerin zu finden, ist sehr machtvoll. Die Vision ist der Ruf der Göttin. Dadurch berührt sie dich. Eine Vision kann als ein Bild, ein Lied, ein Gedicht, ein Symbol kommen. Du wirst es erkennen. Es wird tief und durchdringend in dir sein.

Einen Medizinpfad zu gehen bedeutet nicht, dies als Brotberuf ausüben zu müssen. So wie du deinen Alltag lebst, wie du in

Beziehung mit den Menschen stehst, deine Wahrhaftigkeit und Aufrichtigkeit, dein Mitgefühl, deine Liebe und Sanftheit machen dich als Medizinfrau aus, als Älteste.

Die Stärke wächst mit der Klarheit

Die Stärke der Traumkraft deiner Gebärmutter wächst mit deiner Klarheit. Klarheit ist eine Lehre. Sie ist einfach. Sie beinhaltet das Verständnis unseres Lebens und unserer Emotionen. Oft denken und wünschen wir uns etwas – und das Leben zeigt uns eine andere Richtung auf. Denn der Geist des Lebens hat eine unglaublich konstruktive, schöpferische Intelligenz. Er führt uns auf verschlungenen Wegen und offenbart uns Chancen und Möglichkeiten, die viel größer und vielfältiger sind, als wir es uns jemals erträumen könnten.

Die Bedürftigkeit kannst du hinter dir lassen. Du brauchst dich nicht mehr nach anderen umzusehen, dich an sie anlehnen oder dich mit ihnen zu vergleichen. Und du brauchst die anderen nicht mehr, um Erfolg zu haben. Du kennst deine Wurzeln, deine Basis, deine Stärke, deinen Mut, dein Vertrauen in dich und das Leben. Als Seherin verstehst du den Fluss des Lebens. Und du siehst in der Dunkelheit das Licht.

Wir lernen ein Leben lang

Die Emotionen erteilen uns viele Lektionen, und zwar das ganze Leben lang. Über die Jahre hinweg lernen wir, damit gut umzugehen. Doch das schützt uns nicht immer davor, in alte destruktive Muster zurückzufallen.

Ein Beispiel: Ich hatte in meinen jungen Jahren ein romantisches Bild von spirituellen Lehrerinnen und glaubte, diese seien unfehlbar und hätten ihr Leben voll im Griff. Sehr schnell wurde ich eines Besseren belehrt und erfuhr meine Lehrerinnen als Menschen mit vielen Schwächen, die ihnen auch bewusst waren.

Nun bin ich selbst Älteste und Weisheitshüterin. Und ich bin längst nicht perfekt. Ich kenne meine Schwächen. Wenn ich manchmal in alte Verhaltensmuster zurückfalle, die mir nicht guttun, erkenne ich diese sehr schnell. Natürlich ereilen auch mich manchmal Gedanken wie: »Jetzt bist du schon so lange auf diesem Weg und noch immer tappst du in diese Falle.« Dann tue ich mir Gutes, indem ich mich in Geduld mit mir übe. Ich weiß ja, dass ich nicht in einem Loch versinken werde. Vielleicht falle ich ein-, zweimal hinein, denn ich bin in erster Linie ein einfacher Mensch, und meine Wünsche und Träume entsprechen auch nicht immer der Realität, wie mir das Leben immer wieder mal zeigt. Doch ich weiß um meine Kraft, ich sehe das Muster.

Wenn du in dir auf Widerstände zu deinen Handlungen und Emotionen stößt, wenn du dir zu viele Gedanken machst, wenn dich seelische Schmerzen und Schuldgefühle plagen, Verzweiflung und Verwirrung, dann sei sanft mit dir selbst. Lass Gnade walten. Erinnere dich an deine guten Qualitäten, erinnere dich an deine Gaben, deine Stärken und spüre die Stabilität, die in ihnen liegt.

Wenn du dir Gnade schenkst, wird sich in dir Ruhe entfalten können und Frieden in dein Herz einkehren. Lausche dem Wind, dem Ozean, dem Bach, den Vögeln. Vergib dir selbst und den anderen. Widme dich dem Gebet. Du wirst immer mehr Vertrauen in dir finden und wissen, dass deine Gebete erhört werden. Denn du bist wertvoll und einzigartig. Das Leben, diese unendlich große Schöpferkraft, möchte, dass es dir gut geht, und unterstützt dich dabei. Bleib dir selbst treu. Glaube an dich und vervollkommne deine Gaben. Öffne dein Herz für dich und dein Gelingen.

Wenn sich so manches schwer anfühlt, so wisse darum, dass sich jede Frau auf einem heiligen Weg befindet. Als Träumerin gehst du den Weg der Verantwortung. So kann die Heilerin in dir erwachen. Du bist eine Dienerin der Hüterin der Gebärmutter, eine Dienerin der Schöpferkraft, des Lebens. Erinnere dich an all das, was du gelernt hast. Alles, was du erlebt hast, hat dir die Tore geöffnet, bis zu diesem Moment, in dem du dieses Buch in deinen Händen hältst und in Verbindung mit einem uralten Wissensschatz kommst, der niemals verloren ging und immer noch seine Kraft hat. Nun ist es an dir, dieses Wissen zu hüten und zu teilen.

Erinnere dich: Deine Kraft als Heilerin ist erwacht. Erinnere dich an all das, was du von deiner Mutter und Großmutter, was du in deiner Familie gelernt hast, alltägliche und spirituelle Dinge. Sie weisen dir den Weg. Du wirst auch neue Wege gehen, auch solche, die noch niemand vor dir gegangen ist. Wandere mit der Sonne, wandere mit den Sternen, mit dem Mond und spüre die vielen Wege der alten Mysterien, die Schönheit des Regenbogens. Dein Wissen über die Wege in diesem Leben gibt dir Kraft, um weiterzugehen.

Und wenn du dich dennoch manchmal schwach fühlst und es dir schwerfällt, an dich zu glauben, dann erlaube dir einfach, auch ein Fehler zu sein. Wenn du denkst, da ist nichts, was dich führt und hält, dass Dunkelheit um dich ist, dass du krank wirst und Hilfe brauchst, dann schau dir diese Negativität aus der Kraft der Seherin an.

Deine Emotionen sind ein Weg deines Seelenlebens. Und du beginnst, zu verstehen, dass in deinen Emotionen auch deine Aufgabe liegt. Als Heilerin gelingt es dir, in der bewussten Ausrichtung von Emotionen innere Kraft zu erlangen.

Erinnere dich:

Du bist eine Frau.

Du bist die Hüterin des Lebens.

Du bist Stärke und Mut und Liebe.

Lass deine Mängel gehen. Webe mit positiven Worten und Gebeten Medizin in die Kraft deiner Gebärmutter ein.

15. FRAUENMEDIZINPFLANZEN UND GEBÄRMUTTERPFLANZEN

Ich stelle dir die sieben wichtigsten schamanischen Heilpflanzen für Frauen vor.

Der Tag, der kein Tag ist, verlangt einen Baum, der kein Baum ist,
von niedrigem und doch hohem Wuchs.
Wenn die bleiche Herbstkönigin ihre Blätter abwirft,
sprießen meine Blätter frisch an ihren Zweigen.
Wenn der Wildapfel seine köstlichen Früchte abschüttelt,
reifen meine all-heylenden Früchte an seinen Zweigen,
denn hier leuchte ich weiß und grün – woanders golden.
(AUSZUG AUS EINEM BARDENLIED, 800 N. CHR.)

Mistel (Viscum album)

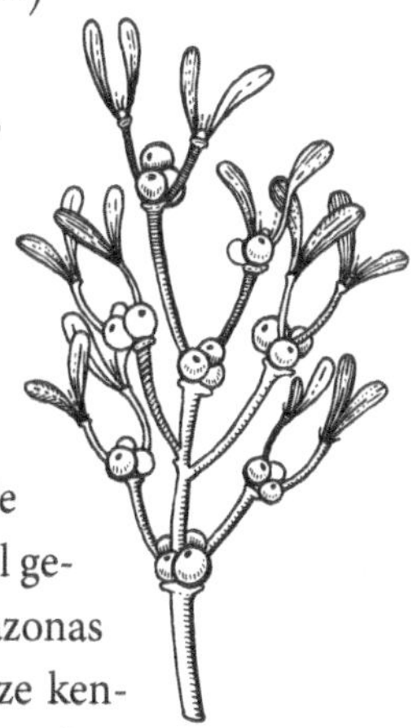

Weitere Namen: Albranken, Donnerbesen, Drudenfuß, Hexenbesen, Heiligkreuzholz, Wintergrün.

Die Mistel hat meinen Weg als schamanische Naturheiltherapeutin ganz besonders begleitet. Die erste schamanische Diät, die ich in meiner Lehrzeit durchführte und die insgesamt sieben Jahre dauerte, war der Mistel gewidmet. Mein damaliger Lehrer aus dem Amazonas war zu Besuch in Österreich, um eine Pflanze kennenzulernen, die von der Schwingung her der Pflanze Banisteriopsis caapi ähnlich ist – eine Liane, die auf Bäumen wächst und als die Mutter aller Pflanzen bezeichnet wird. In Zeremonien, in denen er die Geister befragte, wurde er zur Mistel geführt. So fand er die Mutter aller Pflanzen hier in Europa. Sie verträgt sich mit all den anderen Pflanzen, die bei uns wachsen.

Während meiner Mistelzeit nahm ich alle Teile der Pflanze ein. Später erst realisierte ich, dass sie als giftig gilt. Besonders von den Beeren wurde abgeraten. Heute gibt es Untersuchungen, die sagen, dass die Mistel nicht giftig ist. Allerdings können hohe Dosen die Leber belasten. Kinder sollten weder Mistel noch die Beere einnehmen.

Misteln sind übrigens keine Schmarotzerpflanzen im ursprünglichen Sinne, denn sie töten einen Baum nicht, sondern leben mit ihm in einer Gemeinschaft. Die Misteln haben auch überhaupt kein Interesse daran, dass der Baum, auf dem sie wachsen, stirbt, denn dann hätten sie ja selbst keine Lebensgrundlage mehr. Außerdem entziehen sie dem Baum keine Nahrung, weil sie Fotosynthese betreiben und so ihre eigenen Nährstoffe produzieren. Vom Baum beziehen sie Wasser und die darin enthaltenen Nährsalze.

Durch die veränderten Umweltbedingungen ist das ökologische Gleichgewicht für alle Pflanzenarten gestört. Und so geschieht es auch, dass sich ausgerechnet auf den gestressten Stadtbäumen vermehrt Misteln niederlassen. Sie machen das aus heilerischen Gründen und versuchen, den Baum vor den Strahlen und Abgasen zu schützen. Weil sie die Arbeit nicht allein bewältigen können, vermehren sie sich und nehmen überhand. Aber sie werden kaum einen Baum zum Absterben zwingen. Natürlich kann dies einmal geschehen, vielleicht auch einfach darum, weil der Baum schon sehr alt ist. Durch den Mistelbefall selbst wird ein Baum in der Regel nicht krank. Ist er es doch, so war er das wahrscheinlich schon, bevor sich die Mistel auf ihm niederließ. Wie spannend wäre es doch, den Mistelbewuchs einmal von dieser Seite zu betrachten und vom Gedanken abzukommen, dass es sich um eine gefährliche Schmarotzerpflanze handelt. Das ist ebenso unrichtig, wie die Brennnessel als Unkraut zu bezeichnen und sie auszurotten. Denn in Wahrheit ist auch sie eine unserer wichtigsten Heilpflanzen.

Das Wesen der Mistel und ihre Intelligenz sind unter allen Pflanzen im europäischen Raum am weitesten entwickelt. All die

Mythen und Legenden um Mistelzweige haben ihren Ursprung in uraltem Wissen und sind Wege der Kraft.

Die Mistel wächst auf Bäumen und ist dadurch dem Himmel und den kosmischen Kräften nahe. Eine Mistel kann mit einem Durchmesser von bis zu vier Metern sehr groß werden. Sie ist eine immergrüne Pflanze mit dicken, ledrigen Blättern. Ihre weißen Beeren enthalten eine dickflüssige, schleimartige Flüssigkeit, die nach Sperma riecht. Die Mistel ist auch eine Fruchtbarkeitspflanze und hilft Männern, ihre Zeugungskraft zu stärken. Für die Frau eignen sich Misteln von Apfelbäumen, für den Mann die von Eichen. Das betrifft körperliche Erkrankungen und seelische Leiden. Der Mistelgeist lehrt uns, in die Kraft der Frau und des Mannes zu wachsen. Es kann aber auch sein, dass je nach Thema für den Mann die Apfelmistel und die Frau die Eichenmistel besser geeignet ist.

In der schamanischen Naturheiltherapie werden die energetische Ebene und die spirituelle Komponente gleichermaßen behandelt. Die Mistel in ihren unterschiedlichen Zubereitungsformen wird nicht nur innerlich eingenommen, sondern es wird auch mit der Seele der Mistel kommuniziert.

Nimmt man die Mistel in einer schamanischen Disziplin ein, bewirkt dies eine Tiefenreinigung. Sie hat die Fähigkeit, nicht nur Giftstoffe aus Nahrung, Umwelt und Luft auszuschleusen, sondern wirkt auch sehr gut, wenn es darum geht, negative Emotionen zu neutralisieren und auszuleiten. Außerdem absorbiert die Mistel bis zu einem gewissen Grad schädliche Strahlungen für Pflanze, Tier und Mensch. Dies sind Handynetze, WLAN und Stromleitungen sowie kosmische Strahlungen, die uns nicht guttun.

Körperliche Ebene und die Mistel

Als ich wochenlang mit meinem ziemlich gnadenlosen schamanischen Lehrer in den Bergen unterwegs war – barfuß und fastend – und manchmal körperlich schwächelte, empfahl er mir immer, ein kleines Stückchen der Mistel zu kauen. Und, oh Wunder, bereits nach einigen Minuten spürte ich die Kraft zurückkehren. Lediglich ein ganz kleines Stück eines Blattes wird ungefähr 15 Minuten gekaut und, wie es im schamanischen Kontext immer wichtig ist, mit der Pflanze Kontakt aufgenommen, mit ihr gesprochen, sie wird im Körper begrüßt. Auch die Vorbereitung ist wichtig: Ein Baum mit einer Mistel wird gesucht, und in einem bestimmten Ritual werden mit der entsprechenden Intention der Platz, der Baum und die Mistel gefragt, ob man ein kleines Stück entnehmen darf.

Als Mutter der Mutter aller Pflanzen in Europa ist die Mistel die Hüterin der Hüterin der Gebärmutter aller Frauen. Mein männlicher Lehrer Juan meinte, dass diese Pflanze den Männern ermöglicht, den magischen Gebärmutterraum zu betreten und aus ihm heraus zu träumen, zu sehen und zu heilen. Er habe keine andere Pflanze kennengelernt, die diese Möglichkeiten bietet.

Für uns Frauen verhält es sich so: Die Eizellen sind bei der Geburt eines Mädchens bereits vollständig vorhanden. Es werden keine weiteren mehr gebildet. Unsere Großmutter hat uns geträumt. Die Mistel reinigt die Gebärmutter in der Ahninnenlinie. Ihre große Fähigkeit zeigt das Mistelwesen bei seelischen und körperlichen Schmerzen, die ihren Ausdruck in unserer Gebärmutter finden, aber alte Wunden unserer Vorfahrinnen sind, sowie bei traumatischen Erfahrungen aus früheren Inkarnationen. Unheilbare und chronische Erkrankungen der weiblichen Geschlechtsorgane sind immer auch auf diese Ursache zurückzuführen.

Durch die Konzentration ihrer Inhaltsstoffe ist die Mistel eine höchst wirksame Heilpflanze. Ihre Anwendung und die Beratung für eine hoch dosierte Therapie gehören in die kompetenten Hände von Menschen, die jahrelange Erfahrung damit haben.

Seelische Ebene

Wir haben schon gehört, dass die Mistel die Kraft zentriert. Sie richtet uns auf und ist eine hervorragende Begleiterin in die Wahrhaftigkeit und Aufrichtigkeit. Doch sie unterstützt uns nicht nur beim Wissen und Verstehen, sondern auch dabei, unsere Handlungen entsprechend auszurichten. Und sie hilft uns zu erkennen, was uns Energie raubt, welche Parasiten in Form von negativen Gedanken und Gefühlen wir in uns tragen und wie wir diese erlösen und in eine positive Ausrichtung transformieren können.

Die Mistel unterstützt unseren Mut bei Entscheidungen. Wir können erkennen, dass wir von den guten Kräften der unsichtbaren Welten getragen werden. Wenn wir mit dem Herzen entscheiden, ist es immer eine gute Wahl. Doch die Unterscheidung zwischen Ego und Herz ist nicht immer so eindeutig. Ein Beispiel dafür: Manchmal will man sich der Verantwortung im Leben entziehen. Es gibt Menschen, die verlassen von einem Tag auf den anderen Familie und Beruf, um dem »Weg ihres Herzens« zu folgen. In wenigen Fällen ist dieser extreme Umbruch tatsächlich notwendig, um zu überleben. In den meisten Fällen, die mir begegnet sind oder von denen ich hörte, war es eine Flucht vor Verantwortung und Verpflichtungen. Und die Sehnsucht, etwas Höheres und Auserwähltes zu sein.

Je mehr wir im Reinigungsprozess voranschreiten, desto mehr ist es uns möglich, uns selbst zu sehen und zu erkennen. Das hilft, Ängste aufzulösen und den Herausforderungen des Alltags mit Freude und Mut zu begegnen.

Als Mutter aller Pflanzen schenkt die Mistel Trost und lässt die Seele entspannen. Sie hilft uns, unsere Schwächen und dunklen Seiten zu betrachten, ohne unter Stress zu geraten. Ihre Zuwendung besänftigt innere Unruhe.

Besonders die Eichenmistel hilft bei der Versöhnung von männlicher und weiblicher Energie in uns. Sie führt unsere Beziehungen in lichtvolle Ebenen – oder löst sie klar und ruhig auf, wenn dies der Seelenplan ist. Manchmal ist es für die Entwicklung beider notwendig, andere Wege zu gehen. Das darf auch in Frieden geschehen.

Mistel hilft bei allen Formen von Gebärmutterbeschwerden, Arteriosklerose, chronischen Krämpfen, Diabetes, Durchblutungsstörungen, Ekzemen, Entzündungen im Körper und in den Gelenken, bei Herz- und Kreislaufbeschwerden, Krampfadern, hohem sowie niedrigem Blutdruck, Rheuma, Stoffwechselerkrankungen, Unfruchtbarkeit und Verdauungsbeschwerden. Außerdem stärkt sie das Immunsystem.

Bei diesen Frauenthemen ist die Mistel besonders wirksam: Angstgefühle, Ausfluss, Brustkrebs, Eierstockkrebs, Eileiterentzündung, Endometriose, Erosion des Gebärmutterhalses, Gebärmutterschmerzen, Gebärmutterhalskrebs, Gebärmutterschleimhautkrebs, Hitzewallungen, Myome, schlechte PAP-Werte, starke Blutung während der Mondzeit, starke Nachblutungen nach der Geburt, Unfruchtbarkeit, Weißfluss, Wechseljahre, Zysten (Gebärmutter/Eierstock).

Die Mistel sollte nicht angewendet werden bei: Schwangerschaft, Überempfindlichkeit gegen Eiweiß, chronisch fortschreitende Infektionen, hochfieberhafte Erkrankungen.

Anwendungen

Zubereitung als Tee: 1/2 TL getrocknete Mistel in ¼ l kaltem Wasser ansetzen, zwölf Stunden stehen lassen, Blätter herausnehmen und den Tee anwärmen (nicht kochen). Täglich trinken, bis zu maximal sechs Wochen!

Umschlag: Bei Gebärmutterschmerzen jeder Art wird erwärmter Misteltee auf ein Tuch gegeben und aufgelegt. Dafür kann die Dosis der Blätter 1 TL pro Tasse betragen. Bei Bedarf anwenden.

Bäder: Eine Handvoll Mistelblätter in zwei Liter kaltem Wasser ansetzen, zwölf Stunden stehen lassen, ins Badewasser geben.

Räuchern: Mistelblätter trocknen und zerkleinern, mit etwas Harz vermischen und in einer Muschel oder Räucherschale zum Glühen bringen. Diese Mischung neutralisiert negative Energien und schenkt wunderbare magische Träume.

Saft: Frische Blätter und Stängel können im Entsafter zubereitet werden, davon 21 Tropfen zwei- bis dreimal täglich am besten mit Sonnenlicht aufgeladenem Quellwasser einnehmen.

Die Mistel sollte als Tee oder Saft nicht länger als sechs Wochen eingenommen werden. Dann einige Wochen pausieren.

Bei Erkrankungen bitte um vorherige Absprache mit dem Arzt!

Misteldisziplin: Den Mistelzweig einholen

Gehe mit der Absicht in die Natur, die Mistelmutter zu finden und sie um ihre Unterstützung zu bitten. Nimm für die Ernte ein Baumwolltuch und eine Baumwoll- oder Papiertasche mit. Pflanzen, die wir ernten, sollten wir nicht in Plastik geben. Wenn es dir möglich ist, nimm eine Sichel mit. Dieses Werkzeug ist keine Grundbedingung, aber es ist ein uraltes Handwerkszeug, angefertigt für das sanfte Schneiden von Pflanzen. Du kannst auch ein scharfes Taschenmesser verwenden. Als Opfergaben für den Baum und die Mistel nehmen wir Salbei und Mehl mit. Mapacho oder eine andere Form von Heiltabak sind gut, um die geschnittene Wunde zu schließen.

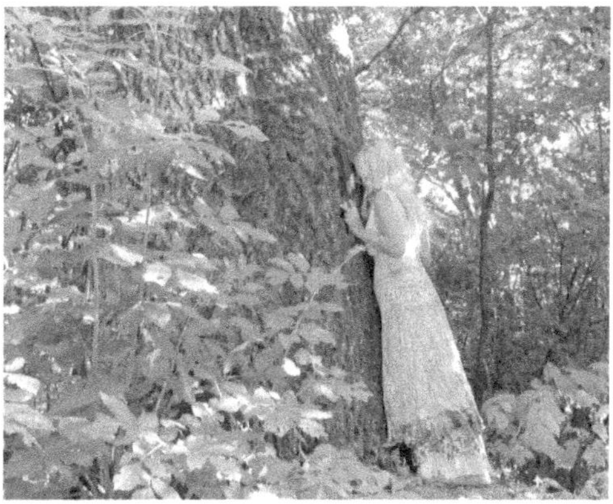

Verbindung mit Baum *(siehe Bildteil, Abb. 16)*

Bevor du dich auf den Weg begibst, räuchere dich mit Salbei und Harz, schließe für einige Minuten die Augen, spüre dein Herz, nimm die Verbindung zur Hüterin deiner Gebärmutter und zu deinem Mondtier auf. Begrüße deine spirituellen Verbündeten, erzähle ihnen dein Vorhaben und bitte sie um Begleitung. Visualisiere die Mistel vor deinem inneren Auge und bitte sie darum, sich finden zu lassen. Sag ihr, dass du ihre Unterstützung brauchst und sehr dankbar für diese Möglichkeit bist. Die beste Zeit, die Mistel einzuholen, ist die Morgendämmerung. Dann sind die Tore zu den Anderswelten weit offen. Die Magie der Nacht und der Traumwelten ist noch vorhanden, man sieht das Verborgene besser. Vorteilhaft ist es auch, mit leerem Magen loszugehen. Wenn der Körper mit der Verdauung beschäftigt ist, dann verbraucht er viel Energie in der alltäglichen Wirklichkeit, und die Aufmerksamkeit in der spirituellen Wirklichkeit wird behindert.

Wenn du nicht weißt, welche Richtung du einschlagen sollst, so lass dich intuitiv führen. Achte auf Zeichen. Du hast ja deine Absicht. Die Spirits lieben es, über die Sprache der Natur mit uns zu kommunizieren. Schau dich um. Mag sein, dass es dich in eine Richtung führt. Vielleicht siehst du unterschiedliche Lichtverhältnisse und ein Leuchten, welches dich ruft. Vielleicht singt aus einer Richtung ein Vogel, vielleicht ist ein Knacken im Gebüsch oder hinter Bäumen zu hören. Du magst das Blöken eines Rehs oder das Bellen eines Fuchses vernehmen, Schmetterlinge fliegen und tanzen sehen, Sonnenstrahlen, die dir den Weg zeigen. Vertrau den Zeichen und lass deinen Verstand nicht zu laut »schnattern«. Misteln wachsen gern auf hohen Bäumen, sind aber manchmal auch fast auf Augenhöhe zu pflücken. Wenn du eine Mistel in einem hohen Baum entdeckst, so sind hier besonders gute und tiefe kosmische Kräfte am Wirken, welche uns mit unserem heiligen Traum im Herzen verbinden. Aber es ist manchmal nicht so einfach, den heiligen Traum in sich zum Erwachen zu bringen, und er fordert dazu auf, Grenzen zu überwinden. Natürlich wirst du gut für dich abschätzen können, ob du in den Baum klettern kannst oder nicht. Unternimm keine waghalsigen Experimente, das wäre nicht verantwortungsvoll dir selbst gegenüber. Aber vielleicht brauchst du Hilfe? Eine Leiter, andere Personen, die die Leiter halten? Auch dies ist ein Teil des Prozesses, ein Teaching. Dann organisiere dieses. Vielleicht ist die Mistel aber wirklich einfach unerreichbar, dann geh deinen Weg weiter.

Hast du den Baum mit der Mistel gefunden, so halte ca. zwei Meter vor dem Baum inne, begrüße ihn höflich, stell dich vor und frage, ob du einen Mistelzweig pflücken darfst. Die Antwort spürst du innerlich. Wenn ein Nein kommt, so suche weiter. Zu 99 Prozent wirst du ein Ja erfahren. Warum sonst solltest du ausgerechnet zu diesem Baum geführt worden sein? Selbst wenn du den Baum vorher kanntest und wusstest, dass sich darauf Misteln befinden, ist dies ein Hinweis dafür, dass er sich dir schon vorher gezeigt hat. Vielleicht kennst du den Baum sogar schon seit vielen Jahren? Ziehe mit Mehl einen Kreis um den Baum, und streue den Kreis zum Baum hin mit Mehl aus. Mach den Kreis so groß, dass du gut darin stehen kannst. Dann räuchere mit dem Salbei den Kreis, indem du ihn viermal im Uhrzeigersinn umrundest.

Begrüße den Baum, tritt barfuß in den Kreis ein und nimm folgendermaßen die Verbindung zu ihm auf: Umarme ihn und lege deine Brustmitte (Herzchakra) und deine Stirn direkt auf den Baumstamm. Bei kleinen Bäumen improvisiere einfach ein wenig. Danke dem Baum, dass du hier sein darfst, dass er dich aufnimmt. Spüre seine Energie. Baummedizin wirkt unmittelbar auf den Emotions- und Gedankenkörper. Erzähl dem Baum von dir. Du wirst schon sehr bald die Kommunikation mit dem Baum spüren. Er reagiert auf dich. Du wirst ein Kribbeln in den Handflächen spüren, das Herz öffnet sich, bei manchen fließen die Tränen. Lass es zu. Tränen sind auch Wasser des Himmels, sie sind heilig. Sie haben eine starke Reinigungskraft, gerade im emotionalen Bereich. Und da der Baum auf deine Emotionen wirkt und sofort beginnt, deine Schatten und Wunden zu streicheln, bleiben Tränen oft nicht aus. Wasche dein Gesicht damit, ohne es abzutrocknen. Das ist ein uraltes Reinigungsritual, das ich bei den Lakota-Frauen sah.

Nimm dir die Zeit, die du brauchst, und wende dich dann der Mistel zu. Bitte sie um Erlaubnis, ein Zehntel ihres Zweiges pflücken zu dürfen. Sing eines deiner Lieder, sprich ein Gebet zur Mistelfrau. Dann nimm die Sichel oder das Messer und schneide schräg abfallend ein Stückchen ab. Du benötigst keinen ganzen Zweig. Achte darauf, dass die Mistel nicht auf den Boden fällt oder die Erde berührt. Sie verliert dadurch etwas von ihrer Heilkraft. Interessanterweise verfuhren nicht nur die Druiden so, auch bei den Sangoma in Südafrika beobachtete ich diese Form der Ernte.

Nun nimm etwas gemörserten Salbei in deine Handfläche und vermische ihn mit deinem Speichel. Verstreiche die Paste auf der Schnittwunde. Das ist wichtig, denn so kommt es zu einem Austausch mit der Mistel und dem Baum, und die Kraft kann auf tieferen Ebenen wirken.

Bedanke dich bei der Mistelfrau und bei dem Baum.

Durchführung der schamanischen Pflanzendisziplin

Bei der Eröffnung der Pflanzendisziplin wird lediglich ein Viertel eines Blattes für ca. 15 Minuten im Mund gekaut. Der Rest kann geschluckt oder der Erde übergeben werden. Für die nachfolgenden Tage reicht jeden vierten Tag ein Achtel eines Blattes.

Wenn du das Bedürfnis hast, dich mit der Mistel mehr auf der körperlichen Ebene zu verbinden, so kannst du alle paar Tage einen Tee zubereiten. Gib dafür ein einzelnes getrocknetes Mistelblatt in kaltes Wasser und lass es über Nacht stehen. Erwärme das Wasser am nächsten Tag, aber bring es nicht zum Kochen. Bei Gebärmutterbeschwerden kannst du ein Mistelbad nehmen.

»Im Oktober letzten Jahres war meine Mondzeit ausgeblieben. Bei der gynäkologischen Untersuchung teilte man mir mit, dass sich an einem meiner Eierstöcke eine Zyste bildete. Im Dezember nahm ich bei Sonia Emilia an einer Heilzeremonie teil. Anschließend achtete ich vermehrt auf meine Ernährung und machte eine vierwöchige Misteldisziplin. Im Januar bekam ich dann wieder meine Mondzeit. Im März war ich bei der Frauenärztin zur Nachkontrolle. Sie bestätigte mir, dass keine Zyste mehr zu sehen ist. Die Seminare und Heilzeremonien mit Sonia Emilia Rainbow sind sehr lehrreich,

und ich bin über die heilsamen Wunder jedes Mal positiv überrascht. Zudem lerne ich mehr und mehr, in meine eigene Kraft zu wachsen.« SVETLANA, 42 JAHRE, HR-GENERALISTIN

Salbei (Salvia officinalis)

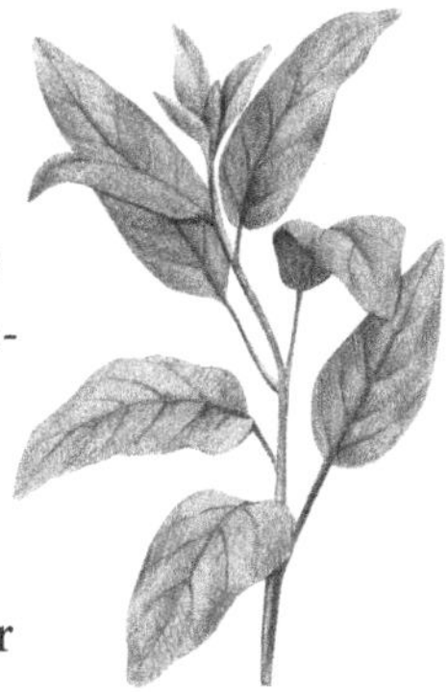

Mit dieser wunderbaren Pflanze – die auch Allerheilkraut genannt wird – bin ich am längsten verbunden. Ihre heilende Wirkung, besonders jedoch ihre energetische und spirituelle Kraft, begleiten mich seit nunmehr fast 40 Jahren täglich. Sie ist eine Göttinnenpflanze für mich, sehr weiblich, besorgt um uns Menschenwesen. »Was für die Kelten die Mistel war, war für die Römer der Salbei«, las ich irgendwann. Der Salbei ist von tiefer Magie und von Mysterien durchwoben. Für uns Frauen ist sie die Heilerin unter den Pflanzen, denn sie beinhaltet östrogenartige Verbindungen und balanciert den weiblichen Hormonhaushalt aus.

Salbei finden wir fast auf der ganzen Welt in unterschiedlichen Formen. Nur in Australien und in der Antarktis soll es keinen heimischen Salbei geben. In meiner Kindheit wuchs in jedem Garten ein Salbeistrauch. Oft waren es große ehrwürdige Sträucher, die schützend über die anderen Gartenkräuter wachten. Salbei hilft, die Balance und das Gleichgewicht der Energien im Garten zu halten, und ist auch eine starke Schutzpflanze. Wenn es dir möglich ist, pflanze Salbei in deinem Garten oder auf deinem Balkon. Er sollte aber nicht in Räumen gezogen werden. Diese Pflanze liebt die Freiheit und die Elemente. In Räumen ist sie unglücklich und wird mit großer Wahrscheinlichkeit nur einige Monate leben.

Wir sollten in erster Linie mit Pflanzenwesen arbeiten, die hier bei uns wachsen. Ich integriere jedoch auch andere in meine Arbeit. Im Laufe der vielen Jahre, in denen ich mich mit Pflanzen beschäftigte, stellte ich fest, dass Pflanzen gerne reisen und wandern. Dabei bedienen sie sich der Tiere und der Menschen. Viele der Pflanzen, die bei uns wachsen und die wir essen, wurden importiert: Kartoffel, Tomate, Rettich, Spinat, Zucker, Mais, Pfirsich, Pflaume, Erbse, Kirsche, Paprika, Kürbis, ja selbst Äpfel und Birnen kommen ursprünglich aus einem anderen Land.

Die Shibipo erzählen davon, dass so manche Pflanzen aus Europa vor vielen Jahrhunderten oder gar Jahrtausenden ihre Flucht an den Amazonas angetreten haben, um überleben zu können. Einige von ihnen kehren nun wieder zurück, um hier ihre Arbeit zu tun. Pflanzen benutzen uns, um auf Reisen zu gehen. Und sie haben eine viel größere Intelligenz als wir Menschen. Nur sind wir zu begrenzt, um sie zu verstehen.

Ich persönlich finde, dass es höchste Zeit ist zu lernen, dass wir alle eine Familie sind. Alle Menschen sind unsere Schwestern und Brüder. Es geht nicht mehr um »mein« Land, »meine« Sprache, »meine« Kultur, »meine« Pflanzen und Tiere, sondern um »unser« Land, »unsere« Erde. Es geht darum, eine gemeinsame Sprache zu entwickeln, und alles, was ist und lebt, in eine friedliche Gemeinschaft zu bringen, in der für alle gesorgt und genügend vorhanden ist. In einem Kreis von Menschen verbindet Salbei die Herzen der Menschen miteinander, verbindet ihre Herzen mit dem von Mutter Erde.

Ich habe herausgefunden, dass Salbei, der im Süden wächst, besser für Räuchermischungen geeignet ist. Über die intensive Sonneneinstrahlung entwickelt er in sich mehr Öle und lässt sich hervorragend verräuchern, ohne dass mit der Anzündkohle gearbeitet werden muss. Ich habe von all meinen Reisen Samen mitgenommen und diese dann bei uns kultiviert. Die Pflanzen gewöhnen sich relativ rasch an unser Klima. Ihr Duft bringt in unserer Seele ein Lied zum Schwingen, das Lied von dem heiligen Traum in unserem Herzen. Salbei webt sich in unsere Träumerkraft ein, schlängelt sich zur Gebärmutter, küsst ihre Höhlenwände, malt leuchtende Muster der Heilung und Kraft, öffnet die Augen der Gebärmutter, lässt uns eins werden mit der Hüterin.

Salbei spendet Trost, man kann seine Umarmung direkt spüren. Seine Kraft ist groß, und nicht umsonst gibt es all die wundervollen alten Sprichwörter:

»Wer Salbey baut, den Tod kaum schaut.«

»Drei Blätter gegessen mit Salz am Morgen vertreiben Kummer und Sorgen.«

Salbei hat entzündungshemmende und antibiotische Eigenschaften. So wie eine Pflanze auf den materiellen Körper wirkt, verhält sie sich auch im Energiekörper. Das bedeutet, dass Salbei desinfizierend auf negative Energien wirkt.

Das erste Mal lernte ich Salbei als Räucherpflanze bei den Ojibwa kennen. Für sie ist Salbei so selbstverständlich wie das tägliche Wasser und Brot. Es ist eine heilige Pflanze, die eine direkte Verbindung zu den Schöpferkräften hat – zu Hope, die über unseren Planeten wacht wie eine zeitlose Großmutter. Sie begleitet die Seelen in den Übergängen der Geburt oder des Todes, sei es im Kontakt mit den Anderswelten, sei es in der Verbindung mit unserer eigenen spirituellen Seele. In Redekreisen oder bei Gesprächen wirkt geräucherter Salbei auf das Kommunikationszentrum und hilft uns, das auszudrücken, was wir sagen möchten, in Verbindung mit dem Herzen. Es ist eine Pflanze der friedlichen Gespräche. Versuch es, du wirst vom Ergebnis positiv überrascht sein.

Salbei hilft uns dabei, uns selbst zu erkennen und zu verstehen. Bevor ich mit meiner Gruppenarbeit oder mit Einzelbehandlungen beginne, räuchere ich mit Salbei. Ja, selbst bei Onlineaktivitäten tue ich das. Es hilft mir, mich zu fokussieren und zu konzentrieren. Ich verbinde mich in wenigen Sekunden mit meinem schamanischen Bewusstsein, sehe in den Raum, sehe jede einzelne Anwesende und kann den Körper und die Seele scannen. Salbei hilft mir bei der Wahrnehmung des Energiekörpers, und ich erkenne, wie es jeder Einzelnen im Moment geht. Erst dann beginne ich, wiederum mit Unterstützung der Salvia – ich spreche Salbei gern in der weiblichen Form an – die Zeit mit der Gruppe im Detail zu planen und die Schwerpunkte meiner spirituellen Handlungen zu bestimmen. Meine Teilnehmerinnen haben sicher auch schon beobachtet, dass ich immer wieder meine Hände mit Salbei räuchere. Damit kann ich die Energien des Raumes besser aufnehmen. Die Hände werden als eine Verlängerung des Herzens gesehen. In ihnen befinden sich wichtige Kraftzentren, über die Energie und Informationen ausgetauscht werden.

Mir wurde erzählt, dass früher bei uns die Krankenzimmer mit Salbei geräuchert und Dämonen und Geister mit dem Rauch vertrieben wurden. Während der Pestepidemie sollte Salbei, eingelegt in Essig und am ganzen Körper aufgetragen, vor der Pest schützen. Er wirkt sich positiv auf Lungenerkrankungen aus, indem er geraucht wird. Salbeiblätter zwischen den Lebensmitteln tragen zu ihrer Haltbarkeit bei.

Salbei hilft der Gebärmutter bei der Empfängnis. Hierzu sollte dem Tee etwas hochwertiges Salz zugefügt werden. Schwangere Frauen sollten keinen Salbeitee trinken, da er zu einem Schwangerschaftsabbruch führen könnte. Stillende Frauen sollten Salbei nur als Bad für die Rückbildung der Gebärmutter und die Heilung eines Dammschnittes verwenden, jedoch nicht trinken, weil östrogenartige Verbindungen in ihm wirken und den Milchfluss unterbinden können. Daher ist Salbeitee zum Abstillen besonders gut geeignet.

Es gibt Stimmen, die davor warnen, Kindern Salbeitee zu geben. Die Lakota geben jedoch selbst Babys bei Erkrankungen der Mundschleimhaut (Soor) stark verdünnten Salbeitee. Auch schwächelnden Babys wird Salbeitee zur Stärkung gegeben.

Im Mittelalter wurde ein starker Salbeibusch im Garten als Symbol für eine starke Hausfrau angesehen. Frauen, die das volle Leben ausschöpfen, sich dabei gern verausgaben, sich manchmal verlieren, sich ausgebrannt und leer fühlen, hilft Salbei zu ihrer inneren Weisheit und Stärke zurück.

Salbeiblätter wurden in die Särge von Verstorbenen gelegt. Der Übergang vom Leben in den Tod ist die letzte heilige magische Zeit, die wir hier auf der Erde verbringen. Salbei hält negative Kräfte und

Geister fern und beschützt uns auf diesem Weg. Es hilft sterbenden Menschen oder sterbenden Tieren, sie immer wieder abzuräuchern. So können sie die Erfahrung, durch die sie hindurchgehen, bewusst und angstfreier erleben. Interessanterweise wird in der Palliativmedizin gern der Mund mit Salbeitee ausgespült. In der Broschüre einer gemeinnützigen Organisation las ich die Empfehlung, im Sterbezimmer auf die Raumluft zu achten und unter anderem Salbei verglimmen zu lassen. Das alte Wissen kehrt zurück und darf wieder für uns wirken.

Salbei hilft beim Abstillen, bei Angina tonsillitis, wirkt antiseptisch bei Viren und Bakterien, hilft bei Blutverlust bei starker Menstruation, bei Bronchitis, Durchfall und Entzündungen der Magendarmschleimhaut, Empfängnis, Erkältung mit Gliederschmerzen, Harnwegsleiden, hemmt Schweißbildung, hilft bei Herpesinfektionen, Hitzewallungen, Keuchhusten, Koliken jeder Art, Kopfschmerzen jeglicher Art, Mundschleimhautentzündung, Nierenentzündung, Rachenentzündung, Rheuma, Schlaflosigkeit, Schweißbildung, ist vitalisierend, hilft bei Zahnschmerzen.

Anwendung

Tee: 1 TL auf ¼ l Wasser, ca. zehn Minuten ziehen lassen.

Umschläge bei Rheuma: Salbeiblätter erhitzen und auflegen.

Frische Blätter: Kauen bei Zahnschmerzen, Auflegen bei Kopfschmerzen.

Spülungen, Bäder: Ca. 250 g Salbeiblätter mit kochendem Wasser aufgießen, 20 Minuten ziehen lassen, dem Badewasser zugeben.

Räuchern: Getrocknete Blätter mörsern, etwas getrocknetes Harz beimischen.

Haare: Getrocknete Salbeiblätter zwischen den Händen zerreiben und über das Haar streichen. Haare sind Antennen, die Informationen senden bzw. empfangen und diese an das Gehirn weiterleiten. Je länger die Haare sind, desto mehr Datenaustausch geschieht. Lange Haare waren in vielen alten Kulturen ein Symbol für

Macht und Stärke. Menschen, die innerlich instabil sind, wird geraten, die Haare nicht lang zu tragen, da der Informationsaustausch für sie belastend sein kann. Salbei hilft, die Informationen gut aufzunehmen und im Gehirn zu organisieren.

Bei schlechtem Schlaf oder Albträumen wird etwas zerriebener Salbei auf das Leintuch gegeben.

Sanft wiegt der Wind die Blätterkinder,
hell leuchten die Farben in der warmen Morgensonne,
ich schließe die Augen und spüre Liebe, Vertrauen, Dankbarkeit.
Wie bezaubernd es ist, in die Magie des Lebens eintauchen zu dürfen,
wo Worte die Schönheit des Seins nicht mehr erfassen
und bezaubernde Stille alles sanft umgibt.
(BIRGIT MAVIA)

Passionsblume (Passiflora incarnata)

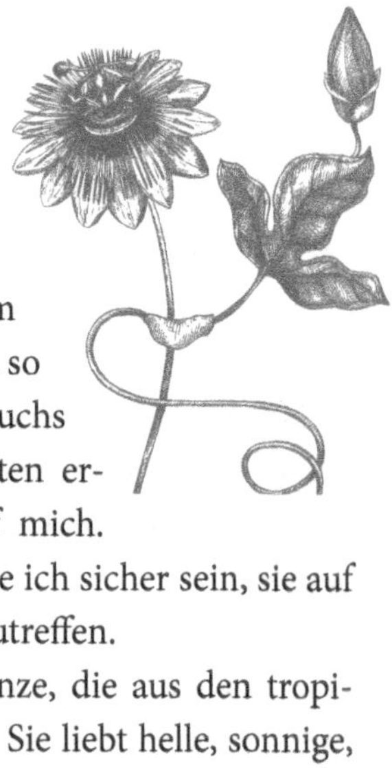

Andere Namen: Schlafblume, Nervenruh.

Dieses faszinierende, sich schlingende Pflanzenwesen begleitet mich nun seit ungefähr 30 Jahren. Damals wohnten wir in einer alten, großzügigen Villa mit sehr großen und lichtvollen Räumen. In einem Topf zogen wir eine Passionsblume, die sich so wohl bei uns fühlte, dass sie wuchs und wuchs und mich mit ihren wunderschönen Blüten erfreute. Der Spirit der Passionsblume rief mich. Und auf meinen Reisen in den Süden durfte ich sicher sein, sie auf den Plätzen, an denen ich zu Gast war, anzutreffen.

Die Passionsblume ist eine weitere Pflanze, die aus den tropischen Regenwäldern in die Welt wanderte. Sie liebt helle, sonnige, sandige, steinige Plätze und fühlt sich auch auf Terrassen, Balkonen oder im Zimmer wohl. Sie kann bis zu 20 Meter lang werden. Ihre

Blüten sind violett-weiß und von einer betörenden Schönheit. Ihre Frucht ist den meisten bekannt: die Maracuja.

Die Passionsblume ist eine sogenannte »Planta Maestra«. Das sind in der traditionellen Naturheilkunde des Amazonas Pflanzen mit einer besonders hohen spirituellen Intelligenz, die nicht nur heilen, sondern auch uns Menschen lehren. Dies kann über Träume, in Meditationen und Zeremonien mit den Pflanzen geschehen.

Die Passionsblume kam damals in meinen unruhigsten Lebenszeiten zu mir, in denen ich vor vielen Herausforderungen stand. Je verlorener ich mich fühlte, desto mehr blühte sie für mich – so hatte ich jedenfalls den Eindruck. Ihre sternförmigen Blüten konnte ich stundenlang betrachten. Bei ihr und unter ihr zu sitzen schenkte mir Ruhe und inneren Frieden. Ich durfte viele Tränen der Reinigung in ihrer Umarmung weinen und empfand ihre Präsenz als stärkend. Damals war sie als Heilpflanze noch nicht wirklich bekannt. Heute wird sie in erster Linie bei nervöser Unruhe und Erregung eingenommen. Das allein ist schon spannend, aber sie kann noch viel mehr.

Die Passionsblume wächst in einer Spirale. Wenn eine Frau in ihre Nähe kommt, dann weben sich die spiralförmigen Energiebewegungen der Gebärmutter in die Pflanze ein. Kein Wunder, dass gerade Frauen begonnen haben, eine liebevolle Beziehung zu der Pflanze aufzubauen, bewusst oder unbewusst. Die Passionsblume aktiviert die Gebärmutterkraft und dadurch deren Reinigung – und zwar so stark, dass sie auch Wehen auslösen kann. Deshalb sollten schwangere Frauen den Tee nicht trinken.

Über all die Jahre hinweg habe ich persönlich mit der Passionsblume aber eine ganz besondere Erfahrung gemacht. Sie hilft bei der Heilung von körperlichen und seelischen Schmerzen nach einer Fehl- oder Frühgeburt und nach einer Abtreibung. Sie hilft, den Prozess zu erkennen und zu verstehen, wissend, dass alles einem höheren Plan folgt. Die Gründe, warum sich eine Seele verabschiedet oder eine Frau diese gehen lässt, können sich offenbaren. Gefühle von Verlust, Trauer, Schuld, Minderwertigkeit, Verzweiflung, Ohnmacht und Ängste werden als etwas verstanden, das weit tiefer und länger zurückreicht. Dieses eine Erleben ist eine Kette von vielen Umständen.

Die Passionsblume hilft, zu erkennen, wie eingebettet du bist in eine lange Reihe von Erfahrungen, die mit anderen Inkarnationen verbunden sind. Durch die Annahme, Akzeptanz und Vergebung kann dein Schmerz sich reinigen und erlösen. Wir wissen, alles hat seine Zeit. Genau das, was nun ist, ist eine Aufgabe, die wir für dieses Leben angenommen haben. Und die Passionsblume richtet deinen Rücken auf, verwurzelt deine Füße mit der Erde, lässt deinen Blick sich heben und nach vorn richten und du stehst auf und gehst deine Schritte weiter in dieser Welt.

Die Passionsblume wurde 2011 zur Pflanze des Jahres ernannt. Sie schützt das Gehirn vor Reizüberflutung und beruhigt Geist und Seele. Die Betrachtung ihrer Blüten ist wie ein Mandala zur Zentrierung. Warmer Passionsblumentee mit Honig kann Kindern mit ADHS helfen. Auch hier empfehle ich, sich vorher mit einer Ärztin oder Psychologin abzusprechen.

Die Passionsblume wirkt bei Abtreibung (nachsorgend), Angst/Beklemmungsgefühlen, Asthma, Augenringen, Bluthochdruck, Burnout, Epilepsie, Fehl- und Frühgeburten (nachsorgend), Herzschmerzen, innerer Unruhe und Anspannung, Konzentrationsschwierigkeiten, Magenkrämpfen, Muskelschmerzen, nervös bedingten Einschlaf- und Durchschlafschwierigkeiten, Rückenschmerzen, Tetanus, Wechseljahrsbeschwerden, Wetterfühligkeit und ist wehenauslösend.

Nicht geeignet bei: Einnahme von Amphetaminen, Schwangerschaft, Einnahme von Psychopharmaka (Antidepressiva).

Anwendung

Tee: 1 TL mit ¼ l heißem Wasser übergießen, 15 Minuten ziehen lassen, schluckweise trinken, maximal 2 bis 3 Tassen pro Tag.

Bitte beachten: Es gibt unterschiedliche Arten von Passiflora, doch nur Passiflora incarnata ist für die innere Anwendung geeignet. Fast alle anderen Arten beinhalten giftige Stoffe!

Frauenmantel (Alchemilla vulgaris)

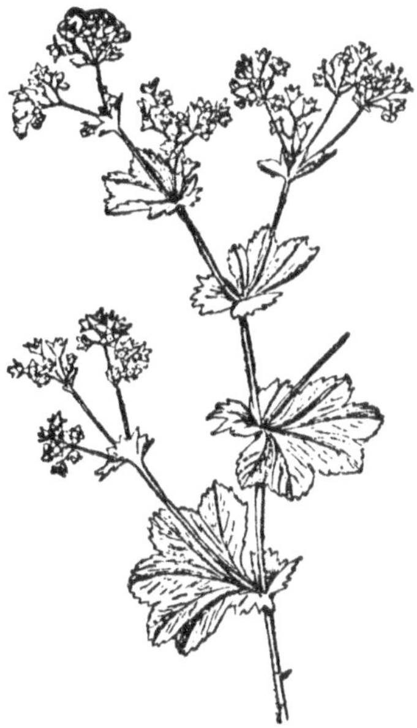

Das Kräutlein treibt ein rundes Blatt
Wie keines ringsherum es hat.
Mit zierlich eingekerbtem Rand
Ist für den Tau es angespannt,
Recht als ein Schälchen hingestellt,
in welches Perl' auf Perle fällt.
So hebt es auf des Himmels Tau,
der niedersinkt auf Flur und Au,
Manch Elflein gegen Morgen kommt,
das dürstet, dem zu trinken frommt,
Schöpft aus dem Schüsselchen und spricht:
Ein bessres Labsal gibt es nicht.
(JOHANNES TROJAN)

Weitere Namen sind Alchemistenkraut, Allerfrauenheil, Frauenhilf, Frauenhut, Frauentrost, Himmelstau, Mutterkraut.

Frauenmantel gilt als eine der wichtigsten Heilpflanzen für die Frau. Ihr Wesen ummantelt und behütet die Frau in ihrer weiblichen Kraft. Sie tröstet die Frau bei Kummer, steht ihr zur Seite und nimmt sich ihrer Probleme mit dem Frausein und der Weiblichkeit an. Der Frauenmantel hilft, zu sich selbst zu stehen und sich abzugrenzen, wenn uns etwas nicht guttut, und die Dinge gelassener zu sehen.

Der Frauenmantel wächst auf Wiesen, Alpen, sogar in Wäldern kann man ihn finden. Der Name kommt von der Form seiner Blätter, die wie ein Umhang aussehen. Die stärkste Heilkraft enthalten die Tröpfchen, die sich morgens am Rand der Blätter sammeln, am besten bei Sonnenaufgang getrunken.

Frauenmantel wirkt stärkend, nährend und ausgleichend auf die Gebärmutter. Für eine Reinigung der sexuellen Energien der Gebärmutter ist er meine erste Wahl. Er unterstützt bei der Heilung emotionaler Verletzungen, die mit der sexuellen Energie zusammenhängen.

Die Heilpflanze hilft bei allen Arten von Gebärmutterbeschwerden. Sie lindert Menstruationsprobleme und hat die Kraft, die Blutungen in einen regelmäßigen Zyklus zu bringen. Sie versorgt die Gebärmutter mit wichtigen Inhaltsstoffen und unterstützt das befruchtete Ei bei der Einnistung in die Gebärmutter. Während der ersten Schwangerschaftswochen hilft der Tee, eine Fehlgeburt zu vermeiden. Dann sollte der Tee bis zum letzten Schwangerschaftsmonat nicht mehr getrunken werden, da seine durchblutungsfördernde Eigenschaft vorzeitig Wehen auslösen kann.

Etwa vier Wochen vor der Geburt getrunken, stärkt Frauenmantel den Beckenboden und die Gebärmutter und bereitet den Körper auf die Geburt vor. Anschließend hilft er bei der Rückbildung und Heilung der Gebärmutter und Vagina und fördert die Milchproduktion. Die Gerbstoffe in der Pflanze wirken zusammenziehend auf Haut und Schleimhaut, und Wunden können sich schneller schließen.

Frauenmanteltee hilft, das seelische und körperliche Energieloch nach einer Fehlgeburt oder einem Abort zu schließen. Noch effektiver ist es, eine sechswöchige Pflanzendisziplin durchzuführen. Frauenmantel reinigt sexuelle Energien und ist bei allen Arten von Wechseljahrsbeschwerden eine wertvolle Stütze. Zudem wirkt er entzündungshemmend, blutstillend und beruhigend.

Frauenmantel wirkt bei Akne, Arteriosklerose, Asthma, Ausfluss, Bindehautentzündung, Diabetes, Durchfall, eitrigen Wunden, Ekzemen, Geschwüren, Halsentzündung, Hautunreinheiten, Hautwunden, Herzschwäche, Kinderwunsch, Krampfadern, Menstruationsbeschwerden, Migräne, Nachtschweiß, Nierenschwäche, Schlaflosigkeit, Schilddrüsenerkrankungen, Übergewicht, Unterleibsentzündungen, unregelmäßiger Mondzeit, Wechseljahrsbeschwerden, Zahnfleischentzündungen.

Anwendung

Tee: 1 TL Blätter mit ¼ l heißem Wasser übergießen, zehn Minuten ziehen lassen, zwei Tassen am Tag trinken.

Mundspülung: 2 TL Blätter mit ¼ l Wasser kurz aufkochen, lauwarm werden lassen.

Sitzbäder: zwei Handvoll getrockneten Frauenmantel mit 1 l heißem Wasser übergießen, 20 Minuten ziehen lassen und in das Badewasser geben.

Frauenmantelöl: Frauenmantel im Verhältnis 1:4 in hochwertigem Olivenöl ansetzen und sieben Tage in die Sonne stellen, so wird das Licht aufgenommen. Wirkt hervorragend bei der Heilung eines Dammschnittes, einer OP-Narbe oder nach einem Kaiserschnitt.

Die frischen Blätter können gereinigt und zerquetscht auf Wunden aufgetragen werden, vor allem auf Schnittwunden.

Silbermantel (Alchemilla alpina)

Der Silbermantel oder Alpen-Frauenmantel kommt in alpinen Regionen ab einer Höhe von 1000 bis zu 2600 Metern vor. Diese Pflanze hat für mich eine noch tiefere und reinere Kraft als der Frauenmantel. Die Anwendung und der medizinische Nutzen sind identisch mit ihrer Schwester Frauenmantel.

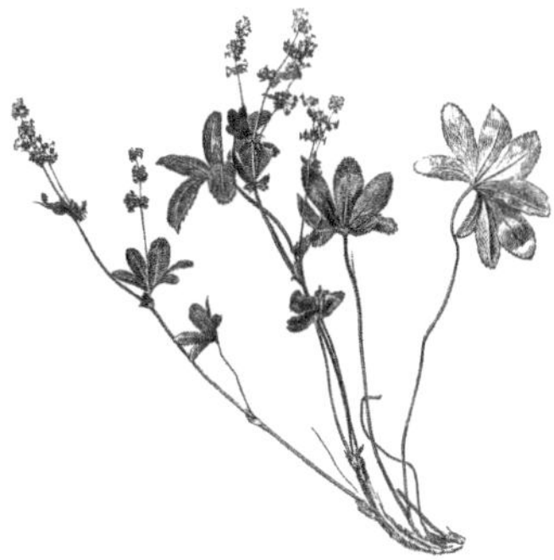

Brennnessel (Urtica dioica)

Brennnessel, verkanntes Kräutlein, Dich muss ich preisen.
Dein herrlich Grün in bester Form baut Eisen.
Kalk, Kali, Phosphor, alle hohen Werte,
entsprießend aus dem Schoß der Mutter Erde.
Nach ihnen nur brauchst du dich hinzubücken.
Die Sprossen für des Leibes Wohl zu pflücken.
Als Saft, Gemüse oder Tee sie zu genießen.
Das, was umsonst gedeiht in Wald, auf Pfad und Wiesen,
Selbst in noch dürft'ger Großstadt nahe dir am Wegesrande.
Nimm's hin, was rein und unverfälscht die gütige Natur
Dir heilsam liebend schenkt auf ihrer Segensspur.
(DR. HEINRICH HOFFMANN)

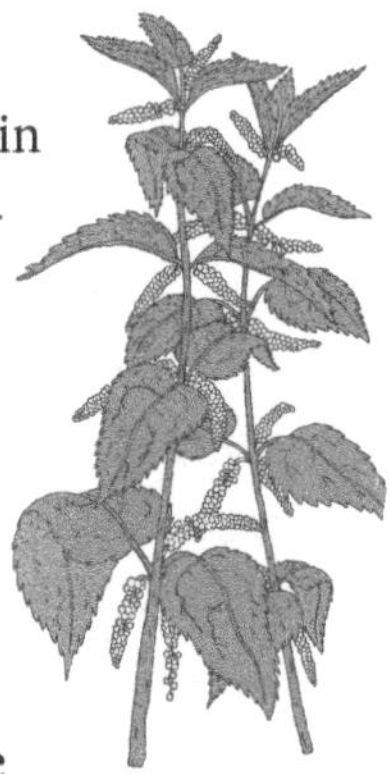

Viele Jahrzehnte als Unkraut verachtet, kehrt die Brennnessel als Heilpflanze zurück. Und dies ist ein Glück für uns. Die Brennnessel können wir fast überall finden. Sie sucht Menschen und Gärten auf, um ihren Schutz anzubieten. Denn genau das ist sie: eine mächtige Pflanze, die beschützt und negative Energien und Gefahren fernhält. Früher wurden zur Sonnenwende Haus und Ställe mit ihr geräuchert, um dunkle Kräfte abzuwehren.

Auch die Brennnessel ist eine der Pflanzen, die die Tore zu den Anderswelten zu öffnen vermag, im irdischen wie im kosmischen Bereich. Sie lässt uns zu Klarheit, Struktur und Ordnung in familiären und anderen Beziehungssystemen finden. Sie hilft dabei, uns daran zu erinnern, wer wir sind, stärkt uns mit Selbstvertrauen und Mut. In ihr sind alle Nährstoffe enthalten, die die Gebärmutter benötigt, um stark und gesund für ihre vielfältigen Aufgaben zu sein. Sie ist reich an Inhaltsstoffen wie Carotinoiden, Chlorophyll, Eisen, Eiweiß, Enzymen, Flavonoiden, Magnesium, Kalium, Kalzium, Kieselsäure, Kupfer, Mangan, Magnesium, ungesättigten Fettsäuren, Vitamin A, C, B2, E, K.

Eine Frühjahrskur mit frischen Brennnesseln kann ich jeder Frau empfehlen. Sie wirkt entschlackend, schleimlösend und reinigend, aber nicht nur auf den Körper, sondern auch im seelischen, gedanklichen und spirituellen Bereich. Die wunderbare Brennnessel aktiviert den Stoffwechsel und regt Magen, Darm und Bauchspeicheldrüse an. Gerade nach einer Geburt oder einer schwereren Erkrankung hilft die Brennnessel, den Körper zu stärken. Dadurch ordnet sich so einiges in unserem Leben. Die Pflanze wird auch mit den Göttinnen der Schicksalsweberinnen in Verbindung gebracht. Die Samen wirken bei Unfruchtbarkeit.

Als ich über das Wesen der Brennnessel lernen durfte, erfuhr ich, dass es die Pflanze ist, die die Gebärmutter in ihre Vollkommenheit, in ihre Schönheit, in ihre Größe bringt und hilft, die Träumerinnenkraft zu weben. Darum lieben auch die Schmetterlinge diese Pflanze so sehr. Schmetterlinge sind eine materialisierte Form von dem, was wir als Engelskraft bezeichnen, Geschöpfe aus lichtvollen Dimensionen des Kosmos, uns für die Führung durch dieses Leben zur Seite gestellt. Schmetterlinge sind fähig, die Wunden der Seele zu heilen und diese aus der Finsternis einer Depression zu holen. Dasselbe gilt auch für die Brennnessel.

Durch ihre vielfältigen, teilweise hoch konzentrierten Inhaltsstoffe ist die Brennnessel auch ein Nahrungsmittel. Die jungen Spitzen brennen nicht, und bei den großen Pflanzen verlieren die Brennhaare ihre Wirkung, wenn sie mit heißem Wasser in Berührung kommen. Brennnesseln können zu Gemüse verarbeitet werden, zu Brennnesselrisotto, Nockerln, Pesto oder Suppe. Die Samen (Brennnesselnüsschen) schmecken auch im Kuchen sehr gut.

Die brennenden Haare sind eine starke und wirksame Medizin bei Rücken- und Gelenkschmerzen und bei rheumatischen Beschwerden. Schon immer wussten die Menschen um deren entzündungshemmende, durchblutungsfördernde und erwärmende Eigenschaften. Auch Fasern werden aus ihr gewonnen. Ich hatte das Glück, einen Brennnesselschal zu finden, und er begleitet nun meine Wege.

Brennnessel wird verwendet bei Appetitmangel, Arthrose, Asthma, Arthritis, Blasenproblemen, Bluthochdruck, Bronchitis, chronischem

Fieber, entzündlichen Darmerkrankungen, Gicht, Haarausfall, Bakterienwachstum, Heuschnupfen, Hämorrhoiden, Prostatabeschwerden, Schmerzen, Unfruchtbarkeit. Sie stärkt das Immunsystem, die Sehkraft und die Milchproduktion.

Brennnesseln können allergische Reaktionen hervorrufen, denn die Brennhaare enthalten Histamin. Bei eingeschränkter Nieren- und Herztätigkeit können die Blätter kontraproduktiv sein.

Brennhaare verlieren beim Trocknen, Kochen oder Dünsten ihre Eigenschaft, ebenso beim Zerkleinern in einer Smoothie-Maschine. Große Pflanzen verlieren ihr Brennen, wenn sie zerkleinert und durchgehackt werden. Intensives Walken mit einem Nudelholz bewirkt, dass die Härchen abbrechen und nicht mehr brennen.

Brennnesseln sollten 21 Tage lang angewendet werden. Danach folgt eine Pause von 21 Tagen. Falls notwendig, kann man sie weitere 21 Tage einnehmen. Während der Brennnesselanwendung bitte viel Wasser trinken, damit die Giftstoffe ausgeschleust werden. Wenn eine Erkrankung vorliegt, bei der keine erhöhte Flüssigkeitszufuhr erwünscht ist, sollte man die Brennnessel nicht anwenden.

Anwendung

Junge frische Blätter: Dem Salat beimischen.

Frische Blätter: Zerstampfte Blätter können auf Wunden, auch Eiterwunden, gelegt werden. Bei Rückenschmerzen mit frischen Brennnesseln streicheln. Manche meinen, Auspeitschen sei besser, aber das war bei meinen Selbstversuchen nicht notwendig.

Tee: 2 TL Blätter mit ¼ l Wasser aufgießen, zehn Minuten ziehen lassen, zwei Tassen am Tag trinken.

Brennnesselsamen: Können im Spätsommer und Frühherbst geerntet und geröstet werden. Sie sind ein heimisches Superfood und sehr lecker im Salat, Müsli oder Smoothie.

Kakao (Theobroma cacao)

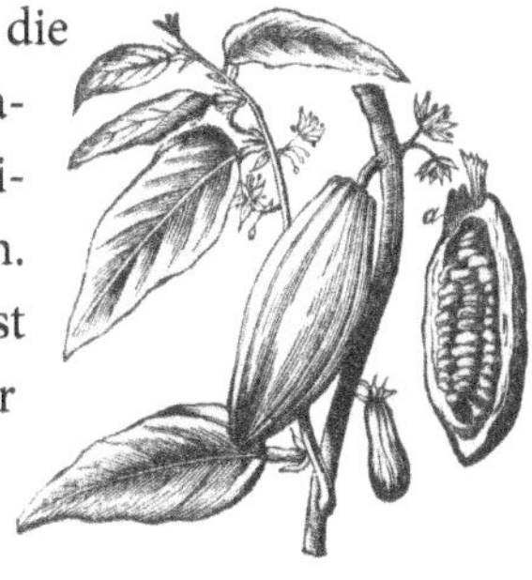

Es war vor etwa 15 Jahren. Ich schlenderte die karibische Küste im Dschungel von Quintana Roo, Mexiko, entlang. Eine kleine provisorische Fruchtbar lud auf einen Drink ein. Außer mir war nur ein einziger weiterer Gast dort, ein indigener Mann vom Stamm der Maya. Er zwinkerte vergnügt mit den Augen und bat mich, an seinem Tisch Platz zu nehmen. Da es nur diesen einzigen Tisch gab und der Mann sympathisch wirkte, folgte ich der Einladung. Wie alle Mexikaner war er sehr neugierig.

»Hast du einen Beruf?«, war eine seiner ersten Fragen.

»Ja, ich bin schamanische Lehrerin und Heilerin in Europa«, erklärte ich.

»Ich bin Kakaoschamane!«

»Kakaoschamane? Scherzt du mit mir?«

»Keinesfalls, komm mit, in zwei Stunden beginnt eine Zeremonie.«

Stunden später – nach einer sehr bewegenden und eindrücklichen Zeremonie – erzählte mir Don Gerardo, dass die Maya-Ältesten seines Stammesclans beschlossen hätten, die »ceremonia del cacao sagrado« für die Welt freizugeben. Die nächsten Wochen verbrachte ich mit ihm, um mehr über die »Pflanze der Götter«, wie sie bei den Maya genannt wird, zu lernen.

Die Kakaopflanze war die letzte Pflanze, die meine Verbündete wurde. Und sie ist die, mit der ich jetzt am meisten arbeite. Für die Rückkehr in meine Welt wurde ich mit mehreren Kilogramm an Kakaopaste beehrt. Ich war wohl die Erste, die hier in Europa Kakao-Zeremonien durchführte. Während sie damals noch belächelt wurde, spricht die Welt heute nur noch von der Kakao-Zeremonie, wobei es sich – wie so oft – bei ca. 95 Prozent nicht um traditionelle Zeremonien handelt und meist auch keine zeremonielle Kakaopaste verwendet wird.

Der Kakaobaum bildet große Fruchtkörper, in denen sich die Bohnen befinden. Die Maya bezeichnen sie als Speise der Götter. Kakao soll als erste Pflanze zu ihnen gebracht worden sein, um ihnen Nahrung und Heilung zu schenken. Manche bezeichnen sie als *das* Superfood. In ihr sind alle wichtigen Vitamine, Mineralstoffe, Eiweißmoleküle und noch vieles mehr enthalten, was unsere Körperzellen benötigen. Don Gerardo meinte, dass der Mensch sich allein von Kakao ernähren könnte. Kakao soll laut den Maya Frieden in die Herzen der Menschen bringen und den Zustand der Erde in Harmonie halten.

Die spanischen Eroberer Amerikas hörten von einer Pflanze, die ewig jung hält. Diese war damals kostbarer als Geld, und die Azteken nutzten die Kakaobohnen als wertvolles Zahlungsmittel. 1528 brachte Hernán Cortés den Kakao aus Amerika mit an den spanischen Königshof. Lange war die teure Trinkschokolade mit Honig und Zucker nur dem Adel vorbehalten.

»Schokolade macht glücklich« ist eine Aussage, die wir alle kennen. Der Kakao lässt unendlich viele Glücksbotenstoffe im Körper entstehen, auch wenn in der verarbeiteten Schokolade kaum etwas von der ursprünglichen Medizinwirkung enthalten ist.

Die Kakaobohne als Heilerin des inneren Kindes

Die Kakaobohne ist die Heilerin der Herzen; sie wirkt vor allem auf den Emotionskörper. Kakao ist eine Medizinpflanze, und ihr Wesen ist weiblich. Sie hat die Kraft, die Wunden unseres inneren Kindes zu heilen. Kaum jemand ist mit all der Liebe, Fürsorge und Zuwendung aufgewachsen, die notwendig ist, um zu starken, gesunden und eigenverantwortlichen Menschen heranzuwachsen. Wenn wir die letzten Jahrhunderte zurückblicken, dann sehen wir eine unterdrückte, feindselige, arme Gesellschaft. Es leben immer noch Menschen, die die beiden Weltkriege miterlebt haben. Wir sind die Kinder, Enkel und Urenkel derer, die auf der Flucht waren, getötet wurden oder töten mussten und schwerste Traumatisierungen mit tiefsten Todesängsten erlebten. Die Zeiten des Wiederaufbaus der Häuser, des Landes und des Systems erforderten die Abwesenheit der Väter und die Mehrfachbelastung der Mütter.

Als ich in die Schule ging, war es noch üblich, den Schüler*innen Ohrfeigen und Kopfnüsse auszuteilen, mit dem Lineal auf die Finger zu schlagen, sie in der Ecke knien zu lassen. Es war eine Zeit, in der Kinder mit dem Kochlöffel gezüchtigt und in den Keller gesperrt wurden. Kinder mussten zu Hause, auf dem Feld und bei der Arbeit der Eltern mithelfen. Ich erinnere mich, dass für mich der schulfreie Tag vor meinem inneren Auge immer ganz schwarz war, weil ich von morgens bis abends arbeiten musste, und das bereits in sehr jungen Jahren. Und dennoch hatten wir es besser als unsere Eltern oder die Generationen vorher.

Am Schulsystem hat sich meines Erachtens nicht viel geändert. Es wird zwar nicht mehr mit körperlicher Gewalt der Wille der Kinder gebrochen, jedoch mit emotionaler und mentaler. Ich erinnere mich an einen Elternabend im Gymnasium meines Sohnes, bei dem dringlichst an uns appelliert wurde, die Eltern mögen doch mithelfen, die Kinder unter Druck zu setzen, um bessere Leistungen zu erbringen. Das war vor zehn Jahren. Mein Sohn rebellierte und brach das Gymnasium ab, wechselte in eine berufsbildende Schule und in den Computerbereich, wo die Lehrer jugendlich und leger waren. Seine Seele konnte sich erholen.

Wunden der Kinderseele wirken das ganze Leben hindurch. Tief sitzen die Informationen von Angst, Ohnmacht, Verzweiflung und Traurigkeit in der Seele und übernehmen immer wieder die Führung der Erwachsenenseele. All die Dunkelheit, die auf der Erde geschieht, hat den Ursprung im Emotionskörper des Menschen.

Natürlicher Kakao hat die Fähigkeit, schlafende Areale unseres Gehirns zu wecken. Kakao soll die Fähigkeit haben, bis zu 40 Prozent unserer Gehirnzellen wieder zu aktivieren. Unter anderem werden im Gehirn vergessene Erinnerungen aktiviert. Über die Begleitung mit Kakao können wir in unsere Kindheit zurückreisen und verletzende Erfahrungen erlösen.

Wirkung auf allen Ebenen

Auf der körperlichen Ebene wirkt die Kakaobohne entgiftend. Sie wird für Leber- und Nierenreinigungen eingesetzt. Umweltgifte, Toxine, die wir über die Nahrung aufnehmen, sowie Bakterien und Viren werden vom Kakao ausgeleitet. Gleichzeitig wird der Kreislauf angeregt. Dadurch erhöht sich der Blutdruck. Dies unterstützt die Ausleitung der schädlichen Stoffe aus den Zellen.

Diese reinigende Wirkung des Kakaos nutzt man auch in der Geburtshilfe. Schwangere Frauen sollten kein starkes Kakaogetränk zu sich nehmen, da es Wehen einleiten kann. Bei den Kuna in Panama werden Neugeborene mit zermahlenem Kakao geräuchert. Die Shibipa trinken Rohkakao, um die Milchproduktion anzuregen. Die Bohne hilft dabei, den Hormonhaushalt zu regulieren. Der große Magnesiumanteil lässt die Muskulatur entspannen, lindert Krämpfe und verringert Erregbarkeit. Somit ist bei allen Formen von Gebärmutterschmerzen die Kakaobohne sehr unterstützend. Bei einigen Maya wird die Bohne auch »Feuer der Großmutter« genannt, weil sie bei Hitzewallungen hilft, Negatives zu verbrennen. Die Kakao-Göttin wirkt immer unmittelbar auf die Gebärmutter, vor allem wenn sie in einem rituellen Rahmen mit Gebeten, Gesängen und Meditationen eingenommen wird. Manchmal beginnen Frauen, während einer Kakaozeremonie zu bluten. Manchmal erbrechen sie oder bekommen Durchfall. Dies ist unbedenklich, wird doch gerade eine große Reinigungsarbeit während der Zeremonie absolviert.

Subtil und sanft wirkt die Essenz der Pflanze auf die Seele, die Herzebene und alle damit verbundenen Emotionen. Sie ist die Heilerin, Trösterin und Hüterin des Herzens. Was gesehen und erlöst werden möchte, kommt sanft an die Oberfläche des Bewusstseins, um dann seine destruktive Kraft in positive Ausrichtungen zu transformieren. Kakao schenkt Mitgefühl, Trost, Gelassenheit und stärkt den Rücken. Als Herzöffner wird Kakao auch in Redekreisen getrunken, weil er hilft, die Kommunikation mit dem Spirit des Herzens zu führen. Es eröffnet sich ein größerer Raum für Worte.

Der Blick richtet sich nach innen, Verborgenes wird gesehen. Wir erkennen unser Inneres und verstehen unsere Beziehung nach außen besser. Die Kakaomutter hilft uns, präsent im Hier und Jetzt zu sein. Dadurch treten wir besser mit unserer spirituellen Seele und der des Lebens in Verbindung. Wir erlauben unserem Körper mitzuteilen, was er fühlt und braucht und geben es ihm mit Liebe.

Der Gedankenkörper jedes Menschen hat eine eigene Intelligenz, eine eigene Präsenz, die unentwegt wirkt. Er denkt sich selbst. Die Kakaobohne lehrt uns, auf den Gedankenkörper positiven Einfluss zu nehmen, sodass er uns nicht mehr beherrscht. So können wir jeden Tag das Feuer unseres Geistes neu entfachen und auf das Schöpferische, Gute ausrichten.

Als Pflanze der Götter ist die Kakaobohne mit den Kräften der Schönheit verbunden. In der Tradition wird die Kakaogöttin »Ixcacao« genannt. Sie liebt es, uns die Welten der guten, schöpferischen Spirits zu zeigen und uns mit ihnen zu verbinden.

Kakao zeigt uns unsere vielfältigen Möglichkeiten des Träumens und Webens. Gerade bei Frauen, deren Gebärmutter in die Träumerkraft wandert, ist die Kakaogöttin eine wunderbare Verbündete. Wird die Kakaobohne geräuchert, reinigt sie Raum und Platz und lädt positive Energien und Spirits der Erde und des Kosmos ein, bei uns zu verweilen und uns mit ihrem Licht aufzuladen.

Missbrauch der Kakaozeremonie

Mir erscheint es noch wichtig, ein paar Worte zum Thema Missbrauch zu schreiben. Meist beutet der westliche Mensch alles, was ihm in die Finger kommt, gnadenlos aus.

Auch beim Kakao gibt es bedenkliche Entwicklungen: Kakao und Tantra, Kakao und Yoga, Kakao und Ekstase, Kakao und Konzert. Der westliche Mensch hört etwas, sieht etwas, nimmt an einer Zeremonie teil und denkt, er versteht sie und kann diese Kräfte leiten. Mitnichten! Rohkakao in hohen Dosen einzunehmen hat nichts mit einer traditionellen schamanischen Zeremonie zu tun.

Das ist ein typisches Verhalten unserer spirituellen Konsumgesellschaft: psychoaktive Erfahrungen um jeden Preis. Dass da schon mal jemand mit einem Herzinfarkt oder Kreislaufkollaps im Krankenhaus landen kann, dass latente Psychosen aktiv werden können, wissen die meisten Menschen nicht. Es gibt wichtige Indikationen, bei denen kein Kakao eingenommen werden darf. Zudem hat Rohkakao nicht viel mit einer für schamanische Zeremonien zubereiteten Paste zu tun. Dafür wird eine spezielle Sorte verwendet; die Bäume wachsen wild, werden mit Ritualen und Gebeten und Gesängen gepflegt. Auch die Zubereitung der Paste erfolgt in einem schamanischen Kontext.

Darum schaut gut hin! Einfach mal irgendwo irgendetwas auszuprobieren, ist keine gute Entscheidung. Achtet auf die Hintergründe, den Kontext, die Ausbildung der begleitenden Person und natürlich auch auf die Erfahrung, die dahintersteht. Dann ist die Teilnahme an einer Kakaozeremonie und die Verbindung mit den spirituellen Kräften eine tief wirksame und stabile Verbindung mit den eigenen Herzenskräften.

Kakao enthält Antioxidanzien, Chrom, Dopamin, Eisen, Endorphine, Flavonoide, Kalium, Kupfer, Magnesium, Serotonin, Theombrin (verwandt mit Koffein), ungesättigte Fettsäuren, Zink, Vitamin D, Vitamin E.

Kakao wird verwendet bei hohem Cholesterin, Depressionen, Hirnschlag, Hustenreiz, kaltem Fieber, Kopfschmerzen, Krämpfen, Leberreinigung, Menstruationsbeschwerden, Muskelschmerzen, Übergewicht und Unterleibsschmerzen. Kakao unterstützt die Darmflora, ist geburtsstärkend, harntreibend, beugt Herz-Kreislauf-Erkrankungen vor, fördert die Hirnfunktionen, reguliert den Hormonhaushalt, ist krebsvorbeugend, kreislaufstimulierend, beruhigt das Nervensystem und stärkt kranke und schwache Personen sowie Kinder.

Kakao sollte nicht angewendet werden bei hohem oder niederem Blutdruck, Chemotherapie, Einnahme von Antidepressiva, Epilepsie, Schwangerschaft.

Anwendung

Tee: 1TL Rohkakao mit ¼ l warmen Wasser im Mixer mischen, weder Milch noch Süßstoff hinzugeben, mit Zimt und Vanille würzen.

Rohe Kakaobohnen für ca. 20 Minuten im Mund halten, dadurch gelangt das Magnesium schneller in den Blutkreislauf.

Zum Räuchern wird die Schale des Kakaos verwendet.

Umschläge: Bei Beschwerden in der Gebärmutter und in der Brust werden zermahlene Kakaobohnen mit warmem Wasser zu einem dickflüssigen Brei gemischt und direkt auf den Körper aufgetragen.

Mapacho (Nicotina rustica)

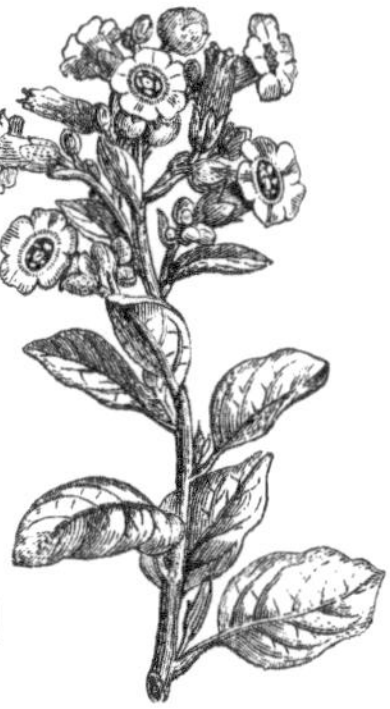

Ich habe lange überlegt, ob ich diese Heilpflanze mit in dieses Buch aufnehmen soll. Denn obwohl Mapacho eine Art medizinischer Tabak ist, hat er wegen seines hohen Nikotingehalts einen schlechten Ruf. Doch auch hier ist es wie mit vielen anderen Pflanzen, die enorme Heilwirkungen haben, jedoch missbräuchlich verwendet werden. Wir brauchen nur an Hanf, Kokablätter oder Hopfen zu denken: Die Absicht und die Dosis entscheiden über Segen oder Gift.

Tabak ist eine der wichtigsten heiligen Pflanzen der indigenen Bevölkerung in Süd- und Mittelamerika. Dort und in anderen Ländern, zum Beispiel in China, gilt Tabak als heilend und gesundheitsfördernd. Die Amazonasbewohner machen sich noch heute lustig über die verrückten »Gringos« (die Spanier), die damals, als sie in ihre Länder einfielen, den »Hundstabak« statt des »Menschentabaks« nach Europa mitnahmen. Denn es gibt viele unterschiedliche Tabakarten. Und da dieser Tabak – wie der Name schon sagt – nicht für Menschen gedacht ist, kann er auch schaden.

Durch die Zivilisation haben auch die normalen Zigaretten im Amazonasgebiet Einzug gehalten, die vorzugsweise stark und filterlos geraucht werden. Das Paffen und Inhalieren von Tabak wird als gesund erachtet. Manche sehen inzwischen auch den »Hundstabak« als heilend an, er hat seine Kraft entwickelt, so sagen die Schamaninnen. Ich bestreite dies bei den üblichen Zigaretten. Die Indigenen können sich nicht vorstellen, wie gnadenlos die Weißen dem Tabak viele schädliche Zusatzstoffe beimischen.

Die traditionellen Schamaninnen sind sich jedoch einig, dass nicht der Tabak selbst die schädliche Wirkung hervorruft, sondern die Art und Weise, wie wir darüber denken und fühlen. Unser respektloser Umgang mit dieser machtvollen Zauberpflanze erzeugt negative Kräfte. Würden wir den Tabakgeist ehren und wertschätzen, nur zu bestimmten besonderen Gelegenheiten rauchen, vor jedem Rauch Gebete sprechen und uns bei ihm bedanken, so könnte Tabak seine Kraft weise in uns leiten und auch schädliche Stoffe in ihm neutralisieren.

Einer der Schamanen, mit dem ich Ende der 1980er-Jahre in Europa zusammenarbeitete, rauchte ununterbrochen seine filterlosen, stark stinkenden (für mich) Zigaretten. Damals wurde in den Seminarräumen noch geraucht. Er sprach zu den im Kreis sitzenden Menschen und paffte genüsslich eine Zigarette nach der anderen. Auf die Frage eines Teilnehmers, wie denn das nun wäre mit Heilen und Zigaretten rauchen, wollte der Schamane wissen, wo er lebe. Als der Mann eine Stadt nannte, meinte der Heiler, dass er ihm garantieren könne, dass ein jahrzehntelanges Leben in der Großstadt mit all den Abgasen in der Luft viel schädlicher sei als ein lebenslanger Zigarettenkonsum. Dabei erwähnte er noch mahnend, das Schlimmste dabei sei, dass sich die kleinen Kinder und Babys im Kinderwagen auf der Höhe befinden, wo die meisten Abgase ausgestoßen werden, also auch das meiste davon einatmen. Dieser Schamane ist nun weit über 90 Jahre alt, erfreut sich bester Gesundheit und ist immer noch als Heiler tätig.

Ein befreundeter Arzt der Traditionellen Chinesischen Medizin erzählte mir, dass in der ursprünglichen TCM, so wie er sie in China studiert hat, gelehrt wird, bis zu fünf Zigaretten am Tag würden die Lunge stärken. Die Ärzte nehmen an, dass der Körper dadurch besser mit möglichen Lungenerkrankungen zurechtkomme.

Eine ältere Schamanin im Amazonas, die ständig eine brennende Zigarette in der Hand hielt, fragte ich einmal, ob sie keine Angst hätte, dadurch krank zu werden oder sogar Krebs zu bekommen. Sie schaute mich völlig verständnislos an und konnte es nicht fassen, dass ich eine solche Frage stellte.

Das sind natürlich völlig andere Ansichten als jene, die wir hier haben, nach denen Tabak schädlich oder für Krebserkrankungen verantwortlich ist. Mit Sicherheit ist Tabak eine sehr machtvolle magische Pflanze. Ein Missbrauch all dieser Pflanzen ist immer schädlich. Der Missbrauch beginnt, wenn wir vergessen, dass Tabak ein Spirit ist, ein Geist, der uns kontrolliert, statt wir ihn. Was bedeutet rauchen für diejenigen, die noch rauchen? Genuss, Gebet oder Flucht? Emotionales Stressrauchen ist kritisch zu betrachten. In emotionaler Überforderung zur Zigarette zu greifen, um sich zu beruhigen, mag vorerst wirken. Dumm ist nur, dass wir dann ausgerechnet die Emotionen, vor denen wir zu fliehen versuchen, mit dem Rauch in uns konservieren. Die meisten spüren, wenn sie ihrem Körper nichts Gutes tun. Wenn wir lernen, auf seine Botschaften zu achten, dann spüren wir die Momente, wo es dem Körper mit dem Tabak zu viel wird. Ich wage auch die Aussage, dass unsere Überzeugungen und unsere Konditionierungen Träumerkräfte sind. Haben wir die innere Gewissheit, dass Tabak schadet, so wird er uns schaden.

Krebserkrankungen sind im schamanischen Verständnis keine direkte Auswirkung des Tabakkonsums. Bei einer unheilbaren, tödlichen Erkrankung spielen immer viele Faktoren zusammen. Der Hauptauslöser sind seelische Wunden. Umweltfaktoren und Lebenswandel kommen hinzu. Das System, die Familie, in der sich eine Krebspatientin bewegt, spielt ebenfalls eine entscheidende Rolle. Tabak mag dann eine der Ursachen sein, hat aber nicht die alleinige Schuld.

Ich verfolge die Diskussionen und Forschungen über die Schädlichkeit von Tabak. Die meisten kennen lediglich die deprimierenden Studienergebnisse. Es gibt jedoch auch schon Studien, die es langsam wagen, das Medizinische im Tabak zu sehen. Ich bin sehr neugierig, wohin sich diese Diskussion entwickeln wird. Auch Kaffee wurde viele Jahre lang als gesundheitsschädlich betrachtet. Was in Süd- und Mittelamerika eine Medizin ist, haben nun endlich auch Studien in Europa nachgewiesen: Zwei bis drei Tassen Kaffee am Tag sind gut für Menschen mit niedrigem Blutdruck, sie beugen Arteriosklerose vor und wirken positiv auf unser Gehirn. Kaffee erweitert die Gefäße und erleichtert den Blutdurchfluss. Er ist ein Stresskiller und beugt Schlaganfällen und Herzinfarkten vor.

Den Heiltabak Mapacho nennen die Einheimischen liebevoll »Abuelita«, das bedeutet »Großmütterchen«. Sie ist die Mutter der Mutter aller Pflanzen. Schon allein dieser Name weist auf ihre große Kraft für uns Frauen hin. Mapacho ist fähig, unsere Weiblichkeit und alles, was damit verbunden ist, zu heilen. Wir wissen, dass bestimmte Lebensthemen von Generation zu Generation weitergegeben werden können. Wir tragen oft viele Schmerzen unserer Vorfahrinnen in uns.

Und das ist der Grund, warum ich den Mapacho in meine Liste der Heilpflanzen aufgenommen habe. Ich kenne keine andere Pflanze, die so effektiv unterstützend ist, wenn es um die Heilung unserer Ahninnenlinie geht. Der Spirit von Mapacho spürt die Wunden der Vergangenheit auf und hilft, diese zu erlösen. Dabei lässt er uns behutsam Zusammenhänge aus einer höheren Perspektive erkennen.

Er lehrt uns Mitgefühl, schenkt uns Mut, Kraft und Klarheit, um die Verantwortung für unser Leben zu übernehmen. Dabei stupst er uns liebevoll aus unserer Opferrolle und dem damit zusammenhängenden Gefühl der Ohnmacht. Es ist absolut nicht notwendig, Mapacho zu rauchen oder innerlich einzunehmen. Wir können ein kleines Stück einer Mapacho-Rolle in einem Medizinbeutel bei uns tragen. Der Spirit wirkt schon allein durch die Verbindung mit der Seele des Mapacho.

Du kannst eine Verbindung mit dieser Pflanze über eine Disziplin aufbauen. Das Gebet mit dem Geist der Pflanze und die Bitte um Segen und Unterstützung lösen reinigende und heilende Prozesse aus. Bei allen Arten von Gebärmutterbeschwerden binden sich die Frauen ein ganzes Tabakblatt um den Unterleib.

Der sogenannte »Menschentabak« hat eine bis zu 20-fache Konzentration von Nikotin, verglichen mit dem Tabak unserer Zigaretten. Nikotin wirkt wie ein natürliches Antibiotikum. Es ist desinfizierend, entzündungshemmend, tötet Bakterien und Viren ab. Innerlich angewendet, leitet Nikotin Parasiten und Bakterienstämme aus dem Darm, die störend für das Gleichgewicht der Darmflora, das Immunsystem sowie die seelische Befindlichkeit sind. Hierfür wird der Tabak als Saft eingenommen.

Tabak ist jedoch hochgradig toxisch, wenn die Dosis, die für jeden Menschen unterschiedlich ist, nicht fachgerecht zubereitet wird. Immer wieder lese ich, dass hier bei uns Tabakzeremonien angeboten werden, in denen Tabaksaft verabreicht wird. Davon rate ich dringendst ab! Gerade für Nichtraucherinnen und Frauen, deren Körper keine Erfahrung mit Nikotin hat, schwangere und stillende Frauen oder Menschen mit Herz-Kreislauf-Störungen, mit hohem Blutdruck oder schwacher Konstitution kann dies fatale Folgen haben. Viele der reinigenden Pflanzen haben einen Ausleitungseffekt. Das bedeutet, dass sie auch zu einem Abort führen könnten.

Als Schnupfpulver verwendet, reinigt Mapacho hartnäckige Nebenhöhlenentzündungen. Allerdings wirkt das Nikotin auch aggressiv auf die Schleimhäute und sollte deshalb nur einmal angewendet werden. Darauf folgt meist ein tagelanger Schnupfen, der alles heraustransportiert, was raus muss.

Mapacho-Rauch reinigt den Energiekörper des Menschen wie auch Energieplätze. Bei Heilzeremonien in Südamerika wird ununterbrochen mit Mapacho gearbeitet. Er neutralisiert negative Energien und bildet einen Schutzpanzer um den Körper und den Raum, sodass keine Kraft, die nicht da sein soll, kein Spirit, der nicht erwünscht ist, eintreten kann. Der Heiltabak öffnet die Tore zu den Anderswelten. Abuelita bringt uns den Segen der geistigen Welten, sei es für Heilungen, sei es für Reinigungen, sei es für Reisen, für Aussaat und Ernte von Nahrung und Medizinpflanzen.

Im Amazonas sind Wunden, Schnitte, Bisse und Stiche an der Tagesordnung. Ich habe beobachtet, dass mit einem Brei aus gemörsertem Tabak, Honig und dem eigenen Speichel selbst tiefste eitrige Wunden geheilt wurden. Bei sämtlichen Formen von Lungenerkrankungen, auch bei Asthma, wird geraten, ein bis zwei Züge Mapacho zu nehmen, um die Lunge frei zu machen. Nichtrauchern ist empfohlen, nur einen Zug zu nehmen. Mapacho darf nie wie eine Zigarette geraucht werden. Es darf nur einmal, maximal zweimal inhaliert werden. Sensible Menschen sollen nur daran riechen, und die Medizinkraft wirkt.

Bei uns ist es erlaubt, für den Eigengebrauch Tabak anzupflanzen. Anbau, Ernte und Trocknung sind jedoch recht anspruchsvoll. Informationen darüber lassen sich im Internet leicht finden.

Tabak wird verwendet bei Alzheimer, Blasenentzündungen, Brustkrebs, Dickdarmentzündung, Entzündungen (allgemein), Wunden der Haut, Entzündungen in der Gebärmutter, Gebärmutterkrebs, Geschwüren, Lungenerkrankungen, Nebenhöhlenentzündungen, Ohrenschmerzen, Parkinson, Warzen.

Anwendung

Nicht bei schwangeren und stillenden Frauen anwenden. Menschen mit Bluthochdruck und Herzerkrankungen sollten nicht mit Mapacho behandelt werden. Bitte nur Mapacho verwenden und nicht den Tabak, den es bei uns zu kaufen gibt! Oder ihr baut Tabak im eigenen Garten an. Dabei ist zu beachten, dass alle Teile der Pflanze, besonders die Blüten, giftig sind und nicht von Kindern gegessen werden dürfen.

Frische Blätter: Auflegen bei Geschwüren und Gebärmutter- sowie Brustbeschwerden.

Pulver: Tabak trocknen, mörsern, nur eine kleine Prise für die Nasenhöhlenreinigung verwenden.

Brei: Fünf Prozent gemörserter Mapacho mit 90 Prozent Honig und eigenem Speichel mischen, bei allen entzündlichen Hautwunden anwenden. Dünn auftragen und eine Mullbinde oder ein Pflaster auflegen. Alle zwölf Stunden erneuern.

Rauch: Mapacho wird nicht inhaliert, sondern nur gepafft. Die Wirkstoffe gehen über die Mundschleimhaut in den Körper über.

Mapacho sollte nur in einem zeremoniellen Rahmen gepafft werden, in dem der Spirit der Pflanze geehrt wird. Dabei maximal viermal (für die vier Elemente) den Rauch in den Mund nehmen und wieder auspusten. Aufgrund des hohen Nikotinanteils ist der Rauch jedoch sehr scharf und kann zu Entzündungen der Mundschleimhaut führen.

Ich empfehle, vornehmlich mit dem Spirit der Pflanze ohne innere Einnahme zu arbeiten. Von der Einnahme von Tabaksaft rate ich ausdrücklich ab. Durch Tragen der Medizin im Beutel und Auflegen von Blättern auf den Gebärmutterbereich wirkt die Pflanze am besten für jede Frau. Allerdings können die Tabakblätter allergische Reaktionen auslösen.

NACHWORT

Dieses Buch enthält Anleitungen zur Aktivierung und Unterstützung der Selbstheilungskräfte. Es ersetzt jedoch auf keinen Fall einen Arztbesuch und medizinische Hilfe.

Meine Vorschläge sind als Inspiration und Begleitung zur fachgerechten ärztlichen und therapeutischen Behandlung von Beschwerden aller Art gedacht. Es sind ergänzende Maßnahmen, die auch dazu anregen, den Blick auf die Selbstheilungskraft der Frau zu erweitern und mithilfe von uraltem Wissen an der eigenen Gesundung und Stärkung mitzuwirken. Dadurch übernehmen wir wieder ein Stück weit die Verantwortung für unseren Körper, unseren Geist und unsere Seele.

Als Brückenbauerin zwischen den Kulturen und der alten und der neuen Welt erachte ich es als wichtig, dass Schulmedizin und Naturheiltherapie Hand in Hand gehen.

Gemeinsam kann viel Gutes bewirkt werden.

Danke, dass du dir die Zeit genommen hast, dieses Buch zu lesen.

Sonia Emilia Rainbow

DANKSAGUNG

An der Geburt eines Buches sind immer viele Menschen beteiligt. Aus der Tiefe meines Herzens bedanke ich mich bei denen, die mir bei diesem Projekt zur Seite standen und ihre Unterstützung schenkten.

Es begann an einem warmen Sommertag in Lindau. Meine langjährige Schülerin, Weggefährtin und Mitarbeiterin Emine Yildrim und ich sprachen zum ersten Mal über dieses Buch. Dieses Gespräch gab mir den entscheidenden Input. Danke, Emine, für deine immerwährende Präsenz und Stärke und deine Begleitung bei der Verwirklichung von Projekten, für deine Freundschaft und tiefe Loyalität.

Emine und ihr Mann Heiko Zillich ermöglichten mir den Kontakt zu meiner Lektorin Katrin Ingrisch. Katrin war so interessiert an dem Thema, dass sie zu mir reiste. Bei einem langen Spaziergang erläuterte ich ihr ein wenig von meinem Erfahrungsschatz. Ihrer Begeisterung und ihrem Einsatz ist es zu verdanken, dass der Ansata Verlag das Buch in sein Programm aufnahm. Katrin, dir danke ich für die so freundliche Kommunikation und Zusammenarbeit. So gut aufgehoben fühlte ich mich noch bei keinem Verlag.

Danke dem Programmleiter Jakob Mallmann für das Lesen des Manuskriptes und das entscheidende Ja. Und danke für die herzliche und sehr respektvolle Begrüßung. Ich habe mich sofort willkommen gefühlt und wollte nichts anderes mehr, als unbedingt für diesen Verlag zu schreiben.

Meiner Lektorin Sabine Zürn danke ich für ihre professionellen Ersteinschätzungen des Buches und die Anregungen, die sich daraus ergaben, und für unser Gespräch an einem Regentag in einem Lindauer Café. Ich spürte dich vertraut und wusste, mein Buch ist in guten Händen bei dir.

Ein ganz besonderer Dank gilt meiner Freundin Annemarie Herzog aus Herzogenburg, die beruflich als Redakteurin arbeitet. Sie hat jedes Kapitel gelesen, korrigiert und mir wertvolles Feedback gegeben. Es war wunderbar für mich, dich an meiner Seite zu wissen, und die Gespräche haben mir immer wieder Motivation gegeben. Es ist nun das dritte Buch, welches du bearbeitet hast, und ich hoffe, dich noch lange an meiner Seite zu wissen. Du warst mir die wertvollste Unterstützung während der intensiven Zeit des Schreibens.

Von Herzen danke ich Dr. Beatrix Urbanek für die Mitarbeit an den medizinischen Fakten im Buch für das Feedback (auch wenn es mal so streng war, dass ich dachte, ich sollte das Schreiben lieber lassen), die liebevollen Hinweise, was ich den Frauen noch erzählen könnte, und so manchen Rat, der seinen Einzug ins Buch gefunden hat.

Was wäre ein Buch ohne gutes Cover? Das Bild von Maggie Elibol überzeugte und berührte uns alle. Die Hüterin der Gebärmutter mit dem Schöpfungslicht des heiligen Schoßraumes wirkt wie eine Medizinkraft, die uns Frauen erinnern lässt. Danke für dieses Bild und danke für deine große Freude, als das Cover fertig war.

Danke Selina Rieger für das Abtippen von Tonaufnahmen, das mir Stunden von Arbeit erspart hat. Und für deine wunderbare Beschreibung der alternativen Verhütungsmethode. Du bist eine wunderbare Schwiegertochter, und wir sind alle glücklich, dich in unserer Familie zu wissen.

Besonderen Dank auch an meine wunderbare und wunderschöne Tochter Nina Roppele-Fulterer. Viele meiner schamanischen Wege begleitet sie seit ihrem 14. Lebensjahr. Nun bringt sie meine Enkelkinder zu den Zeremonien mit. Und mein Erbe webt sich in deren Herzen. Danke für dein Vertrauen und deine Liebe. Und dass du dafür sorgst, dass all die Lehren und spirituellen Räume in unserer Familie gehütet werden und ihren festen Platz haben, auch wenn ich nicht anwesend bin.

Danke an meine Schülerinnen Jutta Stemmer, Silvia Neufeld, Annelies Fillafer, Svetlana Dzinovic, Sigrid Premstaller, Ursula Soukup und Jasmin Eulenhaupt für euer Mitwirken und eure Unterstützung an diesem Buch.

Einen besonderen Dank aus der Tiefe meines Herzens widme ich Tanja Lang, Brigitta Kuhn, Irina Urbajs, Christine Sigl, Dagmar Feichtl, Sonja Dietsche, Julia Paar, Angelika Zoschke, Heidi Reich, Sandra Uhlig und Raphaela Gitschthaler, meinen unermüdlichen Schülerinnen, Assistentinnen und Mitarbeiterinnen. Was wäre meine Arbeit ohne euer Geben und liebevolles, geduldiges Sein in all den Kreisen und Seminaren.

Aber vor allem dafür, dass all ihr genannten Frauen so würdevolle Hüterinnen der Gebärmutter seid und die uralten Lehren weitertragt.

Danke an meine wunderbare und wunderschöne Tochter Sarah Roppele-Scheibenstock, die zwar nicht direkt an diesem Buch mitarbeitete, aber durch ihre Liebe, Fürsorge und Mitgefühl der Mittelpunkt unserer Familie ist und sie in friedlicher Balance hält. Danke für dein Verständnis, deine Unterstützung im Hintergrund und diese unendlich tiefe Kraft, die durch dich fließt und uns nährt, sodass Projekte wie dieses entstehen können.

Der größte Dank jedoch gebührt meiner Mama Grete Oberscheider, deren Gebärmutter mir dieses Leben ermöglichte. Die Weisheit und Magie deiner Gebärmutter setzte den Samen dafür, dass du dieses Buch nun in deinen Händen hältst. Ohne dich, Mama, würde dieses uralte Wissen nun nicht in dieser Form den Frauen geschenkt. Aus der Tiefe meines Herzens. DANKE! Für alles.

BILDNACHWEIS

SYMPTOM-REGISTER